みてわかる薬学

図解
医薬品情報学

改訂4版

編集

河北総合病院 薬剤部長　折井孝男

南山堂

執筆者一覧

折井 孝男	河北総合病院 薬剤部長
黒川 陽介	山口東京理科大学薬学部医療安全学分野 教授
山田 浩	静岡県立大学薬学部医薬品情報解析学 教授
赤羽根秀宜	中外合同法律事務所 弁護士
下堂薗権洋	九州保健福祉大学薬学部臨床薬学第一 教授
村井ユリ子	東北医科薬科大学薬学部臨床薬剤学教室 教授
中村 敏明	大阪薬科大学臨床薬学教育研究センター 教授
丸山 桂司	帝京大学薬学部薬学実習推進研究センター 准教授
土生 康司	神戸薬科大学医薬品情報学研究室 講師
竹本 信也	日本製薬工業協会 医薬品評価委員会 PV部会 継続課題対応チーム リーダー（中外製薬株式会社）
木下 淳	姫路獨協大学薬学部医薬品情報学研究室 准教授
大場 延浩	日本大学薬学部 教授
真野 泰成	東京理科大学薬学部臨床薬剤情報学研究室 准教授
佐藤 陽一	徳島大学薬学部医薬品情報学 准教授
四方田千佳子	神戸薬科大学 特任教授
堀 里子	慶應義塾大学薬学部医薬品情報学講座 教授
岡田 裕子	高崎健康福祉大学薬学部臨床薬学教育センター 教授
中村 光浩	岐阜薬科大学実践薬学大講座医薬品情報学 教授
鈴木 仁志	前 東北医科薬科大学病院薬剤部 薬剤師長
大林 恭子	高崎健康福祉大学薬学部臨床薬学教育センター 教授
宮﨑 美子	昭和薬科大学臨床薬学教育研究センター地域医療部門 教授
大野 恵子	明治薬科大学薬剤情報解析学 教授
大谷 壽一	慶應義塾大学薬学部臨床薬物動態学講座 教授
安部 恵	日本大学薬学部薬剤師教育センター 准教授

（執筆順）

序

　「みてわかる薬学 図解 医薬品情報学」は，このたび改訂4版を迎えることになりました．前回の改訂から今回の改訂までの期間に，従来「薬事法」と呼ばれていた法律が改正され，名前が「医薬品，医療機器等の品質，有効性及び安全性の確保等に関する法律（略称：医薬品医療機器等法，薬機法）」（昭和三十五年法律第百四十五号）と改称されました．医療の世界だけではありませんが，変化の早さに驚くことばかりです．

　医薬品は，有効性とともに一定のリスク（副作用）を伴うものです．リスクは0（ゼロ）にすることはできないものの，0に近づけることができます（最後は0にしなければなりません）．そして，リスクを可能な限り減らす（0に近づける）ための方策を考え，適切に管理していくためには創薬，育薬に関わる医薬品の情報を有用に利活用することが大切です．

　医薬品情報は医薬品の適正使用のために必須であることは，十分に理解されていると思います．過去を振り返る訳ではありませんが，「21世紀の医薬品のあり方に関する懇談会」最終報告（厚生省，1993年）の「医薬品の適正使用とは，まず，的確な診断に基づき患者の状態にかなった最適の薬剤，剤形と適切な用法・用量が決定され，これに基づき調剤されること，次いで，患者に薬剤についての説明が十分理解され，正確に使用された後，その効果や副作用が評価され，処方にフィードバッグされるという一連のサイクルと言えよう．こうした適正使用が確保されるためには，医薬品に関する情報が医療関係者や患者に適切に提供され，十分理解されることが必須の条件である．医薬品は情報と一体となってはじめてその目的が達成できるからである」にみられるように，医薬品情報を収集および提供するシステムの必要性が述べられています．

　今の世の中は，インターネットツールの広がる時代といえます．グローバルな時代になっているといえます．どこにでも行ければ，何にでも活動，協力することができ，思いを馳せることができます．若い薬学生，薬剤師にはチャンスが開けているといえます．従来からの古い文化を離れること，そして，考えて行動することにより，世界中にチャンスの可能性が広がります．海外の薬剤師，薬学関係者らとの出会いなどを大切にして，グローバルな世界で夢中になれる医薬品情報に係る大きな夢を見つけて欲しいと思います．

　このグローバルな時代においては，多様性や異質性を持ったユニークな人であることが，大きな価値や可能性を持ちます．医薬品情報ではありませんが，例えばスティーブ・ジョブズが創業したアップル社は，今からおよそ30年前は売上高が約20億ドル，4,000人を超える従業員を雇っていました．ところが，現在のようなネット主流の時代は異なります．「インスタグラム」についてはご存知のことと思います．2012年，アップル社はフェイスブックに10億ドルで買収されました．そのときのインスタグラムの従業員数はわずか13名でした．現代の特徴は，そうした諸問題が「誰にでも見える」ということです．なぜなら，インターネットやスマートフォンの普及によって，誰もが簡単にさまざまな情報にアクセスできるようになったからです．デジタルテクノロジーが進めば，これまで人がやってきた仕事をコンピュータで肩代わりできるようになります．つまり，患者もインターネットやスマートフォンを利用して医薬品の

情報を入手しています．先行きはコンピュータが患者に代わって医薬品情報を探し，提供するかもしれません．

　医薬品情報学は薬学生，薬剤師の基盤となる学問です．医薬品情報に夢中になり医薬品情報の専門薬剤師を目指すことも1つの可能性です．そして，どこでも，この可能性を伸ばすことが大切と考えます．自分で研究テーマを見つけ，医薬品の専門家として医師ら医療スタッフと対等に医薬品情報を自分の武器（力：ちから）として意見を述べることができる薬剤師になって欲しいと思います．

　本書は，薬学生，薬剤師に医薬品に係る情報について「学」としての大切さを知ってもらうこと，そして，「自分は医薬品情報で何を（どのように利活用）したいのか」ということに気づく「場」，医療スタッフ，さらに患者とのいろいろな「場」において，より良い選択ができる感性に触れること，知ることを目的として改訂しました．

　医薬品について「自分としてはこれがやりたい」ということに気づくことが大切であり，本書は教科書であると同時に，このような気づきの「場」となることも目的としています．人によって，それが何になるのかは異なります．自分のモチベーションを探して欲しいと思うとともに，医薬品情報がその役に立てばと考えます．

　「みてわかる薬学 図解 医薬品情報学」（改訂4版）は多くの先生方のご協力により発行することができました．ありがとうございます．そして，改訂4版のために一緒に検討頂いた南山堂編集部に感謝します．

　　2019年9月

　　　　　　　インターネット，AI，IOTなどに囲まれる中で，
　　　　　　　薬剤師としての医薬品情報学のあり方を考えながら……．

　　　　　　　　　　　　　　　　　　　　　　　　　　　折井　孝男

初版の序

　わが国は，置かれた地理的条件もあり，太古よりその文化の主たる起源をもっぱら大陸に求め，そこから学び，わがものとしてきました．このような「他から学ぶ」精神はその後も国民性の1つとなり定着し，「和魂洋才」などとして表現されています．薬学も，その例外ではなく，医学・医療とともに学んできました．

　日本において薬学は，古くは中国大陸，ヨーロッパ，さらにアメリカ合衆国，師と仰ぐ国は変わってもどこかに「外国から学ぶ」という考えがその歴史であったように思えます．医薬品情報としての言い方をすれば「受信・収集」するかたちです．しかし，これからは今まで以上に情報を「発信・提供」することを積極的に考えていくことが必要です．これは1つの大きな発想の転換です．

　医療に従事する薬剤師は一生懸命，患者，医療関係者に対し医薬品情報を「発信・提供」してきました．まじめに取り組んできた姿勢，それはある意味では美徳に違いありません．しかし他方では，あまりにも自信に欠けていたり，必要以上に謙虚であり，パターナリズムになっていたかもしれません．「受信・収集」した医薬品情報を単に「発信・提供」していただけかもしれません．言い方を替えれば薬剤師のもっている長所を他に紹介したり，時には主張し，結果として医療など多くの分野に役立ててもらおうという姿勢に欠けていたといえるかもしれません．

　薬学生の立場でいえば，講義でただ単に教えられたことを素直に受入・入手（「聴講」）し，受け止めた情報を試験用紙に発信・提供（「回答」）していただけかもしれません．これからは聴講した情報を実際の医療現場に還元していく術・学を学ぶ必要があります．医薬品に関わる情報は，現在もの凄い勢いで変化しています．それは社会の情報化（高度情報通信社会など）が医療を変えているといっても過言ではありません．薬学生は在学中に，このように変化する医薬品の情報をしっかりと捉える術も学んでおく必要があります．それは入学後に学んだ情報は，卒業時にはすでに変化しているためです．そして，卒業後は薬剤師として決して傲慢になることなく，常に薬剤師として和を貴ばねばなりません．いままでどおりに謙虚であり，他方，なしうる寄与，貢献はしなくてはならないと考えます．その結果，専門領域薬剤師の1つとして医薬品情報学専門薬剤師なるものが生まれるかもしれません．

　では何をすればよいのか，それは薬剤師の保健・医療・福祉分野への貢献であるといえます．これは大変むずかしいことであり，リスクなどを伴うものです．そのためには，まず医薬品情報に関わる基礎的な要素を在学中にしっかりと学ぶ必要があります．また，医薬品の情報を学ぶことは非常に多くの関連する情報について知ることが要求されます．そのためには心理学，情報学，看護学，医学などについても知ることが場合に応じて必要となります．医薬品の情報をいかに捉えるかということについては本書に記載された内容がすべてではありません．講義で学んだ内容について，自分で新しい情報を調べることにより，新しい情報の入手方法などを知ることができます．現在では，インターネットなどを介して誰でもが様々な情報を地域

差，時間差なく入手することが可能となっています．このことは，薬学生に限らず，患者，患者の家族もインターネットを利用しているということです．患者は自分の病気，処方された薬剤などについて，さらに医療機関に関する情報，自分の診療記録情報を知ることを望んでいます．そして，自分の病気，服用している薬剤については薬剤師よりも熱心に新薬，外国の薬剤，薬物療法などについて多くの情報を入手しています．患者は最新の情報を持って薬剤師にお薬相談をしにくることがあります．このような場合に，もし，ここで薬剤師が患者からの質問に答えられないと，あるいは患者の知識よりも古い情報しか持っていなかった場合など……．患者はインターネットを利用して自分が受けた治療，薬剤の説明内容などについてホームページを介して患者同士で情報を交換しています．そして，このようなホームページなどに「○○病院の薬剤部の△△先生は，お薬について尋ねたにもかかわらず，きちんと回答してくれなかった．新しい情報について知らないし，あまり勉強していないようだ．」などと，お薬相談の結果について書いていることがあります．このように現在は情報化社会であり，情報が医療を変えているということができます．

　日本人の生命観，自然観など，あるいは自然科学そのもの，その応用である科学技術について，日本人としての考え方，取り組む姿勢に見るべきもの，傾聴するものがあるのは確かなことです．薬剤師を目指す学生，あるいはすでに薬剤師の資格を有する者はより自信を持って日本人らしい，日本の文化に根差した医薬品情報学を追い求め，その成果を患者，国内だけでなく世界に向かって「発信・提供」すべきであると考えます．このような概念に基づいた薬剤師，あるいは薬剤師になるための教科書・参考書として「医薬品情報学―基礎・評価・応用―」を発刊しました．

　本書はこれまでの医薬品情報に関する流れを汲み，さらに最新の情報をとり入れました．新たに刊行の機会をお与えいただいた南山堂関係者の方々，特に発刊が遅れ身の削れる思いにもかかわらず辛抱強く対応していただいた南山堂 中村久男氏，門脇佳子氏に心から感謝します．

　　2005年 初秋

溢れる医薬品情報のなかを泳ぎながら…

折井 孝男

目次

第1章　医薬品情報学を学ぶ意義　　1

1 医薬品情報学とは　　折井孝男　2
A　医薬品情報学の流れ　　2
B　医薬品情報と薬学教育　　4
C　医薬品情報の共有とICT化からIoT, AI　　5
D　医薬品情報の基本理念　　6

2 薬剤師に求められる職能と医薬品情報学
　　黒川陽介　8
A　薬剤師の資質　　8
B　薬剤師に求められる職能　　11
　1. 医療人としての薬剤師の職能　　11
C　臨床研究への積極的参画　　14
　1. 創薬の場において　　14
　2. 育薬の場において　　14

D　自己研鑽・生涯教育　　14
E　薬学教育と医薬品情報学　　16

3 現代社会における医薬品情報　　山田浩　17
A　現代社会は"情報革命"の時代　　17
　1. 人間社会に大きな変革をもたらす"情報革命"　　17
　2. "情報革命"とAI　　17
B　情報社会における医薬品情報　　18
　1. 医薬品情報で扱う情報　　18
　2. 情報社会における医薬品適正使用のために　　19
　3. 情報社会における医療ビッグデータの利活用　　20

第2章　薬剤師が活用する医薬品の基本情報　　21

1 医薬品情報学に関連する法律・制度
　　赤羽根秀宜　22
A　医薬品の販売・製造・流通と法律・制度　　22
　1. 医薬品　　22
　2. 医薬品の開発・製造　　26
　3. 薬局・医薬品販売業　　28

2 医薬品の情報源　　下堂薗権洋　30
A　情報源の分類と特徴　　30
B　一次資料　　30
C　二次資料　　34
D　三次資料　　34

3 医薬品情報の流れ　　村井ユリ子　36
A　厚生労働省の役割と医薬品情報　　38
　1. 役割　　38
　2. 薬剤師が収集・活用すべき医薬品情報　　40
B　医薬品医療機器総合機構（PMDA）の役割と医薬品情報　　42

　1. 役割　　42
　2. 薬剤師が収集・活用すべき医薬品情報　　43
C　製薬企業の役割と医薬品情報　　46
　1. 役割　　46
　2. 薬剤師が収集・活用すべき医薬品情報　　48
D　医薬品卸売販売業者の役割と医薬品情報　　49
　1. 役割　　49
　2. 薬剤師が収集・活用すべき医薬品情報　　51

4 医療用医薬品添付文書　　中村敏明　52
A　作成の目的　　52
B　歴史と位置付け　　52
　1.「原則禁忌」の廃止　　52
　2.「慎重投与」の廃止　　54
　3.「高齢者への投与」「妊婦，産婦，授乳婦等への投与」「小児等への投与」の廃止　　54

  4.「特定の背景を有する患者に関する注意」
   の新設 ……………………………………… 55
  5. 項目の通し番号の設定 ………………………… 56
 C 添付文書の記載における一般的留意事項
   ……………………………………………………… 56
 D 添付文書の記載項目 ………………………… 56
  1. 作成または改訂年月 …………………………… 56
  2. 日本標準商品分類番号等 ……………………… 57
  3. 貯法・有効期間 ………………………………… 58
  4. 薬効分類名 ……………………………………… 58
  5. 規制区分 ………………………………………… 58
  6. 名称 ……………………………………………… 58
 F 添付文書の本文中の記載項目 ……………… 59
  1. 警告 ……………………………………………… 59
  2. 禁忌 ……………………………………………… 60
  3. 組成・性状 ……………………………………… 60
  4. 効能又は効果 …………………………………… 60
  5. 効能又は効果に関連する注意 ………………… 60
  6. 用法及び用量 …………………………………… 60
  7. 用法及び用量に関連する注意 ………………… 62
  8. 重要な基本的注意 ……………………………… 62
  9. 特定の背景を有する患者に関する注意 ……… 62
  10. 相互作用 ………………………………………… 64
  11. 副作用 …………………………………………… 65
  12. 臨床検査結果に及ぼす影響 …………………… 66
  13. 過量投与 ………………………………………… 66
  14. 適用上の注意 …………………………………… 67
  15. その他の注意 …………………………………… 67
  16. 薬物動態 ………………………………………… 67
  17. 臨床成績 ………………………………………… 68
  18. 薬効薬理 ………………………………………… 70
  19. 有効成分に関する理化学的知見 ……………… 70
  20. 取扱い上の注意 ………………………………… 70
  21. 承認条件 ………………………………………… 70
  22. 包装 ……………………………………………… 70
  23. 主要文献 ………………………………………… 71
  24. 文献請求先及び問い合わせ先 ………………… 71
  25. 保険給付上の注意 ……………………………… 71
  26. 製造販売業者等 ………………………………… 71

5 一般用医薬品添付文書　　丸山桂司　72
 A 添付文書の目的 ……………………………… 72
 B 歴史と位置付け ……………………………… 72
 C 記載事項 ……………………………………… 74
  1. 改訂年月 ………………………………………… 74
  2. 添付文書の必読及び保管に関する事項 ……… 74
  3. 販売名，薬効名及びリスク区分 ……………… 74
  4. 製品の特徴 ……………………………………… 75
  5. 使用上の注意 …………………………………… 76
  6. 効能又は効果 …………………………………… 77
  7. 用法及び用量 …………………………………… 77
  8. 成分及び分量 …………………………………… 78
  9. 保管及び取扱い上の注意 ……………………… 79
  10. 消費者相談窓口 ………………………………… 80
  11. 製造販売業者等の氏名又は名称及び住所
   ……………………………………………………… 80

6 医薬品インタビューフォーム　　土生康司　81
 A インタビューフォームの位置付け ………… 81
 B インタビューフォーム作成の目的，歴史 … 81
 C インタビューフォームの記載項目 ………… 83
 D インタビューフォームの記載内容 ………… 83
  1. 概要に関する項目 ……………………………… 83
  2. 名称に関する項目 ……………………………… 85
  3. 有効成分に関する項目 ………………………… 86
  4. 製剤に関する項目 ……………………………… 86
  5. 治療に関する項目 ……………………………… 87
  6. 薬効薬理に関する項目 ………………………… 90
  7. 薬物動態に関する項目 ………………………… 90
  8. 安全性(使用上の注意等)に関する項目 …… 93
  9. 非臨床試験に関する項目 ……………………… 94
  10. 管理的事項に関する項目 ……………………… 94
  11. 文献 ……………………………………………… 94
  12. 参考資料 ………………………………………… 94
  13. 備考 ……………………………………………… 96

7 医薬品リスク管理計画（RMP） 竹本信也 97
- A 医薬品リスク管理計画（RMP）とは 97
- B 導入の背景 97
- C 適用範囲とその時期 97
- D 構成 98
  - 1. 安全性検討事項 98
  - 2. 医薬品安全性監視活動 98
  - 3. リスク最小化活動 100
- E 行政からの情報収集 102
  - 1. PMDAウェブサイトでのRMPの公開 102
  - 2. PMDAウェブサイトでの「RMPに紐づく資材」の公開 102
- F 製薬企業からの情報収集 104
- 1. 製薬企業のウェブサイトでの公表 104
- 2. MRによる情報提供 104
- 3. 追加のリスク最小化資材への「RMPマーク」の付与 104
- G RMPの医療機関における利活用について 104
  - 1. 新薬採用時のリスク把握の情報源としての活用 106
  - 2. リスク最小化活動のための資材の活用（医療従事者向け，患者向け） 106
  - 3. 副作用モニタリングにおけるRMPの活用 106

第3章 薬物治療と医薬品情報　111

1 診療ガイドラインの役割 木下 淳 112
- A 診療ガイドラインとは 112
- B Mindsガイドラインの検索方法 113
- C 診療ガイドラインの構成 115
- D 診療ガイドラインを利用する上での注意点 116

2 EBM 木下 淳 118
- A EBMとは 118
- B EBM実践のための5つのステップ 118
  - 1. 患者の問題の定式化 118
  - 2. 患者問題について科学的根拠（エビデンス）の収集 119
  - 3. 科学的根拠（エビデンス）の批判的吟味 120
  - 4. 科学的根拠（エビデンス）の患者への適用 120
  - 5. 1〜4のステップの自己評価 121
- C 物語に基づく医療（NBM） 121

3 生物統計 大場延浩 123
- A 医療統計 123
  - 1. 研究仮説と対象患者の背景情報 123
- B 第一種の過誤（αエラー）と第二種の過誤（βエラー） 124
- C サンプルサイズ 125
- D データの種類（質的データと量的データ） 125
- E データの示し方 126
- F 対象集団はどのような集団から抽出された集団か 128
- G 発生の指標と効果の指標 129
  - 1. 有病割合と発生割合，発生率 130
- H 効果の指標としての相対危険度（リスク比や率比） 131
- I リスク差（寄与危険度）と率差 132
- J 相対リスク減少と絶対リスク減少，治療必要数 132
- K 生存時間解析 133

4 研究デザイン 大場延浩 136
- A ランダム化比較試験 136
- B ランダム抽出とランダム割り付け 137
- C 盲検化（blinding） 138
- D 臨床研究のエビデンスレベル 138

  E 観察研究の主なデザイン ……………… 139
  F コホート研究 ……………………………… 139
  G 研究に利用可能なわが国におけるデータ
    ベースの種類 …………………………… 141
    1．大規模データベース ………………… 141
    2．商業用データベース ………………… 142
  H 海外でデータベースを用いて行われた研究
    の例 ……………………………………… 142
  I 症例対照研究（ケース・コントロール研究）
    …………………………………………… 143
  J 症例対照研究で得られるオッズ比とコホート研究で得られるリスク比の関係 ……… 145
  K コホート研究と症例対照研究の特徴を併せもつ研究デザイン ……………………… 147
    1．コホート内症例対照研究（ネステッド・ケースコントロール研究）……………… 147
    2．ケース・コホート研究（case-cohort study）………………………………… 148

第4章　医薬品業界で構築・提供される医薬品情報　151

1 製薬企業が取り扱う情報 …………… 真野泰成　152
  A 新薬ができるまでに必要な情報 ……… 152
    1．医薬品研究開発の流れ ……………… 152
    2．医薬品の開発過程で収集される情報と承認申請資料 ………………………… 152
    3．開発過程で実施される試験の概要 … 156
  B 後発医薬品ができるまでに必要な情報 … 161
    1．後発医薬品の製造販売承認申請に必要とする資料 ……………………………… 161
    2．品質再評価制度 ……………………… 162
    3．バイオ後続品（バイオシミラー）… 162

2 製薬企業が市販後に提供・構築する情報
    ………………………………… 佐藤陽一　165
  A ファーマコビジランス ………………… 166
  B 市販後調査 ……………………………… 166
    1．市販直後調査制度 …………………… 166
    2．副作用報告制度 ……………………… 167
    3．再審査制度 …………………………… 169
    4．再評価制度 …………………………… 171
  C 製造販売業者が提供する情報 ………… 171
    1．添付文書の改訂 ……………………… 172
    2．緊急安全性情報（イエローレター）… 172
    3．安全性速報（ブルーレター）……… 172

3 レギュラトリーサイエンス …… 四方田千佳子　173
  A レギュラトリーサイエンスの黎明 …… 173
  B レギュラトリーサイエンスの浸透 …… 173
  C 医薬品におけるレギュラトリーサイエンス
    …………………………………………… 175
  D レギュラトリーサイエンスの最近の動きと適用の基本姿勢 ……………………… 176

第5章　薬剤師による医薬品情報の評価・構築・提供　179

1 医薬品情報の信頼性・科学的妥当性の評価
    ……………………………… 堀　里子　180
  A 医薬品情報を評価する必要性と求められる場面 ……………………………………… 180
  B 医薬品情報を評価する心構えと求められる能力 ……………………………………… 180
    1．適切な情報源の選択 ………………… 180
    2．三次資料の評価 ……………………… 181
    3．二次資料の評価と情報検索 ………… 182
    4．一次資料の評価 ……………………… 183
    5．臨床への適用可能性の評価 ………… 186
  C 有効性の評価 …………………………… 186

1. 有効性の評価に活用できる医薬品情報 … 186
2. 有効性情報の評価：RCT … 187
3. 有効性情報の評価：同等性試験と非劣性試験 … 189
D 安全性の評価 … 190
1. 安全性の評価に活用できる医薬品情報 … 190
2. 医薬品と有害事象の因果関係の評価 … 190
3. 安全性情報の評価：コホート研究，症例対照研究 … 190
4. 安全性情報の評価：症例報告，症例集積報告 … 192

2 患者・医療スタッフへの情報管理
岡田裕子 193
A 医薬品情報の再構築（加工） … 193
1. 患者が必要とする医薬品情報 … 194
2. 医療従事者が必要とする医薬品情報 … 195
B 医薬品情報の提供 … 196
1. 情報提供の媒体の特徴と注意点 … 196
2. 医薬品情報の提供に際しての注意点 … 198

第6章 薬剤師業務と医薬品情報　201

1 医薬品の採用・選択 中村光浩 202
A 病院で医薬品を採用するまでのプロセス … 202
1. 適正な医薬品の供給と管理の意義 … 202
2. 病院における医薬品の採用プロセス … 202
3. 薬事委員会 … 203
4. 院外採用医薬品申請 … 205
5. 臨時採用医薬品申請 … 205
6. 審議結果の通知から処方開始まで … 205
7. 試用採用（仮採用） … 205
8. 医薬品採用後 … 206
9. 保険薬局における医薬品の採択・選択 … 206
B 同種・同効薬，後発医薬品の選び方 … 206
1. 評価に用いる情報源 … 206
2. 審査にあたっての比較・評価のポイント … 207
3. 後発医薬品 … 210
4. バイオ後続品（バイオシミラー） … 210
5. 薬価基準制度 … 210

2 処方箋と処方監査・調剤 鈴木仁志 212
A 処方箋と医薬品情報 … 213
1. 処方箋の種類 … 214
2. 院内処方箋と院外処方箋 … 215
B 経口剤・外用剤の調剤 … 216
1. 調剤の基本的な流れと医薬品情報 … 216
2. 処方箋の記載事項と監査・疑義照会 … 216
C 注射剤の調剤 … 227
1. 注射処方箋 … 227
2. 注射剤調剤の基本的な流れと医薬品情報 … 228
3. 薬剤師によるがん化学療法へのかかわりと抗がん薬のレジメン管理 … 229
4. 注射処方箋の監査 … 229

3 服薬指導・情報提供 大林恭子 238
A 服薬指導 … 238
1. 服薬指導は法的に定められたもの … 238
2. 服薬指導の目的 … 238
3. 服薬指導での情報提供 … 239
4. 服薬指導に注意を要する患者 … 242
5. 情報提供の方法 … 244
B 保険薬局における服薬指導 … 245
C 病院における服薬指導 … 246

4 薬学管理 宮﨑美子 247
A 中央業務 … 247
1. 調剤・製剤 … 247
2. 高カロリー輸液，抗がん薬の無菌調製 … 248
3. 薬品管理 … 248
B 病棟業務 … 248

1. 医師と協働して行う薬物治療業務 ……… 249
　　2. 医療スタッフへの情報提供 ……………… 252
　　3. チーム医療（NST，ICT）との連携 …… 252
　　4. 注射剤投与準備 …………………………… 252
　　5. 医薬品管理 ………………………………… 252
　　6. 保険薬局への情報提供，退院時カンファ
　　　レンス ……………………………………… 253
　C　ICU，CCUへのかかわり ……………………… 253
　D　手術室の薬品管理 ……………………………… 254
　E　外来業務 ………………………………………… 254
　　1. 外来化学療法室 …………………………… 254
　　2. 入院前の情報収集 ………………………… 255
　　3. 薬物治療支援 ……………………………… 255
　F　保険薬局における薬学管理 …………………… 256
　　1. 調剤における医薬品情報 ………………… 256
　　2. 病院・診療所との情報連携 ……………… 257

5 患者情報の管理 ………………… 宮﨑美子　258
　A　患者情報と情報源 ……………………………… 258
　　1. 患者情報 …………………………………… 258
　　2. 情報源 ……………………………………… 259
　B　患者情報の収集・評価・管理 ………………… 262
　　1. 問題志向型システム（problem oriented
　　　system；POS）…………………………… 262
　　2. 情報の収集（基礎情報，データベース）
　　　　……………………………………………… 263
　　3. 問題点の把握・抽出 ……………………… 266
　　4. 薬学的ケア計画（初期計画）の立案 …… 267
　　5. 記録の作成 ………………………………… 267
　　6. 監査（オーディット）・修正 …………… 268
　　7. 患者情報共有の重要性 …………………… 268
　　8. 患者情報の取り扱いにおける守秘義務の
　　　遵守 ………………………………………… 268

第7章　社会と医薬品情報　271

1 地域包括ケア ……………………… 大野恵子　272
　A　地域包括ケアシステムの目指すもの ……… 272
　B　在宅医療における薬剤師の役割 …………… 274
　C　地域包括ケアシステムにおいて薬局・薬剤
　　師が担うべき役割 ……………………………… 274
　　1. かかりつけ薬剤師・薬局としての機能
　　　　……………………………………………… 274
　　2. 健康サポート機能 ………………………… 276
　　3. 高度薬学管理機能 ………………………… 276
　　4. 地域包括ケアシステムにおいて薬局・薬剤
　　　師に求められる機能 ……………………… 276

2 セルフメディケーション ………… 丸山桂司　278
　A　セルフメディケーションの定義 …………… 278
　B　OTC医薬品で対処可能な症状の範囲 ……… 279
　　1. 相談の受付，情報収集・状況確認 …… 280
　　2. 状況の評価 ………………………………… 280
　　3. OTC医薬品の製品選択，継続使用の可否
　　　判断 ………………………………………… 280
　　4. 販売後モニタリングと副作用への対応 … 281

3 健康食品・サプリメント ………… 丸山桂司　283
　A　健康食品の分類 ……………………………… 283
　B　保健機能食品 ………………………………… 284
　　1. 特定保健用食品 …………………………… 284
　　2. 栄養機能食品 ……………………………… 285
　　3. 機能性表示食品 …………………………… 285
　C　サプリメント ………………………………… 286
　D　保健機能食品・サプリメントの安全性・
　　有効性 …………………………………………… 287

4 インターネット販売 ……………… 大谷壽一　288
　A　処方箋調剤とインターネット ……………… 288
　B　一般用医薬品のインターネット販売にかか
　　る法規制 ………………………………………… 288
　C　わが国における一般用医薬品インターネッ
　　ト販売の要件 …………………………………… 289
　　1. 施設の要件など …………………………… 289
　　2. 専門家による販売 ………………………… 290

3. インターネット販売の流れ ……………… 291
　D　一般用医薬品のインターネット販売における禁止事項 …………………………………… 292
　E　違法な医薬品などの電子商取引の現状と対策 ……………………………………………… 292

5 くすりの正しい使い方教育・薬物乱用防止教育
　　　　　　　　　　　　　安部　恵　295
　A　学校薬剤師の役割 ………………………… 295
　　1. 学校薬剤師の規定 ………………………… 295
　　2. 学校薬剤師の職務 ………………………… 295
　　3. 教諭・薬剤師によるチーム・ティーチング …………………………………………… 296
　B　くすりの正しい使い方教育 ……………… 297
　　1. くすりの正しい使い方教育を取り巻く背景 …………………………………………… 297
　　2. 学校におけるくすりの正しい使い方教育の内容 ………………………………………… 297
　　3. セルフメディケーション推進のための基盤づくり ……………………………………… 299
　C　薬物乱用防止教育 ………………………… 300
　　1. 薬物乱用防止教育を取り巻く背景 ……… 300
　　2. 喫煙，飲酒，薬物乱用に関する青少年の行動の実態と関連要因 ……………………… 300
　　3. 一次，二次，三次予防の各段階に対応した指導・支援 ………………………………… 300
　　4. 喫煙，飲酒，薬物乱用防止に関する教育の観点 ………………………………………… 301

6 スポーツ領域での医薬品適正使用
　　　　　　　　　　　　　安部　恵　303
　A　アンチ・ドーピングを理解するための周辺情報 ………………………………………… 303
　B　アンチ・ドーピングに関する主な医薬品情報 …………………………………………… 303
　　1. 世界アンチ・ドーピング規程禁止表国際基準 ………………………………………… 303
　　2. Global DRO（Global Drug Reference Online） ……………………………………… 303
　　3. 薬剤師のためのアンチ・ドーピングガイドブック ……………………………………… 304
　C　薬剤師のアンチ・ドーピング活動と情報提供 …………………………………………… 305
　　1. 学校教育の現場における啓発活動 ……… 305
　　2. スポーツ愛好家など広く国民一般に対する啓発活動 …………………………………… 305
　　3. 競技者，競技者支援要員に対する啓発活動 …………………………………………… 305

■ おわりに　学会参加による最新情報の収集と利用
　―薬剤師として「混ざる」「外へ出る」―
　　　　　　　　　　　折井孝男　307

■ 参考資料　RMPの医療機関での利活用の一例
　―RMPに紐づく患者さん向け資材の活用―
　　　　　　　　　　　竹本信也　311

　索　引 ………………………………………… 321

第1章

医薬品情報学を学ぶ意義

1 医薬品情報学とは

A 医薬品情報学の流れ

　医薬品とは，ヒトや動物の疾病の診断・治療・予防を行うために薬物を使える形にした「製剤」に，用法・用量，効能・効果などの情報がついたものである．使用時の形態としては，飲む（経口剤），塗る（外用剤），注射する（注射剤）などがある．医師により処方される処方箋医薬品，薬局で買うことができる一般用医薬品がある．医薬品は治験を行い，有効性が示されると新薬となる．そして，新薬の発売から20年の期間が経過し，その特許が切れることで後発医薬品が製造される．医薬品の情報は上市された後も増加し，変化している．

　医薬品に関する情報には，①医薬品を創製開発するために必要な情報，②製剤・製造するために必要な情報，③医薬品を的確に適正に使用するために必要な情報がある．医療機関で必要な情報は，主として医薬品の適正使用に関わる情報である．

　医療機関では1970（昭和45）年前後を中心に，医薬品情報の重要性，必要性が認識されてきた．薬務行政では，1970（昭和45）年厚生省（現 厚生労働省）の薬務局内に安全課が設置され，1980（昭和55）年には安全課内に医薬品副作用情報室が設置された．その後，1979（昭和54）年10月の薬事法〔現「医薬品，医療機器等の品質，有効性及び安全性の確保等に関する法律」（略称：医薬品医療機器等法，薬機法）〕改正において，第68条の2に「情報の提供等」が初めて制定された．医療関係者は，この薬機法第68条の2の2「薬局開設者，病院，診療所の開設者又は医師，歯科医師，薬剤師その他の医薬関係者は，医薬品の製造業者，輸入販売業者が行う医薬品の適正な使用のために必要な情報の収集に協力するよう努めなければならない（一部略）」をしっかりと受け止める必要がある．このように医薬品に関わる情報の認識が高まるとともに，医薬品情報の体系を整理する必要が生じ，その結果，「医薬品情報学」という「学」としての扱いの中で医薬品情報がとらえられるようになり，学問としての教育，実習などが行われるようになった（**表 1-1-1**）．

　医薬品情報はその関わる範囲が非常に多岐にわたるため，「学」として体系化しにくい一面を有している．しかし，全体の流れを述べるのであれば，①医薬品情報を理解するのに必要な薬学教育，生涯教育の充実，②医薬品情報を日常の業務に活用するための能力の開発，③医薬品情報の共有化と情報化社会への対応，④情報提供のための各分野の協力，⑤医薬品情報を評価するシステムの確立であるといえる．

表 1-1-1　医薬品にかかわる情報の流れ

西暦	主な内容
1943	薬事法制定
1948	医療法制定
1950	日本標準商品分類番号設定　中分類87：医薬品及び関連製品
1961	薬剤師法施行
1962	米国ケンタッキー大学病院　医薬品情報センター設立
1965	日本薬学会年会　DIシンポジウム「病院診療所におけるドラッグインフォメーション活動」開催
1971	日本薬学会病院薬局協議会　病院薬局のDI活動業務基準提案
1972	財団法人 日本医薬情報センター設立
1973	厚生省医薬品副作用情報発行（現：医薬品・医療機器等安全性情報） 国立大学病院薬剤部　薬品情報主任を設置
1975	厚生省医薬品情報発行
1976	「医療用医薬品の添付文書等の記載方式について」（薬務局長通知）実施 「医療用医薬品の使用上の注意記載要領について」（薬務局長通知）実施
1979	薬事法改正　第68条の2　情報の提供等〔1994（平成6）年，1996（平成8）年改正〕
1980	日本薬剤師会中央薬事情報センター設立
1985	第一次医療法改正
1988	医療用医薬品インタビューフォーム制定 「入院調剤技術基本料」新設〔1994（平成6）年　薬剤管理指導料に名称変更〕
1989	大学病院医療情報ネットワーク（UMIN[*1]）公式情報サービス開始
1991	プロパーに代わり，医療情報担当者（略称：MR[*2]）へ呼称変更．
1992	日本製薬団体連合会（日薬連）医薬品安全対策情報（DSU[*3]）発刊
1993	病院における医薬品情報管理の業務基準〔1971（昭和46）年のDI業務基準の改正〕 「21世紀の医薬品のあり方に関する懇談会」最終報告
1994	医薬品副作用被害救済・研究振興調査機構「消費者くすり相談室」発足
1996	薬剤師法第25条の2（調剤した薬剤の適正使用のための情報の提供及び指導）新設〔1997（平成9）年施行〕
1998	日本医薬品情報学研究会設立
1999	「医薬品情報提供システム」（インターネット）事業開始（厚生省）
2001	市販直後調査制度施行 「医薬品情報提供のあり方に関する懇談会」最終報告
2002	日本医薬品情報学研究会　日本医薬品情報学会に改組
2004	独立行政法人 医薬品医療機器総合機構設立
2005	患者向医薬品ガイドの作成要領通知
2007	日本ジェネリック医薬品学会
2010	「医薬品安全性情報等管理体制加算」新設
2011	医薬品情報専門薬剤師認定制度創設
2012	「病棟薬剤業務実施加算」の新設（「医薬品安全性情報等管理体制加算」廃止）
2013	医薬品リスク管理計画（RMP[*4]）実施
2017	日本ジェネリック医薬品学会　日本ジェネリック医薬品・バイオシミラー学会に改名
2018	日本病院薬剤師会「医薬品情報業務の進め方2018」作成 医療情報データベース基盤事業（MID-NET®[*5]）運用開始

*1：University hospital medical information network　*2：Medical Representatives
*3：Drug safety update　*4：Risk management plan　*5：Medical information database network

医薬品情報は医療情報の一環である．医薬品は情報の付加価値が極めて高いといえる．適正な使用のためには必要な情報がなければ臨床での使用は困難であるといわざるを得ない．さらに，医薬品の情報処理はドクメンテーションの基準によるといわれている．医薬品情報の提供は，製薬企業における自社製品情報の提供と相まって，厚生労働省からも有効性，安全性の情報を医療機関に提供することが確立された．医薬品情報の具体的なあり方としては，情報の評価，薬物療法における個別化した情報の必要性，効率のよい医薬品情報提供のための方法論的研究，医薬品の臨床において収集された情報などを挙げることができる．

これらの医薬品情報の流れを踏まえ，医薬品情報学で学ぶべき項目として「情報の評価能力の向上／薬剤師として専門性を高める医薬品情報の日常業務への活用／情報ニーズに対応できる能力の開発と実践」などが挙げられる．医薬品情報学は，医薬品のライフサイクルを通じ，医薬品に関する情報のあり方を追求し，情報を適正に収集・評価・伝達（使用）・連携の視点で，医薬品の有効性・安全性の評価・解析，リスクコミュニケーションを推進し，研究，実践に取り組む学問といえる．そして，情報リテラシー（情報活用能力）を高め，根拠に基づく医療（evidence-based medicine；EBM）に則り，最新の情報を捉え，薬物治療における意思決定のための支援を行う．

B　医薬品情報と薬学教育

医薬品情報業務に関わる薬剤師は，医薬品情報活動基準にみられるように「薬剤師は医薬品情報活動を行うに必要な基礎的な知識を身に付ける必要がある」とされている．薬学教育6年制の導入に伴い，最新の医薬品情報の検索の方法，評価の方法，整理の方法を身に付ける必要がある．

米国ケンタッキー大学病院では，1962（昭和37）年8月に医薬品情報センターが設立された．薬剤師による医薬品情報活動の開始といえる．活動目的は「合理的な薬物療法のために必要な医薬品の情報を系統化すること．そして，すべての医療従事者に対する情報の提供である」とした．また，「医学，歯学，看護学の教育を支援し，病院における患者の薬物療法に貢献すること」であった．患者を中心としたクリニカル・ファーマシーの概念が生まれたといえる．米国では，臨床において教育を受けた薬剤師が，米国病院薬剤師会の指導により病院，大学薬学部に設置されたDIセンターで活躍することにより，医薬品の有効性，安全性，適正な使用のために医薬品情報活動を確立してきた．このような活動は日本においても行われ，医薬品情報を学問として取り扱う研究会，学会〔日本医薬品情報学研究会（1998年設立，2000年に日本医薬品情報学会に改組）〕なども確立され，活動を進めている．

日本の薬学教育は，新コアカリキュラムの改訂などから転換期を迎えているとい

える．世界の情勢（動向）が変わり，未来の予測が難しくなっている．現在，この情報の中で必要とされるのは，ただ知識を享受するのではなく，学生たちが医薬品情報について学び合う「場」である．講義，教科書によってHow toの知識を得るだけではなく，Whyと向き合うこと，そして臨床の現場で体験することが大切だと考える．プロセスを経験することなく，ただ情報だけを覚えるのでは知識は自分のものにはならない．

C 医薬品情報の共有とICT化からIoT，AI

　医薬品情報の検索，収集の効率化を図るためには，情報通信技術（information and communication technology：ICT）の活用が一つの有用な手段といえる．病院と薬局間において患者に服薬説明を行うためには，使用する医薬品情報の書籍の版数などが異なることのないよう同じ土俵の上に立たなければならない．そのためには，最新の医薬品情報を共有することが重要となる．そして，その医薬品情報の収集・提供にICTを利用することで，最新の医薬品情報や医療情報が入手しやすい，あるいはしやすくなる．ここでいうICTの利用とは，インターネットベースでの文献検索，MEDLINEなどの医学文献データベースへのフリーアクセスなどである．

　この分野では，今後さらなるネットワークの形成により，さまざまなニーズに対応した情報源へのアクセスと有用な情報の入手が可能となる．このようなICT化，IoT，AIの動向は医薬品情報に限定されたことではないが，一つの大きな流れであるといえる．

　ICTによる革新がものすごい早さで進む中，われわれは薬剤師として何を武器にこの流れの中を生き抜いていかなければならないのかという問題に突き当たる．その解決策として個人の医薬品情報に対する感性の向上を挙げることができる．ここでいう「感性」とは，経験によって身に付くものであり（アナログ），デジタル分野の言語化から学ぶこととは全く異なるものである．

　「知識はコンピュータに勝てない」というのは，すでに現実のことである．その知識を有用に利活用するAIは，言語化やパターン化できるものとして，人が到底及ばないレベルの機能を発揮している．そして，ますますものすごい早さで今後展開するといえる．

　医薬品に関する安全対策は従来，医薬品個々に発生した副作用を収集・評価して注意喚起を行うことが中心であった．しかし，重篤な副作用は一般に発生頻度が低いことなどから，発見が遅れ重篤化することがある．このような現状を踏まえ，国自らが副作用情報を収集する仕組みの構築，処方薬剤の正確な把握に基づく副作用発生頻度の定量的な情報の収集，それらのデータの解析手法が必要となっている．そこで，国はICTを利活用した医薬品の安全性情報の正確性，迅速性を向上させる

ため,「薬害再発防止のための医薬品行政等の見直しについて」〔2010（平成22）年4月 最終提言〕において，医薬品の安全対策への電子的なデータベースの活用を求め，政府のIT戦略（同年5月），新成長戦略（同年6月）においても，データベースの活用について盛り込んだ．

ここで述べる医療情報データベースは，電子カルテシステムを含む診療情報データを利用し，全国10協力医療機関をモデルとしてデータ収集後，医薬品医療機器総合機構（Pharmaceuticals and Medical Devices Agency；PMDA）に情報分析システムを構築する体制とした（医療情報データベース基盤整備事業）．MID-NET®（Medical Information Database Network）は，この事業で構築されたデータベースシステムである．国内の協力医療機関が保有する電子カルテやレセプト（保険診療の請求明細書）などの電子診療情報をデータベース化し，それらを解析するために構築されたデータベースシステムである．

PMDAは，医薬品の安全対策などに役立てるために，平成30年度からMID-NET®を本格的に利活用できる環境を行政のほか，製薬企業および研究者などに提供している〔2018（平成30）年4月より本格運用開始〕．

電子カルテシステムを含む診療情報システムは，個々の患者の診療録であり，傷病名，処方，検体検査などのデータを有している．電子カルテシステムからは，患者の転帰，病名などが得られるものの，データの標準化が十分とはいえないなどの問題がある．各協力医療機関で作成するデータについては，医薬品コードなどのマッピングが必要となる．医薬品ではデータ（コード）マッピングとしてHOTコード，病名情報ではICDコード，レセプト病名コード，検査コードとしてはJLAC10コードにより行う必要がある．このデータマッピングにより，各協力医療機関が作成するデータを共有することが可能となる（**図1-1-1**）．

情報にはさまざまな種類がある．特にわれわれ医療スタッフが関与する情報には，医学・医療の進歩においては不可欠なものが多く，がん登録のような疫学研究における情報など，プライバシーを守ることを前提とした個人情報を活用できる仕組みを構築する必要がある．プライバシー保護の問題から，情報を取り扱う関係者に守秘義務を課すべき方策の検討を要するが，このような問題も情報の有効利用策を考える上では必要なことである．

D 医薬品情報の基本理念

医薬品情報の基本理念は，保険医療行政面も含めて考えると，いつでも，どこでも，誰でも，最適な医薬品による薬物療法，情報の提供などを，少ない負担で受けられる環境づくりであるということができる．従来の日本の保険医療システムは，世界的視野に立てば非常に有効に機能し，効果をあげてきたといえる．しかし，少

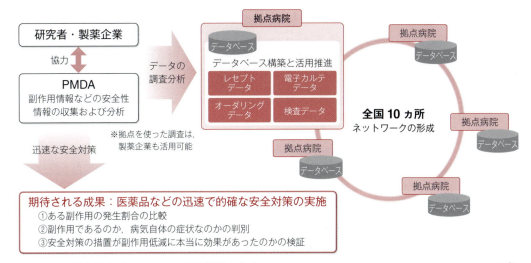

図 1-1-1　医療情報データベース基盤整備事業（Medical Information Database Network；MID-NET®）

医療情報データベースを活用した薬剤疫学的手法による医薬品などの安全対策を推進する．1,000万人規模のデータを収集するための医療情報データベースを拠点病院に構築するとともに，PMDAに情報分析システムを構築する事業を2011（平成23）年度より実施中である．

（文献1を一部改変）

　子高齢化社会において従来のままでは保険医療制度が財政的に破綻することが予想され，経済成長も期待できない中に置かれることになる．このような状況下で，いかに財源を確保し，効率のよい医療（医薬品情報）サービスを提供できるかが，最大の課題となってくる．今後の保険医療サービスを考えるためには，限られた保険医療資源を効率的に活用できるサービス体制の整備を図る必要がある．医薬品情報の収集・提供も同様である．

　医療のICT化が進んでいるものの，実際は高度情報化社会が医療をICT化しているといっても過言ではないように思われる．医療情報のICT化，IoT，AIなどの情報化に伴い，患者側もICT化・情報化されている．患者の会などのホームページには，医療機関に関する詳細な意見などが寄せられていることから，われわれ医療スタッフ側よりもむしろ患者側の方がICT化・情報化されているといえる．そういった現状で薬剤師に望まれるのは，医療のICT化の中で，医薬品に関わる情報を判断し確認する「眼」をもち，薬学的に評価して活用（収集，提供）することを心がけることである．

　医薬品情報は固定されたものではなく，常に進化している．保健・医療・福祉分野など世の中の動向を知ることも医薬品情報を有効に活用するための術といえる．

文献

1) 厚生労働省：第7回 医療情報化に関するタスクフォース 資料2-2：医薬情報データベース基盤整備事業について．平成23年2月9日．

2 薬剤師に求められる職能と医薬品情報学

　医療の急速な進歩に伴い，新薬も次々と開発されている現在，これらの医薬品に関する情報を検索・取得し，吟味・理解して発信する作業は薬剤師に最も期待されるところである．

　臨床現場でいち早く薬の専門家である薬剤師としてその職務を遂行するには，大学卒業時までに医薬品情報についての基本的な教育がきちんとなされなければならない．

　2013（平成25）年12月25日に改訂された「薬学教育モデル・コアカリキュラム（以下，改訂コアカリ）」（図1-2-1）[1]の「E3 薬物治療に役立つ情報」の中に「(1) 医薬品情報」の項目があり，GIO（「基本的な資質」を身につけるための一般目標）として，「医薬品情報の収集・評価・加工・提供・管理・評価，EBMの実践，生物統計ならびに臨床研究デザイン・解析に関する基本的事項を修得する」と明記されている．そのため，医薬品情報学について，大学卒業時までにしっかり学び臨床の場ですぐに実践できるよう身に付けておく必要がある．

　医薬品に関する情報には，①医薬品を創製開発するために必要な情報，②製剤・製造するために必要な情報，③医薬品を的確・適正に使用するために必要な情報がある．この中で薬剤師が必要とする情報は，③医薬品を的確・適正に使用するために必要な情報である．

　医薬品を的確・適正に使用するためには，受け取った情報を理解し，自分のもつ知識を活用し，判断・理解する力が必要となる．さらに，その情報を発信した際に，受け取る側に信頼のおける情報として受け取ってもらえるかが重要なポイントとなる．信頼に足る情報であるかどうかの判断として，受け取る側との信頼関係の構築が必要条件であり，発信者の豊富な知識，経験など薬剤師としての資質の有無が信頼関係構築の際の重要な要素となっている．

A 薬剤師の資質

　薬剤師法第1条（薬剤師の任務）に，「薬剤師は，調剤，医薬品の供給その他薬事衛生をつかさどることによって，公衆衛生の向上及び増進に寄与し，もって国民の健康な生活を確保するものとする．」とある．

　また，薬学教育モデル・コアカリキュラム改訂に関する専門委員会（第7回）で

2 薬剤師に求められる職能と医薬品情報学

●従前のモデル・コアカリキュラム

日本薬学会が「薬学教育モデル・コアカリキュラム」（H14.8）を作成し，文部科学省の協力者会議が「実務実習モデル・コアカリキュラム」（H15.12）を作成．

●改訂の体制

・文部科学省の「薬学系人材養成の在り方に関する検討会」が改訂を決定．
・検討会の審議を踏まえ「薬学教育モデル・コアカリキュラム改訂に関する専門研究委員会」が改訂の原案・方針等を作成．
・具体的なモデル・コアカリキュラムの作成は日本薬学会に委託．

※上記三者が連携して改訂作業を実施．

●改訂の基本方針

・6年制学部・学科の学士課程教育に特化した内容とする．
・現在の「薬学教育モデル・コアカリキュラム」及び「実務実習モデル・コアカリキュラム」の二つを関連づけて一つのモデル・コアカリキュラムとして作成する．
・薬剤師として求められる資質を明確にし，その資質を身につけるために学ぶという形に変更する．

●改訂のポイント

・医療人である「薬剤師として求められる基本的な資質」を設定．
①薬剤師としての心構え　②患者・生活者本位の視点
③コミュニケーション能力　④チーム医療への参画
⑤基礎的な科学力　⑥薬物療法における実践的能力
⑦地域の保健・医療における実践的能力　⑧研究能力
⑨自己研鑽　⑩教育能力
・「基本的な資質」を前提とした学習成果基盤型教育（outcome-based education）に力点を置き，「基本的な資質」を身につけるための一般目標（GIO）を設定し，GIOを達成するための到達目標（SBO）を明示．

大項目　A 基本事項　B 薬学と社会　C 薬学基礎
　　　　D 衛生薬学　E 医療薬学　F 薬学臨床
　　　　G 薬学研究

・医療人としての薬剤師を養成するため「A 基本事項」，「B 薬学と社会」を充実．学生は6年間継続して学修．
・「F 薬学臨床」は今後の薬剤師業務の進歩を想定し大幅に見直し．他の大項目は「F 薬学臨床」と体系的に関連づけて教育できるよう見直し．
・教育課程の時間数の7割はモデル・コアカリキュラムに示された内容を，3割は大学独自のカリキュラムを履修．

●改訂モデル・コアカリキュラムの内容

A 基本事項
①薬剤師の使命　②薬剤師に求められる倫理観
③信頼関係の構築　④多職種連携協働とチーム医療
⑤自己研鑽と次世代を担う人材の育成

B 薬学と社会
人と社会，地域に関わる薬剤師
法規範，社会保障制度，医療経済

C 薬学基礎
C1 物質の物理的性質
　原子・分子の構造，熱力学，反応速度論等の物理系薬学
C2 化学物質の分析
　物質の定性，定量
C3 化学物質の性質と反応
　有機ならびに無機化合物の構造および性質等
C4 生体分子・医薬品の化学による理解
　医薬品標的および医薬品の構造と性質，生体反応の化学
C5 自然が生み出す薬物
　生薬に関する基本的事項
C6 生命現象の基礎
　細胞の成り立ちや生命現象をになう分子
C7 人体の成り立ちと生体機能の調節
　人体の構造，機能，調節
C8 生体防御と微生物
　免疫反応による生体防御機構および病原微生物

D 衛生薬学
D1 健康
　疾病とその予防，栄養と健康
D2 環境
　化学物質などの人への影響，適正な使用および地球生態系や生活環境と健康との関わり

E 医療薬学
E1 薬の作用と体の変化
　疾病と薬物の作用および医薬品の作用する過程
E2 薬理・病態・薬物治療
　疾病に伴う症状などの患者情報を解析し，最適な薬物治療を実施するための薬理，病態・薬物治療
E3 薬物治療に役立つ情報
　医薬品情報ならびに患者情報の収集・評価・加工，臨床研究デザイン・解析
E4 薬の生体内運命
　薬物の体内動態およびその解析
E5 製剤化のサイエンス
　薬物と製剤材料の物性，製剤設計およびDDS

F 薬学臨床
薬物療法の実践とチーム医療・地域保健医療への参画

G 薬学研究

平成27年度から各大学において改訂モデル・コアカリキュラムに基づく新たな教育を開始．

図1-2-1　薬学教育モデル・コアカリキュラム改訂の概要

（文献1を改変）

は，薬剤師に求められる基本的な資質として図1-2-2に示したような項目が挙げられている[2]．

資質1には「薬の専門家として，豊かな人間性と生命の尊厳について深い認識をもち，薬剤師の義務及び法令を遵守するとともに，人の命と健康な生活を守る使命感，責任感及び倫理観を有する」とある．

豊かな人間性とはすなわち人間力であり，絶えず周囲（他の医療関係者や患者など）と信頼関係を作ることを意識し，相手のためになることを考え，行動することが肝要である．また，自らの問いを明確にし，学び続ける姿勢が必要となってく

資質1	薬剤師としての心構え
	薬の専門家として，豊かな人間性と生命の尊厳について深い認識をもち，薬剤師の義務及び法令を遵守するとともに，人の命と健康な生活を守る使命感，責任感及び倫理観を有する．
資質2	患者・生活者本位の視点
	患者の人権を尊重し，患者及びその家族の秘密を守り，常に患者・生活者の立場に立って，これらの人々の安全と利益を最優先する．
資質3	コミュニケーション能力
	患者・生活者，他職種から情報を適切に収集し，これらの人々に有益な情報を提供するためのコミュニケーション能力を有する．
資質4	チーム医療への参画
	医療機関や地域における医療チームに積極的に参画し，相互の尊重のもとに薬剤師に求められる行動を適切にとる．
資質5	基礎的な科学力
	生体及び環境に対する医薬品・化学物質等の影響を理解するために必要な科学に関する基本的知識・技能・態度を有する．
資質6	薬物療法における実践的能力
	薬物療法を総合的に評価し，安全で有効な医薬品の使用を推進するために，医薬品を供給し，調剤，服薬指導，処方設計の提案等の薬学的管理を実践する能力を有する．
資質7	地域の保健・医療における実践的能力
	地域の保健，医療，福祉，介護及び行政等に参画・連携して，地域における人々の健康増進，公衆衛生の向上に貢献する能力を有する．
資質8	研究能力
	薬学・医療の進歩と改善に資するために，研究を遂行する意欲と問題発見・解決能力を有する．
資質9	自己研鑽
	薬学・医療の進歩に対応するために，医療と医薬品を巡る社会的動向を把握し，生涯にわたり自己研鑽を続ける意欲と態度を有する．
資質10	教育能力
	次世代を担う人材を育成する意欲と態度を有する．

図1-2-2　薬剤師として求められる基本的な資質（案）

（文献2より改変）

る．常に自分には何が足りないのかを振り返り，それに気づくことが大切である．

"Integrity"という言葉がある．誠実・高潔・清廉を表す言葉であるが[3]，薬剤師はIntegrityをもって行動したい．人として周りから信頼されるには，普段の行動や言動が重要である．日頃の言動・動作に，その人の人間性が現れる．相手の立場に立つことも大切であり，思いやりをもって，相手の立場を理解する．「信頼」は一方通行ではなく，相手を信頼して初めて成り立つ相互の関係である．正直・誠実に対応し，約束を守り，嘘をつかない．信頼関係の崩壊はたった一言，たった1つのミスで起こってしまう．Integrityをもって行動することが重要であり，薬剤師としての職責を担う際に必要となってくる．

その他に薬剤師に求められる基本的な資質として，患者の安全を最優先とした患者中心の視点をもつことや，良好な人間関係を築くためのコミュニケーション能力，チーム医療への積極的な参画，基礎化学力，総合的な薬物療法の評価と実践能力，地域医療向上への貢献と連携，薬学研究志向，自己研鑽などが挙げられる．

では，以上に述べたような資質をもった者が，いかに薬剤師という職務を行っていかなければならないのか．求められる職能について次に述べる．

B 薬剤師に求められる職能

「薬剤師の職能将来像と社会貢献」[4]において，「薬学は医薬品の創製，生産，適正な使用を通じて，また医薬品の専門家である薬剤師の育成とその活動により，国民の健康増進に貢献する責務を有する．薬剤師の職能においては，医療専門職としての倫理観の涵養と自律が強く求められる．」とある．では，医療専門職（医療人）としての薬剤師の職能とはいかなるものであろうか？

1. 医療人としての薬剤師の職能

1）医療と薬剤師の職能

前項「A．薬剤師の資質（→ p.8）」で述べたが，薬剤師法第一条で「薬剤師は，調剤，医薬品の供給その他薬事衛生をつかさどることによって，公衆衛生の向上及び増進に寄与し，もつて国民の健康な生活を確保するものとする．」と規定されている．薬剤師は医薬品の管理，供給や適正使用において重大な責務と権限をもっている．近年，医薬品の開発はすさまじいスピードで進んでおり，有効性が高いものがより多く開発・上市される一方で，重篤な副作用が発生する可能性が高い医薬品も多く開発されている．このように，適正な使用が求められる医薬品に対して，薬剤師がその使用に関与することは必然であり，また背景として薬剤師の医薬品，治療に対する知識も十分なものでなければならない．

2）チーム医療と薬剤師
① 病院における薬剤師の職能

外来処方箋の院外化が進んでいる現在，病院薬剤師は入院患者に対する業務にシフトしている．病棟に薬剤師が配置されることにより，患者の病態や治療状況をタイムリーに理解・把握することができ，結果として適切な薬物療法が行われることとなる．薬剤師が病棟に常駐することにより得られるアドバンテージとして，以下のことが挙げられる．

- 病棟におけるリアルタイムの処方監査
- 医師が決定した患者に応じた投与量の設定
- 医薬品情報や学術論文を根拠とした，治療計画立案への参加：実際に処方を行う医師の近くにいることにより，患者の状態に即した医薬品の提案が病棟で行え，迅速かつ適正な薬物療法が開始できる．
- 薬物治療開始後の副作用防止と安全性の確保：副作用の出現に対しても，即座に発見でき対処することが可能となる．

医薬品情報に関しても同様で，薬剤師が病棟に配属されることにより，顔の見える薬剤師となり，病棟の医師を含むすべてのスタッフに対して，迅速かつ正確に医薬品情報を伝えることが可能となる．また，病院には感染対策チーム（infection control team；ICT）や緩和ケアチーム，栄養サポートチーム（nutrition support team；NST）といった多職種から構成されるチームが存在するが，薬剤師はこのような場においても職能を活かした活動を行うことが期待されている．

② 地域医療における薬剤師の職能

厚生労働省は，患者本位の医薬分業の実現に向けて，地域包括ケアシステムの中で，かかりつけ薬局が服薬情報の一元的・継続的な把握や在宅での対応を含む薬学的管理・指導などの機能を果たすことを求めている．

医薬分業に対する厚生労働省の基本的な考え方は，図1-2-3に示す通りであり，薬局薬剤師は地域と密接に関係することが求められている[5]．

2025年までにすべての薬局は「かかりつけ薬局」として機能すること，また2035年までには「健康サポート薬局」など薬以外の地域住民の健康管理など，健康寿命の延長に寄与することとなっている（図1-2-4）[5]．その中で薬剤師は，薬の専門家である前に，すべての医薬品に関して診療科を問わず，すべての医薬品に精通し，すべての処方箋に対して適切な調剤および患者の薬学的管理を実施しなければならない．今後，在宅医療や介護制度の推進により，地域住民との密接な関係が必要とされ，地域における薬局の役割はますます大きくなる．

薬局薬剤師による健康相談など医薬品の情報だけでなく，サプリメント，食事など地域住民や患者個々に適したあらゆる情報に精通し，医師，訪問看護師，ケアマネジャーなど，ほかのメディカルスタッフと密接に連携し，治療効果やアドヒアランスの向上，副作用のモニターなど中心的役割を担っていかなければならない．

2 薬剤師に求められる職能と医薬品情報学

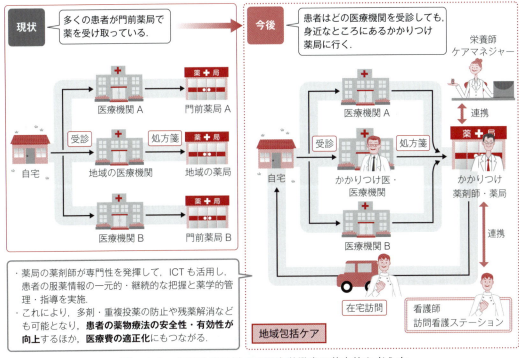

図 1-2-3　医薬分業に対する厚生労働省の基本的な考え方

（文献5を改変）

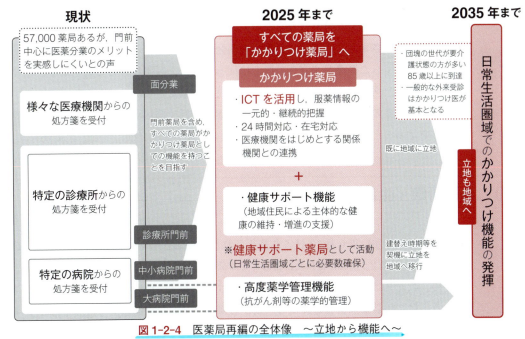

図 1-2-4　医薬局再編の全体像　〜立地から機能へ〜

（文献5より転載）

C 臨床研究への積極的参画

1. 創薬の場において

　医薬品開発における臨床試験（治験）は，製薬企業と医療従事者とが参加する高度な倫理性，科学的妥当性，高品質を要求される協働作業であり，円滑に進められなければならない．その際に必要とされるのが，治験コーディネーター（clinical research coordinator；CRC）である．治験コーディネーターは，治験責任医師へのヒアリング，治験実施中の安全性情報の収集など，医薬品の副作用に関する豊富な知識，経験を生かし，被験者の症状を医薬品の副作用の可能性を含めてモニタリングすることにより，治験の安全性の向上に大きく寄与している．すなわち，医薬品のあらゆる情報に精通することは，治験進行上不可欠なことである．

2. 育薬の場において

　薬剤師は，医療・医薬品に関する情報を取り扱うことに関しては，ほかのどの医療職よりも長けているのは当然のことである．

　しかし，情報を「創り出す」ことに関しては，今以上に活躍することが望まれている．

　薬剤師が現場（病院，保険薬局，在宅など）で患者に対する医薬品の効果や副作用をいち早く把握し，報告することにより，薬剤師発信型の医薬品適正使用，個別化医療の推進に貢献しなければならない．そしてそこで得られた情報を基に，より適切な使用法やさまざまな開発，新薬への開発へと生かすことを「育薬」と呼ぶ．長年使用されてきた医薬品を育薬の概念に従って新たな医薬品として開発することも重要であり，薬剤師が育薬において中心的役割を果たさなければならない．

　創薬，育薬のいずれの場合でも情報の収集・分析・発信は重要であり，医薬品情報学を学ぶことがすべての基本となる．

D 自己研鑽・生涯教育

　2014（平成26）年6月12日より施行された薬剤師法（いわゆる改正薬剤師法）では，第25条の2（情報の提供及び指導）で「薬剤師は，調剤した薬剤の適正な使用のため，販売又は授与の目的で調剤したときは，患者又は現にその看護に当たつている者に対し，必要な情報を提供し，及び必要な薬学的知見に基づく指導を行わなければならない．」と明記された．このことは，「個々の患者に対し実施される薬物療法に対して，薬剤師が責任をもって薬学的指導を行うこと」を意味しており，薬剤師は医師と同様の責任をもつことが求められている．薬剤師職能の本質はすべての

表 1-2-1　専門・認定薬剤師一覧

制度実施機関	専門・認定薬剤師
日本病院薬剤師会	がん薬物療法認定薬剤師
	感染制御専門薬剤師／認定薬剤師
	精神科専門薬剤師／薬物療法認定薬剤師
	妊婦・授乳婦専門薬剤師／薬物療法認定薬剤師
	HIV感染症専門薬剤師／薬物療法認定薬剤師
日本医療薬学会	認定薬剤師／指導薬剤師
	がん専門薬剤師／指導薬剤師
	薬物療法専門薬剤師／認定薬剤師
日本薬剤師研修センター	研修認定薬剤師
	漢方薬・生薬認定薬剤師（日本生薬学会と合同）
	小児薬物療法認定薬剤師（日本小児臨床薬理学会と合同）
日本臨床薬理学会	認定薬剤師/指導薬剤師
日本緩和医療学会	緩和薬物療法認定薬剤師
日本化学療法学会	抗菌化学療法認定薬剤師
日本医薬品情報学会	医薬品情報専門薬剤師
日本臨床腫瘍学会	外来がん治療認定薬剤師
日本リウマチ財団	リウマチ財団登録薬剤師
日本プライマリ・ケア連合学会	プライマリ・ケア認定薬剤師
日本アンチドーピング機構	スポーツファーマシスト
日本薬局学会	認知症研修認定薬剤師
日本在宅薬学会	在宅療養支援認定薬剤師
日本腎臓病薬物療法学会	腎臓病薬物療法認定薬剤師/専門薬剤師
日本くすりと糖尿病学会	糖尿病薬物療法認定薬剤師/准認定薬剤師
日本安全性学会	認定医薬品安全性指導者/医薬品安全性専門薬剤師
日本臨床救急医学会	救急認定薬剤師
日本老年薬学会	老年薬学認定薬剤師
日本麻酔科学会	周術期管理チーム認定薬剤師
日本集団災害医学会	災害医療認定薬剤師

医薬品に精通していることと考えると，常に上市される医薬品に対して情報を獲得することは必然であり，情報に対して常にアンテナを張っておかなければならない．そのためにも学会，研修会，講演会，各種勉強会などへ積極的に参加し，常に新しい情報・知識を獲得していくことが必要である．また，専門薬剤師と認定薬剤師（**表1-2-1**）などの資格を取得することも自己研鑽の一つの方法である．いずれにしても薬剤師は生涯にわたり薬のスペシャリストとして努力していかなければならない．

医療の現場の速度に医薬品情報が遅れては，医療が成り立たない．的確な医薬品情報を獲得するためにも，最新の医薬品に関わる情報をとらえることが必須である．医薬品情報学はそういった医薬品の情報を基礎から学び，薬剤師としての職務を果たせるよう導いてくれる重要な学問の一つである．

E　薬学教育と医薬品情報学

　ここまで，薬剤師の職能，創薬・育薬の場，自己研鑽各々と医薬品情報学との関わりについて述べてきた．薬学教育において医薬品情報学を学ぶことは，将来薬学人として使命を全うする上で必要不可欠のものである．大学においては，他の学問と同様，重要な分野であることを認識し，あらゆる医薬品の情報に関して，医療現場に出た際に対応可能な最低限の知識を学ぶことが必要である．

文献

1) 文部科学省：薬学教育モデル・コアカリキュラム改訂の概要．平成25年12月25日改訂．
2) 文部科学省：薬学教育モデル・コアカリキュラム改訂に関する専門研究委員会（第7回）配布資料　資料1　薬剤師として求められる基本的な資質（案）．平成24年9月．
3) 竹林 滋ほか：新英和中辞典．第7版，研究社，2003．
4) 日本学術会議薬学委員会チーム医療における薬剤師の職能とキャリアパス分科会：薬剤師の職能将来像と社会貢献．平成26年1月20日．
5) 厚生労働省：患者のための薬局ビジョン～「門前」から「かかりつけ」，そして「地域」へ～．平成27年10月23日．

3 現代社会における医薬品情報

A 現代社会は"情報革命"の時代

1. 人間社会に大きな変革をもたらす"情報革命"

　現代社会は"情報革命"の時代といわれる．今まで人間社会を変革させた革命には，狩猟から農耕・牧畜社会に移行した"農業革命"，機械化（工業化）をもたらした"産業革命"があるが，物質資源でない"情報"を社会の中心に置く"情報革命"はそれらに続く大きな社会的な変革である．

　"情報革命"は，1990年代から急速に進化した情報技術（information technology；IT）によりもたらされた．IT技術により情報のデジタル化やハイパーリンク機能を備えたマルチメディアドキュメントシステムであるワールド・ワイド・ウェブ（world wide web；www）が台頭し，ソーシャル・ネットワーキング・サービス（social networking service；SNS）をはじめとする通信機能の充実化も進んだ．さらに高機能パーソナルコンピュータが，個人購入の可能な価格に抑えられたことにより，個人レベルで（閲覧制限のない情報であれば）職場や家庭を離れることなく，インターネット回線を介して，国境を越え，大量情報を瞬時に入手できるような時代となった．携帯電話・スマートフォンの一般市民生活への普及も相まって，まさに現代は，人類の歴史上かつてない規模の情報交換を可能とする，情報が生活の中心として動く社会（情報社会）が到来したといっても過言ではない状況である．このような情報社会においては，情報が容易に入手できる一方で，氾濫する玉石混淆の大量情報の中から信頼性のある情報を選別する批判的能力が求められることになる．

2. "情報革命"とAI

　最近，人工知能（artificial intelligence；AI）の活用が"情報革命"に拍車をかけている．AIの変遷は今まで3つのブームがあり，第一世代（1950年代）のブームは，迷路，パズル，AIと人とのチェス対抗試合などのゲームや数学の定理証明から始まった．次いで第二世代（1980年代）のブームでは，プログラミングやアルゴリズムの開発が進み，診断技術やニューラルネットワークへの応用が行われた．第三世代（2000年代～現代）のブームでは，統計的機械学習や深層学習へと発展が続いており（図1-3-1），医療や医薬品開発における利活用も始まっている．

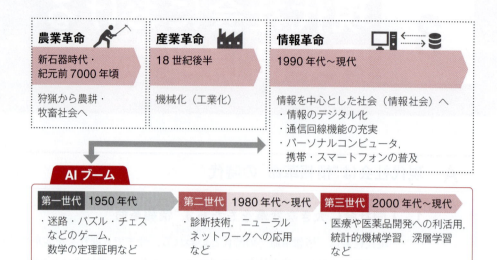

図 1-3-1 情報革命と AI

1) ニューラルネットワーク（neural network；NN）

脳のシナプス機能にみられる特性に類似した数理的モデル．入力層，中間層，出力層の3層程度からなるパターン認識で構成される．

2) 統計的機械学習（statistical machine learning）

人間がもつ学習にあたる仕組みを，コンピュータなどの機械により，プログラミングやアルゴリズムを開発して実現する技術・手法．

3) 深層学習（deep learning）

ニューラルネットワークの一種．パターン認識で用いられてきた従来のニューラルネットワークにおける中間層を重層化することにより学習を繰り返す技術・手法．画像や音声認識における高い精度から，医療では画像診断への応用が進んでいる．

B 情報社会における医薬品情報

1. 医薬品情報で扱う情報

医薬品情報（drug information；DI）で扱う情報は，基礎的な物性，非臨床のデータ，治験，製造販売後臨床試験や安全性報告から発せられる国内外の臨床データ・研究論文など，膨大な情報が含まれる．情報の発信源からは，規制当局〔厚生労働省，医薬品医療機器総合機構（Pharmaceuticals and Medical Devices Agency；PMDA）〕，製薬企業，各学会などさまざまである．現代の情報社会では，誰もがインターネットを介して，医薬品添付文書やインタビューフォーム，各学会診療ガイドラインな

3 現代社会における医薬品情報

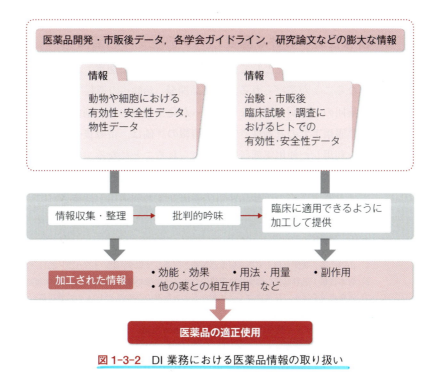

図 1-3-2 DI業務における医薬品情報の取り扱い

どを検索・閲覧することにより，これらの情報をかなりの内容まで踏み込んで調べることができる時代となっている．

　DI業務担当者は，これらの情報を適正に収集して整理し，さらに科学的に批判的吟味を加え正しく評価した上で，日常臨床の中で利用できる形に加工し，的確かつ迅速に医療従事者に提供し医薬品適正使用に資することが求められる（図1-3-2）．このような能力の修得を達成するためには，情報の収集や批判的吟味の過程などにおいて，根拠に基づく医療（evidence-based medicine；EBM）に関する知識と技能をもつことが必要不可欠となる[1]．

2. 情報社会における医薬品適正使用のために

　情報社会では情報伝達（情報共有）のスピードが飛躍的に向上する．そのため，医薬品の適正使用や患者の安全を守るリスク管理を，より早期に開始できることが期待される．すでに製薬企業では，医薬品リスク管理計画（Risk Management Plan；RMP）に基づき，最新の安全性情報を医療機関へタイムリーに提供するための情報通信技術（information and communication technology；ICT）を活用した取り組みが始まっている[2]．PMDAにおいても，ホームページやPMDAメディナビにより市販後の迅速な情報提供を行うとともに，RMPに基づき，審査時点のリスク情報の医療機関への迅速な共有が図られている[3]．

3. 情報社会における医療ビッグデータの利活用

　情報社会の利点としては，迅速な情報共有に加え，ビッグデータの利活用が可能となることが挙げられる．医薬品開発（治験）の過程では限られた人数の限定された集団のため明らかにならなかった発生頻度の低い副作用や，特殊病態あるいは併用薬服用下での有効性や安全性情報の評価は，市販後の大規模医療情報データベースを利用した使用実態研究に委ねられることになる．現在，医薬品使用実態研究のデータソースとなるさまざまな種類の大規模医療情報データベースの基盤整備が進んでおり，今後の医薬品使用実態研究での利活用が期待されている[4]．

文献

1) 山田　浩：職種を超えて担う医薬品情報．医薬品情報学，12：123-125，2011．
2) 竹本信也：患者思考の情報提供実現のために〜企業の取り組みから〜．薬学雑誌，138：315-323，2018．
3) 近藤恵美子ほか：リスクコミュニケーション推進のためのPMDAの情報提供への取り組みと課題．薬学雑誌，138：307-314，2018．
4) 漆原尚巳：医薬品使用実態研究 Drug Utilization Study：民間のデータベースを用いた医薬品の使用動向に関する研究．医薬ジャーナル，52：1889-1894，2016．

第2章

薬剤師が活用する医薬品の基本情報

1 医薬品情報学に関連する法律・制度

A 医薬品の販売・製造・流通と法律・制度

1. 医薬品

1) 医薬品とは

　医薬品は，通常の食物と比べて，生命身体に直接影響を与える可能性が高いため，品質，有効性，安全性の確保や薬害の防止等のために，医薬品医療機器等法（薬機法）*などの法令によってさまざまな規制がされている．

> **薬機法**
> （目的）
> 第1条　この法律は，医薬品，医薬部外品，化粧品，医療機器及び再生医療等製品（以下「医薬品等」という．）の品質，有効性及び安全性の確保並びにこれらの使用による保健衛生上の危害の発生及び拡大の防止のために必要な規制を行うとともに，指定薬物の規制に関する措置を講ずるほか，医療上特にその必要性が高い医薬品，医療機器及び再生医療等製品の研究開発の促進のために必要な措置を講ずることにより，保健衛生の向上を図ることを目的とする．

　このように規制がされる「医薬品」については，以下のとおり定義される．

> **薬機法**
> （定義）
> 第2条　この法律で「医薬品」とは，次に掲げる物をいう．
> (1) 日本薬局方に収められている物
> (2) 人又は動物の疾病の診断，治療又は予防に使用されることが目的とされている物であつて，機械器具等でないもの（医薬部外品及び再生医療等製品を除く．）
> (3) 人又は動物の身体の構造又は機能に影響を及ぼすことが目的とされている物であつて，機械器具等でないもの（医薬部外品，化粧品及び再生医療等製品を除く．）

*：「医薬品，医療機器等の品質，有効性及び安全性の確保等に関する法律」の略称．

「日本薬局方」とは，医薬品の性状および品質の適正を図るための基準であり，ここに収載されている物は当然に医薬品となる．人または動物の疾病の診断，治療または予防に使用されることが目的とされている物等については，医薬品としての目的を有しているか，または通常人が医薬品としての目的を有するものであると認識するかどうかにより判断され，成分だけでなく，使用目的，効能・効果，用法・用量などから総合的に判断される．したがって，薬理作用を全く有さない物であっても疾病の治療や予防の効果を標榜して販売を行えば，未承認の医薬品と判断される可能性がある．

2）医薬品の分類（図 2-1-1）

薬機法で定められている医薬品は，大きくは，医療用医薬品といわゆる OTC 医薬品（市販薬）に分類される．医療用医薬品とは，医師などの処方に基づいて使用されることを目的として供給される医薬品であり，OTC 医薬品は，薬局や，薬店・ドラッグストアなどの店舗販売業者で市販される医薬品である．その他，薬局製造販売医薬品もある．

このうち，医療用医薬品は，処方箋の交付を受けたもの以外の者には原則販売できない処方箋医薬品と，それ以外の医療用医薬品に分類される．OTC 医薬品は，リスクの高い順に要指導医薬品，第一類医薬品，第二類医薬品，第三類医薬品に分類される．なお，一般的には，OTC 医薬品は，スイッチ OTC（医療用医薬品から OTC 医薬品に転用された医薬品）とダイレクト OTC（医療用医薬品としても承認されたことがない新薬が，いきなり OTC 医薬品として承認される医薬品）に分類されることがある．

また，薬局医薬品という分類もあり，要指導医薬品および一般用医薬品以外の医薬品とされており，医療用医薬品および薬局製造販売医薬品が該当する．薬局医薬品は，薬局でしか販売できない医薬品であり，医薬品の店舗販売業では販売をすることができない．

その他，劇薬，毒薬，麻薬などの分類もある．

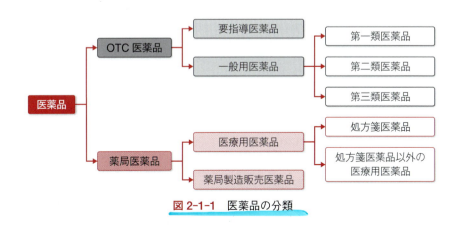

図 2-1-1　医薬品の分類

3）医療用医薬品

医療用医薬品は，処方箋医薬品とそれ以外の医療用医薬品に分類される．このうち，厚生労働大臣から指定される処方箋医薬品は，原則，処方箋の交付を受けたもの以外の者には販売できない．処方箋に基づかず販売できる正当な理由については「薬局医薬品の取扱いについて」（薬食発0318第4号）に示されている（**表2-1-1**）[1]．

処方箋医薬品に該当しない作用が緩和なものは，医療用医薬品であっても処方箋医薬品とはされていない．もっとも，厚生労働省からの通知[1]では，「処方箋医薬品以外の医療用医薬品（薬局製造販売医薬品以外の薬局医薬品をいう．以下同じ．）についても，処方箋医薬品と同様に，医療用医薬品として医師，薬剤師等によって使用されることを目的として供給されるものである」とされている．

表2-1-1　処方箋医薬品を処方箋なしで販売できる場合

①大規模災害時等において，医師等の受診が困難な場合，又は医師等からの処方箋の交付が困難な場合に，患者（現に患者の看護に当たっている者を含む．）に対し，必要な処方箋医薬品を販売する場合
②地方自治体の実施する医薬品の備蓄のために，地方自治体に対し，備蓄に係る処方箋医薬品を販売する場合
③市町村が実施する予防接種のために，市町村に対し，予防接種に係る処方箋医薬品を販売する場合
④助産師が行う臨時応急の手当等のために，助産所の開設者に対し，臨時応急の手当等に必要な処方箋医薬品を販売する場合
⑤救急救命士が行う救急救命処置のために，救命救急士が配置されている消防署等の設置者に対し，救急救命処置に必要な処方箋医薬品を販売する場合
⑥船員法施行規則第53条第1項の規定に基づき，船舶に医薬品を備え付けるために，船長の発給する証明書をもって，同項に規定する処方箋医薬品を船舶所有者に販売する場合
⑦医学，歯学，薬学，看護学等の教育・研究のために，教育・研究機関に対し，当該機関の行う教育・研究に必要な処方箋医薬品を販売する場合
⑧在外公館の職員等の治療のために，在外公館の医師等の診断に基づき，当該職員等（現に職員等の看護に当たっている者を含む．）に対し，必要な処方箋医薬品を販売する場合
⑨臓器の移植に関する法律（平成9年法律第104号）第12条第1項に規定する業として行う臓器のあっせんのために，同項の許可を受けた者に対し，業として行う臓器のあっせんに必要な処方箋医薬品を販売する場合
⑩新法その他の法令に基づく試験検査のために，試験検査機関に対し，当該試験検査に必要な処方箋医薬品を販売する場合
⑪医薬品，医薬部外品，化粧品又は医療機器の原材料とするために，これらの製造業者に対し，必要な処方箋医薬品を販売する場合
⑫動物に使用するために，獣医療を受ける動物の飼育者に対し，獣医師が交付した指示書に基づき処方箋医薬品（専ら動物のために使用されることが目的とされているものを除く．）を販売する場合
⑬その他①から⑫に準じる場合
なお，①の場合にあっては，可能な限り医師等による薬局等への販売指示に基づき，④，⑤及び⑧の場合にあっては，医師等による書面での薬局等への販売指示をあらかじめ受けておくなどする必要がある．このうち，④及び⑤については，販売ごとの指示は必要ではなく，包括的な指示で差し支えない．
また，⑥に規定する船長の発給する証明書については，昭和41年5月13日付け薬発296号「船員法施行規則の一部改正及びこれに伴う船舶備付け要指示医薬品の取扱いについて」の別紙様式に準じて取り扱われたい．

（文献1より転載）

4）後発医薬品

　医薬品は，先発医薬品と後発医薬品にも分類されることがある．後発医薬品はジェネリック医薬品などともいわれる．先発医薬品は，いわゆる新薬であり，有効成分に関して特許を取得しているため，特許期間は独占的な販売が行われる．後発医薬品は特許期間が経過してから承認がされる．また，先発医薬品には，再審査期間が設けられており，再審査期間内は後発医薬品の申請はできない．先発医薬品は開発に長い期間と費用がかかるが，後発医薬品では先発医薬品と比べて，提出資料が少ない．もっとも，申請においては，先発医薬品と治療学的な同等性が保証されている．

5）要指導医薬品および一般用医薬品（OTC医薬品）

　要指導医薬品には，原則としてスイッチ直後品目が指定されている（スイッチ直後品目については，原則3年で一般用医薬品へ移行させるとされている）．要指導医薬品は，薬剤師でなければ販売ができず，また販売時には，薬剤師の対面による情報提供および指導が求められる．したがって，インターネットなどでの販売（特定販売）を行うことはできない．また，第一類医薬品に義務づけられる販売時の情報提供に加えて，「必要な薬学的知見に基づく指導」が義務付けられているため，使用者に関する情報（年齢，性別，症状，服用履歴など）を踏まえて，使用者の個別の状態などに合わせて指導を行うことが求められる．その他の主な規制は**表2-1-2**のとおりである．

　一般用医薬品は，リスクの高い順から第一類医薬品，第二類医薬品，第三類医薬品に分類され，リスクに応じた規制がされている．なお，一般用医薬品はすべてインターネットなどでの販売（特定販売）が可能である．OTC医薬品の違いについて，**表2-1-3**にまとめる．

表2-1-2　要指導医薬品の主な規制

- 消費者からの情報の確認（薬機法第36条の6第2項，薬機法施行規則第158条の12第4項）
- 使用しようとする者以外の者への原則販売禁止（薬機法第36条の5第2項）
  （ただし，正当な理由が認められる場合（大規模災害時や研究のため等）は販売が可能）
- 適正な使用のために必要と認められる数量の販売（薬機法施行規則第158条の11第3項）
  ※原則として一人包装単位（一箱，一瓶等）
- 適正な使用を確保することができないと認められるときの販売禁止（薬機法第36条の6第3項）
- 必要に応じた代替品の推奨・受診勧奨等（薬機法施行規則第158条の12第1項第5号，第6号）
- 販売・授与したときの法定の事項を書面に記載し，2年間保存（薬機法施行規則第14条第3項，第4項）

表 2-1-3　OTC 医薬品の違い

	要指導医薬品	一般用医薬品		
		第一類医薬品	第二類医薬品	第三類医薬品
販売形態	店舗販売 特定販売不可 （対面販売のみ）	店舗販売 特定販売可	店舗販売 特定販売可	店舗販売 特定販売可
販売者	薬剤師	薬剤師	薬剤師または登録販売者	薬剤師または登録販売者
年齢・ほかの薬剤の使用状況等の確認義務	義務	義務	努力義務	規定なし
情報提供および指導義務	情報提供および指導義務	情報提供義務	情報提供の努力義務	規定なし
相談応需	義務	義務	義務	義務

2. 医薬品の開発・製造

1）医薬品の承認

　医薬品を製造販売しようとする者は，品目ごとに厚生労働大臣の承認を得なければならない．医薬品の製造販売とは，製造または輸入した医薬品を販売することである．医薬品の承認とは，製造販売しようとする者が，医薬品ごとに，当該医薬品が効能・効果を有するのか，有害な副作用がないのかなどを確認して承認が与えられることである．この承認を得るためには，臨床試験の試験成績に関する資料その他の資料を添付して申請しなければならない．この資料を作成するための試験は，「医薬品の安全性に関する非臨床試験の実施の基準に関する省令」（good laboratory practice；GLP 省令），「医薬品の臨床試験の実施の基準に関する省令」（good clinical practice；GCP 省令）の基準を遵守しておかなければならない．GCP は，「被験者の人権の保護，安全の保持及び福祉の向上を図り，治験（医薬品の製造販売承認申請の際に提出すべき資料のうち臨床試験の試験成績に関する資料の収集を目的とする試験．以下同じ．）の科学的な質及び成績の信頼性を確保することを目的として，治験及び製造販売後臨床試験に関する計画，実施，モニタリング，監査，記録，解析及び報告等に関する遵守事項を定める．」[2]ものであり，治験がヘルシンキ宣言に基づく倫理的原則に遵守する旨などが要請されている．

2）製造販売業の許可

　医薬品を製造販売するためには，上記の承認だけでなく製造販売業の許可も必要であり，この許可を得るためには，品質管理については，「医薬品，医薬部外品，化粧品及び再生医療等製品の品質管理の基準に関する省令」（good quality practice；GQP 省令），製造販売後安全管理については「医薬品，医薬部外品，化粧品，医療機器及び再生医療等製品の製造販売後安全管理の基準に関する省令」（good vigilance practice；GVP 省令）に適合していなければならない．医薬品の販売後は，承認前に

は判明していなかった副作用などが発見されることがあるため，GVP省令において，医薬品の品質，有効性，安全性に関する事項，適正な使用のために必要な情報の収集など，安全確保のための規定がされている．

なお，製造販売業の許可は処方箋医薬品を製造販売する場合では「第一種医薬品製造販売業許可」，処方箋医薬品以外の医薬品では「第二種医薬品製造販売業許可」と分類されている．

3）製造業の許可

製造販売業者は，製造または輸入した医薬品を販売するものであり，医薬品の製造はできない．医薬品を製造する場合には，医薬品の製造業の許可を受けなければならない．製造販売業者が製造する場合には，その製造販売業者が製造業の許可を受ける必要があり，第三者が委託を受けて製造する場合は，委託先が製造業の許可を受ける必要がある．製造業の許可は製造所ごとに受ける必要があり，医薬品の製造所は，「医薬品及び医薬部外品の製造管理及び品質管理の基準に関する省令」（Good Manufacturing Practice；GMP省令）に適合することが義務付けられる．

4）再審査制度

新医薬品*については，承認時に評価検討される資料によって有効性および安全性などをすべて確認するには限度がある．そのため，新医薬品は，承認を受けてから4年から10年間，実際に使用されたデータを集めるなど，製造販売業者に対し製造販売後調査等を義務付けている．この再審査期間中は，市販後の調査により得られた結果の報告を行わなければならず（安全性定期報告），この期間の経過後に当該医薬品の品質，有効性および安全性を確認するために再審査が行われる．

再審査の調査には，「医薬品の製造販売後の調査及び試験の実施の基準に関する省令」（good post-marketing study practice；GPSP省令）が適用される．

5）再評価

承認された医薬品においても，年月の経過とともに，より効果や安全性の高い薬が発売され，現在においては存在価値がなくなることがある．また，現在の評価基準では有用性が認められなくなることもある．そのような場合を想定して，すでに承認されている医薬品について，厚生労働大臣が再評価を受けるべき旨の公示をされた医薬品は，再評価を受けなければならない．

再評価の調査にはGPSP省令が適用される．

6）副作用・感染症報告制度

医薬品等の製造販売業者は，承認を受けた医薬品について，医薬品の安全対策を進めるために，副作用や感染症の発生等で厚生労働省令において報告が必要とされる範囲の事実を知ったときは，その旨を厚生労働大臣に報告しなければならない

＊：既に承認を与えられている医薬品と有効成分，分量，用法・用量，効能・効果等が明らかに異なる医薬品として厚生労働大臣がその承認の際指示したもの（薬機法第14条の4第1項第1号）．

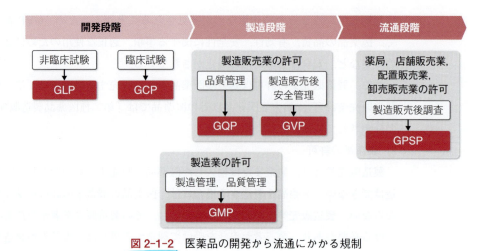

図 2-1-2　医薬品の開発から流通にかかる規制

（実際の窓口は，委託がされているため PMDA となる）．この期間は，内容に応じて 15 日以内，30 日以内と定められており，報告方法などについてはさまざまな通知で示されている．

また，病院や薬局開設者や医師，薬剤師等の医薬関係者にも，医薬品の副作用などが疑われる健康被害を知った場合，保健衛生上の危害の発生または拡大を防止するため必要があると認めるときは，その報告が義務付けられている．

この制度は，医薬品等の市販後の安全対策を確保することが目的であり，報告された情報は，医薬品等の安全対策や医薬関係者への情報提供に使われることになる．

なお，PMDA では，現在，患者からも医薬品の副作用情報を収集している．

医薬品の開発から流通の流れを**図 2-1-2** にまとめた．

3. 薬局・医薬品販売業

薬局とは，「薬剤師が販売又は授与の目的で調剤の業務を行う場所（その開設者が医薬品の販売業を併せ行う場合には，その販売業に必要な場所を含む．）」（薬機法第 2 条第 12 項）と規定され，調剤を行う場所が薬局であり，医薬品の店舗販売業を行うのであればその販売も可能である．一方，店舗販売業とは，「要指導医薬品又は一般用医薬品を，店舗において販売し，又は授与する業務」を行うものであり（薬機法第 25 条第 1 号），調剤は行えず，医療用医薬品等の薬局医薬品は取り扱うことはできない．薬局・店舗販売業のいずれも，都道府県知事の許可が必要である．

配置販売業とは，いわゆる「置き薬」のことである．一般用医薬品のうち経年変化が起こりにくいなど，厚生労働大臣が定める基準に適合するものを家庭等に配置することにより販売する形態の販売方法であり，配置販売業を行うためには都道府県ごとに，都道府県知事の許可が必要である．

卸売販売業とは，「医薬品を，薬局開設者，医薬品の製造販売業者，製造業者若し

表 2-1-4 薬局・医薬品販売業

薬局		薬剤師が販売又は授与の目的で調剤の業務を行う場所（その開設者が医薬品の販売業を併せ行う場合には，その販売業に必要な場所を含む．）．ただし，病院若しくは診療所又は飼育動物診療施設の調剤所を除く．
医薬品販売業	店舗販売業	要指導医薬品又は一般用医薬品を，店舗において販売し，又は授与する業務を行うもの
	配置販売業	一般用医薬品を，配置により販売し，又は授与する業務を行うもの
	卸売販売業	医薬品を，薬局開設者，医薬品の製造販売業者，製造業者若しくは販売業者又は病院，診療所若しくは飼育動物診療施設の開設者その他厚生労働省令で定める者に対し，販売し，又は授与する業務を行うもの

くは販売業者又は病院，診療所若しくは飼育動物診療施設の開設者その他厚生労働省令で定める者（薬局開設者等）に販売し，又は授与するものである（薬機法第25条第3号）．都道府県知事の許可が必要である．

薬局，医薬品販売業について，**表 2-1-4** にまとめた．

2 医薬品の情報源

A 情報源の分類と特徴

　一般的に情報源となる資料（source）は，医薬品に限らず，その内容のオリジナル性や加工の度合いによって，一次資料（primary source），二次資料（secondary source），三次資料（tertiary source）に分類される．医学・薬学などの医療分野においてもこの3つに分類されるが，情報通信技術（information and communication technology；ICT）の発展により，この分類の範疇で説明できない医薬品情報もある．

　行政機関から提供される情報を考えた場合，例えば厚生労働省が系統的にかつ経時的に調査した統計資料は，調査データそのものとしては一次資料であるが，これらをまとめた報告書や白書といった情報源は，二次資料にも三次資料にもなり得ると考える．また，医薬品医療機器総合機構（Pharmaceuticals and Medical Devices Agency；PMDA）をはじめとする多くの官民の機関の提供資料においても同様である．

　一方，PMDAの医薬品副作用データベース（japanese adverse drug event report database；JADER）や厚生労働省のレセプト情報・特定健診等情報データベース（National Database of Health Insurance Claims and Specific Health Checkups of Japan；NDB）などは，まさしく行政が提供している二次資料と考える（**表 2-2-1**）．

　さらに日本病院薬剤師会は，2018（平成30）年5月に「医薬品情報業務の進め方2018」において利用できる情報源を目的別に示しており，その中では二次資料と三次資料が区別なく示されている（**表 2-2-2**，**表 2-2-3**）．このように，日常ではこれらの分類を意識することなく医薬品情報を取り扱っており，それぞれの資料の特性を理解して使い分けていくことが重要である．

B 一次資料

　一次資料は**表 2-2-1**に分類したように，原著論文，学会報告や特許公報などが代表的なものである．原著論文は学会誌や専門誌などに投稿され，著者の研究の背景から始まり，目的・方法・結果・考察・結論という統一したスタイルで記述されている．原著論文はオリジナルな研究内容をまとめているので，研究内容の信憑性に

表 2-2-1 一次資料・二次資料・三次資料の比較

資料分類	内容まとめ	行政資料（医療・医薬品関連）	加工度合い	検索順序	速報性	信頼性
一次資料	原著論文，学会報告，特許公報など	薬事工業生産動態統計 人口動態調査 医療施設調査 患者調査 受療行動調査 薬価基準収載品目リストおよび後発医薬品に関する情報	低い ↑	最後 ↑	高い ↑	低い ↑
二次資料	検索データベース（MEDLINE, TOXLINE, Embase®, 医中誌 Web, JMEDPlus など） Cochrane Library	医薬品副作用データベース（JADER） レセプト情報・特定健診等情報データベース（NDB，NDB オープンデータ） DPC データベース				
三次資料	教科書，ガイドライン，医薬品添付文書，インタビューフォーム，RMP，医療用医薬品製品情報概要，重篤副作用疾患別対応マニュアル，くすりのしおり®，フォーミュラリーなど 総説論文（本文参照）	厚生労働白書（厚生労働省） 情報通信白書（総務省） 高齢社会白書（内閣府）	↓ 高い	↓ 最初	↓ 低い	↓ 高い

不安が残る．このため，論文の採択にあたっては対象研究分野の専門家による査読（ピアレビュー）を行い，一定の水準と信頼性を与えており，医療分野では原著論文が掲載される雑誌とともに重要視される．この際，原著論文の作成にあたっては，個人情報を保護し医学研究の倫理指針に基づいて行われている．なお，学会での発表内容についても事前に査読することが増えてきており，原著論文と同様に考えることができる．

一方，原著論文の結果や知見は，著者の偏った情報となることもあるので，その点を考慮して調査や研究に利用しなければならない．また，学会発表や原著論文には至らないが公表されていない実験や研究のデータも多数あり，"0 次資料"と分類することもある．例えば，医薬品添付文書の最後に記載されている主要文献にあるような社内資料などは，場合によっては必要な情報源となり得る．

さて，ICT（information and communication technology）の発展によって，これまで紙媒体一辺倒であった一次資料への掲載方法にも大きな変化が生じ，1983 年に米国化学会（American Chemical Society；ACS）が，テキストだけはあるが初めて電子ジャーナルを提供した．その後，1990 年代には CD-ROM という媒体で提供された後，インターネットを通じて提供されるようになった．これにより現在では，もは

表 2-2-2 医薬品情報業務に利用できる情報源（web）

日本病院薬剤師会「医薬品情報業務の進め方 2018」の医薬品情報業務に利用できる情報源①を改変し，主に情報源の文献を検索できる二次資料🗐，主に医薬品等や医療にかかる情報を検索できる三次資料🗐，機関・団体・企業等の情報検索（無印）に分類した．

区　分	ウェブサイト名	URL
公的機関・団体	医薬品医療機器総合機構（PMDA）	https://www.pmda.go.jp/
	厚生労働省	http://www.mhlw.go.jp/
	日本病院薬剤師会	https://www.jshp.or.jp/
	日本薬剤師会	http://www.nichiyaku.or.jp/
	Food and Drug Administration（FDA）	https://www.fda.gov
	European Medicines Agency（EMA）	http://www.ema.europa.eu/
疾患・薬物治療	Minds ガイドラインライブラリ🗐	https://minds.jcqhc.or.jp/
	MSD マニュアル(メルクマニュアル)🗐	https://www.msdmanuals.com/ja-jp/
	今日の診療🗐	http://www.todaysdt.com/（有料）
	UpToDate®🗐	https://www.uptodate.com/contents/search（有料）
データベース	医中誌 Web🗐	http://login.jamas.or.jp/enter.html（有料）
	JDream Ⅲ🗐	http://jdream3.com/（有料）
	iyakuSearch🗐	http://database.japic.or.jp/
	CiNii🗐	https://ci.nii.ac.jp/
	PubMed🗐	https://www.ncbi.nlm.nih.gov/pubmed/
	Cochrane Library🗐	http://www.cochranelibrary.com/
妊婦・授乳婦関連	国立成育医療研究センター	https://www.ncchd.go.jp/
	LactMed🗐	https://toxnet.nlm.nih.gov/newtoxnet/lactmed.htm
適用外・保険	国民健康保険中央会	https://www.kokuho.or.jp/
	社会保険診療報酬支払基金	http://www.ssk.or.jp/
医薬品卸情報サイト	Drugs.com🗐	https://www.drugs.com/
	RxList🗐	https://www.rxlist.com/
	SAFE-DI（医薬品情報サイト）	https://www.safe-di.jp/
	e-mediceo.com（情報サイト）	https://www.e-mediceo.com/
	Click-MI2（情報サイト）	https://click-mi2.jp/
	DRUGDEX®🗐	http://www.technomics.co.jp/database/（有料）
中毒	日本中毒情報センター	https://www.j-poison-ic.jp/
	TOXLINE🗐	https://toxnet.nlm.nih.gov/newtoxnet/toxline.htm
健康食品	「健康食品」の安全性・有効性情報🗐	https://hfnet.nibiohn.go.jp/
リンク集	日本医薬情報センター（JAPIC）	http://www.japic.or.jp/
	国立医薬品食品衛生研究所	http://www.nihs.go.jp/index-j.html

（文献 1 を改変）

表 2-2-3　医薬品情報業務に利用できる情報源（書籍）

日本病院薬剤師会「医薬品情報業務の進め方 2018」の医薬品情報業務に利用できる情報源②を改変した。ここには書籍が記載されており，基本的にはすべて三次資料三となる．

	書　名	発行元
薬物治療	サンフォード 感染症治療ガイド	ライフサイエンス出版
	JAID/JSC 感染症治療ガイド	ライフサイエンス出版
	レジデントのための感染症診療マニュアル	医学書院
	新臨床腫瘍学―がん薬物療法専門医のために―	南江堂
	予防接種に関する Q&A 集	日本ワクチン産業協会
薬物動態	ウィンターの臨床薬物動態学の基礎	じほう
	透析患者への投薬ガイドブック	じほう
	腎機能別薬剤投与量 POCKET BOOK	じほう
中毒	急性中毒情報ファイル	廣川書店
	急性中毒ハンドファイル	医学書院
	発生状況からみた 急性中毒初期対応のポイント　家庭用品編	へるす出版
薬理	グッドマン・ギルマン薬理書―薬物治療の基礎と臨床―	廣川書店
医薬品一般	Martindale: The Complete Drug Reference	Pharmaceutical Press
	Physicians' Desk Reference（PDR）	PDR Network
	健康食品・サプリ［成分］のすべて〈第 6 版〉～ナチュラルメディシンデータベース日本語対応版	同文書院
	薬剤識別コード事典	医薬ジャーナル社
調剤・製剤	内服薬　経管投与ハンドブック―簡易懸濁法可能医薬品一覧―	じほう
	錠剤・カプセル剤粉砕ハンドブック	じほう
	注射薬調剤監査マニュアル	エルゼビア・ジャパン
	表解 注射薬の配合変化	じほう
	軟膏・クリーム配合変化ハンドブック	じほう
	病院薬局製剤事例集	薬事日報社
	錠剤・カプセル剤の無包装状態での安定性情報	医薬ジャーナル社
副作用	Meyler's Side Effects of Drugs	ELSEVIER
妊婦・授乳婦関連	薬物治療コンサルテーション 妊娠と授乳	南山堂
	実践　妊娠と薬	じほう
	Medications & Mother'sMilk	Hale Pub
	Drugs in Pregnancy and Lactation	Wolters Kluwer
	Pediatric & Neonatal Dosage Handbook	Lexi Comp
相互作用	薬の相互作用としくみ	日経 BP 社
	Stockley's Drug Interactions	Pharmaceutical Press
公定書	保険薬事典 Plus ＋	じほう
	診療点数早見表［医科］	医学通信社

（文献 1 を改変）

や印刷物はなく，インターネット上にだけ掲載される雑誌（オンラインジャーナル）が現れた．そして，既存の印刷された雑誌も，従来の印刷された雑誌だけでなくインターネット上でも閲覧できるように電子化し，それぞれのサイトで有料や無料で公開することが一気に進展した．

C 二次資料

　二次資料は，一次資料の内容を分野ごとに分類し，一次資料の検索に利用するものである．現在のようにICTが進んでいない時代では，まず，速報誌，索引誌や抄録誌などの冊子体が発行され，これらは分野ごとに原著論文などに漏れがないように情報を収集し，迅速に検索できるようになっていた．具体的には，原著論文・学会発表の内容を雑誌名・学会名，標題，著者名，発行年・発表年などの項目や検索語（キーワード）などを抽出し，これらの項目での検索ができるものである．これらには要約（要旨）も一緒にあったので，原著論文・学会発表の研究概要をいち早く知ることができた．その後パソコンの普及が進み，その伝達媒体であるCD-ROMで二次資料を提供したが，一次資料のオンライン化によって，索引誌や抄録誌などの冊子体はその役割を終えたといえる．二次資料そのものも電子化されたデータベースへと発展していき，その多くがオンライン化されてウェブサイト（インターネット）上で情報検索できるようになった．すなわち，情報の蓄積，検索，提供というICTの得意とする能力により多くの一次資料を網羅して提供し，タイムラグをなくして一次資料の検索ができるようになった．

　日常よく利用する代表的な二次資料のデータベースを医薬品情報業務に利用できる情報源として**表 2-2-2**に示す．

D 三次資料

　三次資料は，あるテーマや観点に立って特定の分野や領域の一次資料を整理した資料であるため，一次資料や二次資料よりも加工された情報源といえる．一般には各種専門書，教科書，専門辞書などが該当する（**表 2-2-3**）が，これらを掲載したインターネットサイトなども三次資料と考えられる．また，医薬品情報関係では，医薬品添付文書，インタビューフォーム（IF）や医療用医薬品製品情報概要などが該当するが，さらには医薬品リスク管理計画（Risk Management Plan；RMP）や新たな概念のフォーミュラリーも三次資料といえる（**表 2-2-1**）．

　三次資料は一次資料の個別の結果や意見とは異なり，社会的に確立された定説や見解が多くその信頼性も高いが，発刊や改訂の頻度は少ない．このため速報性は低

く，最新の情報が記載されていないこともあるので注意を要する．医薬品情報関連の三次資料に関しては，逐次更新される情報が製薬企業やPMDAを通じて提供されることもあり，最新版が常に入手できる状況にある．

さて，学術雑誌などにみられる総説論文であるが，複数の原著論文などを調査研究した結果であり一次資料ともとれる．また，システマティック・レビューのように多くの原著論文を網羅しているので二次資料（代表例：Cochrane Library）でもある．あるいは，複数の一次資料をもとにあるテーマや観点に立って特定の分野や領域について整理しており，総説によって意見の集約や定説化が図れるとすれば，三次資料となり得る．このように総説は，内容によって分類が異なることがあると考えるべきであろう．

では，分類された資料をどのように利用していけばよいかを考えると，内容の加工度合いによって一次資料から三次資料に分類されているので，その特性を生かし，資料を効率的に使い分ける必要がある．情報を検索して調査していく際の原則は，三次資料から始まり二次資料，一次資料の順にさかのぼって調査することである．効率性を考えると，信頼できる三次資料を調べ，そこで必要な情報を二次資料にて検索し，明確な結果や見解をもつ一次資料を入手することになる．例えば，医薬品のある副作用について調べる場合には，通常はこの分野の信頼性の高い三次資料から調査を始める．その結果，副作用についての情報が得られる．さらに細かい発生機序や発生までの期間，実際の発生状況などの情報を得る必要がある場合には，二次資料データベースを用いて一次資料を検索して入手する．このように，加工度合いの異なる資料を使い分け，順を追って調べることにより詳細な情報にたどり着ける（**表2-2-1**）．

現在では，ほとんどすべての資料が電子化されて有料または無料で提供されている．このため，順を追って検索するのではなく，一気にインターネット上での検索も可能となっている．今後は，情報を効率的に検索するために，優良なウェブサイトで，適切な検索や語句の選択などのスキルが必要となっていくものと思われる．

文献

1) 日本病院薬剤師会：「医薬品情報業務の進め方2018」医薬品情報業務に利用できる情報源1（インターネット）2（書籍類），2018．

3 医薬品情報の流れ

　医薬品は，医薬品情報が生かされて初めて安全に適切に効果を発揮する．図2-3-1 に示すように，医薬品情報の多くは新たな医薬品の開発，すなわち創薬に伴って生み出される．それをもとに審査を経て承認され，医薬品として市販に至る．その後も新たな副作用や薬効などの情報が加わり（育薬），医薬品情報は更新されていく．これらの情報が時機を逸することなく必要な場所に流れなければならない．

　図2-3-2に医薬品と医薬品情報の流れを示した．医薬品というモノ（製造物）は，製薬企業から医薬品卸売業者，医療機関（病院，薬局など）を経て，エンドユーザーである患者・生活者へと流通するが，それとともに医薬品情報が各々の間で相互にスムーズに流れる必要がある．

　流れる情報は多すぎても処理しきれない．ある程度の量は必要であるが，それ以上に重要なのは情報の内容と質であり，何を流すか，流れの中から何をどうすくうか，必要な情報を見極めることである（図2-3-3）．また情報の洪水を避けるために，あるいはいったん流れただけで，なくなってしまわないように，情報をためておくことも1つの策である．データベースがこれにあたるが，どこにどのような内

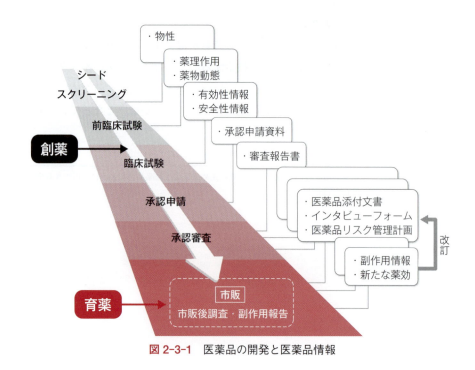

図 2-3-1　医薬品の開発と医薬品情報

3 医薬品情報の流れ

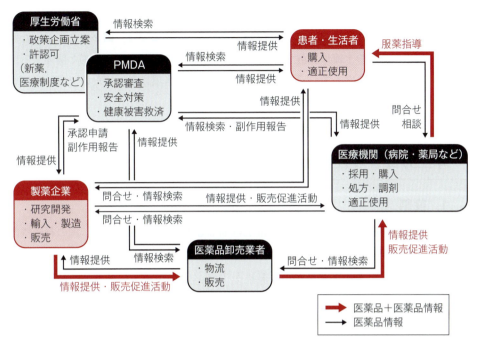

図 2-3-2 医薬品と医薬品情報の流れ

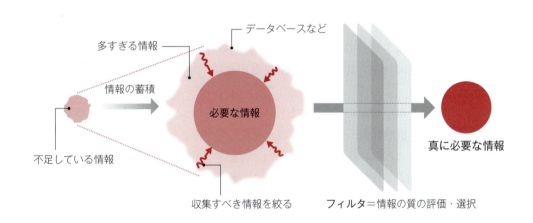

図 2-3-3 流れる情報の量，質の評価と選択

流れる情報の量は，足りなくても多すぎても困る．ある程度の量は必要であるが，それ以上に重要なのは情報の中身，質であり，それを見極めることである．

容のものがためてあるのかを知っておくと必要なときに活用できる．一方，内容の重大さによって必要な流れの速さ，すなわち緊急性も異なる．一刻を争うような重大な情報，例えば生命にかかわる製品回収情報や副作用情報などは流れの速さが要求される．

情報の流れから何をすくい上げ，どのくらいの速さで流すのか，情報の評価と選択については主に第5章（→ p.179）で述べる．ここでは，**図 2-3-2** に示した医薬品情報の流れの上流に位置する機関について，順にそれぞれの役割と関連する医薬品情報の概要を学んでいく．詳しくは，各論の該当項目を示したので参照していただきたい．

A 厚生労働省の役割と医薬品情報

1. 役割

厚生労働省（Ministry of Health, Labour and Welfare；MHLW）は，国の行政機関として，新薬の承認，医薬品の開発・製造・流通，使用など医薬品に関わること全般にわたり，レギュラトリーサイエンス*の考え方に沿って政策を企画立案するとともに，薬機法などの関連法令に基づき許認可等の業務を行う．次項（→ p.42）で説明する医薬品医療機器総合機構（Pharmaceuticals and Medical Devices Agency；PMDA）と連携して医薬品・医薬部外品・化粧品・医療機器・再生医療等製品にかかわる広範な情報を集約し，それをもとにさまざまな事案の重大さを評価・判断して有効性・安全性の確保対策を講じる．重大であると判断される事例では，製薬企業に対して医薬品の回収命令や後述する緊急安全性情報（イエローレター）などの発出の指示を出す．

輸血事業や麻薬および向精神薬，覚醒剤対策などのほか，化学物質（毒物・劇物），食品添加物，特定保健用食品，健康食品，食中毒，水道にかかわる政策も所管する．

また，医療政策の企画立案を行う．医療政策については保険医療，医療安全，在宅医療，医療経営，医療スタッフの養成に関することなどがある．

一方，これらの政策を法令や通知，啓発事業として，製薬企業や医療施設，国民に広く伝える役割がある．**図 2-3-4** に，患者・生活者や医療機関等への通知の情報の主な流れを示した．このように，地方自治体を通して伝えられるほか，確実な伝達のために複数の経路で伝えられる．マスコミや厚生労働省のウェブサイト（https://www.mhlw.go.jp/index.html）からの不特定多数への情報伝達経路もある．通知の媒体は，従来は印刷物が主であったが，現在は電子媒体が主になってきている．メールでの情報配信サービスやSNSによる情報発信も行われているが（**図 2-3-5**），今後も社会の変化に伴い，より適切な情報伝達の手段，方法や経路は随時検討する

---

*：科学技術の成果を人と社会に役立てることを目的に，科学的根拠に基づく的確な予測，評価，判断を行い，科学技術の成果を人と社会との調和の上で最も望ましい姿に調整するための科学（第4期科学技術基本計画　平成23年8月19日閣議決定）．レギュラトリーサイエンスの振興を図っていくことが，国の方針として打ち出されている．

3 医薬品情報の流れ

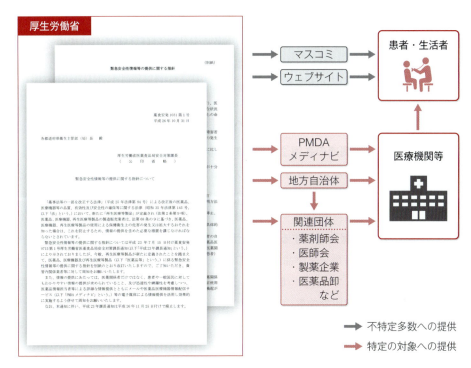

図 2-3-4 厚生労働省からの通知等の伝達－複数経路で情報伝達の網羅性を高める－

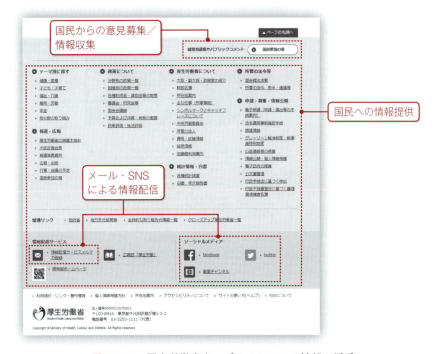

図 2-3-5 厚生労働省ウェブサイトにみる情報の授受

ホーム画面（https://www.mhlw.go.jp/index.html）一番下までスクロールした部分．メールでの情報配信サービス登録画面やSNSによる情報発信も行われている．

（2019年8月30日アクセス）

39

必要がある.

　大規模な自然災害や事件・事故の発生時には，通常の情報の流れが途絶することが考えられる．いろいろな場合を想定し，地方自治体や医師会，薬剤師会，製薬企業や医薬品卸売業などの関連団体を通じた情報伝達網の整備なども求められる．

2. 薬剤師が収集・活用すべき医薬品情報

① **薬事関連の各種法令や通知・事務連絡**：これらは医薬品を取り扱う上で必要不可欠であるが，厚生労働省のウェブサイトには過去から現在までに発出されたものが集積されている．地方自治体や薬剤師会などの関連団体のウェブサイトからも収集できる．

② **医療保険に関する医薬品情報**：公的医療保険が適用される薬価基準収載品目のリスト，後発医薬品に関する情報，公知申請*にかかる情報等について，厚生労働省のウェブサイト（図2-3-6）で検索できる．診療報酬改定に関わる動向や決定事項なども参照できる．

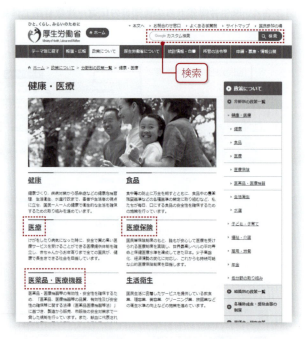

図2-3-6　厚生労働省ウェブサイト—「健康・医療」
〔厚生労働省：健康・医療, mhlw.go.jp/stf/seisakunitsuite/bunya/kenkou_iryou/index.html（2019年8月30日アクセス）〕

---

*：一定の条件を満たした適応外薬について，薬事承認を待たずに保険適用できる仕組み．

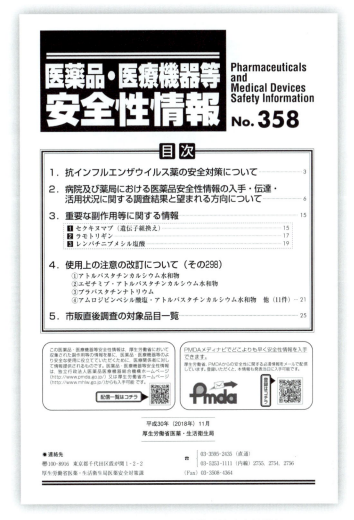

図 2-3-7　医薬品・医療機器等安全性情報

〔厚生労働省：医薬品・医療機器等安全性情報，No.358，平成 30 年 11 月，https://www.mhlw.go.jp/content/11120000/000405248.pdf（2019 年 8 月 30 日アクセス）〕

③ **医薬品・医療機器等安全性情報**：厚生労働省に集約された安全性情報を編集した内容で，年 10 回程度発出される（**図 2-3-7**）．毎号，薬剤師としてぜひ知っておくべきテーマの解説や重要な副作用などに関する情報などが掲載されている．厚生労働省や PMDA のウェブサイトから利用する．

④ **重篤副作用疾患別対応マニュアル**：重篤な副作用の早期発見と早期対応のため，副作用ごとに，初期症状，判別基準，治療法，典型症例などがまとめられている．医療関係者向けと一般市民向けに，それぞれ作成されている．

⑤ **日本薬局方**：日本薬局方は薬機法第 41 条により定められた医薬品の規格基準書である．「日本薬局方ホームページ」には第十四改正日本薬局方から現行の第十八改

第2章 薬剤師が活用する医薬品の基本情報

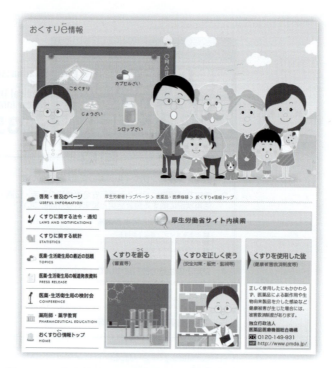

図 2-3-8　厚生労働省ウェブサイト—国民向けの「おくすりe情報」
〔厚生労働省：おくすりe情報，https://www.mhlw.go.jp/bunya/iyakuhin/okusuri/（2019年8月30日アクセス）〕

正日本薬局方まで，英文版も含め掲載されている．

⑥ **おくすりe情報**：一般市民向けの医薬品情報のプラットフォームとして厚生労働省ウェブサイト内に設けられている（図 2-3-8）．後発医薬品使用啓発のための各種資料などもダウンロードできる．

B　医薬品医療機器総合機構（PMDA）の役割と医薬品情報

1. 役割

　PMDAは，医薬品などの健康被害救済，承認審査，安全対策の3つの業務を行う公的機関である．厚生労働省と連携し，レギュラトリーサイエンスに基づいて，①医薬品の副作用や生物由来製品を介した感染などによる健康被害に対して，迅速な救済を図り（健康被害救済），②医薬品や医療機器などの品質，有効性および安全性について，治験前から承認までを一貫して指導・審査し（承認審査），③市販後における安全性に関する情報の収集，分析，提供を行う（安全対策）ことを通じて，より安全でより品質のよい製品をより早く医療現場に届け，国民保健の向上に貢献することを目的としている．医薬品情報は常に生まれ変わっているため，最新の，しか

も信頼性の高い医薬品情報を必要なところにくまなく行きわたらせる体制を構築する必要がある．

種々の医薬品情報のうち，副作用に関する情報の主な流れは**図 2-3-9** に示したとおりである．医薬品の使用によって患者・生活者に副作用（副作用が疑われる症例情報）が生じた場合，医療従事者や製薬企業は自発的に PMDA に報告することが薬機法に定められている．PMDA に集められた情報は，海外の規制当局との情報交換や国内外の学術雑誌に投稿された論文，企業による市販後調査などの情報も加えて解析や編集がなされ，医薬品添付文書の改訂や，場合によっては緊急安全性情報の発出などに生かされる必要がある．

少し視点を変えて考えてみると，日本での新薬承認が海外に比べて遅れる，いわゆるドラッグラグが解消されつつある現状では，海外も含め使用経験がなく安全性情報が乏しい状態で新薬が発売されることになるため，新薬市販後，この副作用情報の流れがスムーズにいくことの重要性は増しているといえよう．また，集められた副作用情報はデータベースとして公開されているが（後述→ p.45 の JADER），これは医薬品等に関するレギュラトリーサイエンス研究の推進に繋がるもので，PMDAの役割の１つでもある．

2. 薬剤師が収集・活用すべき医薬品情報

① **医薬品ごとの情報**：製薬企業が作成する添付文書やインタビューフォームは，調

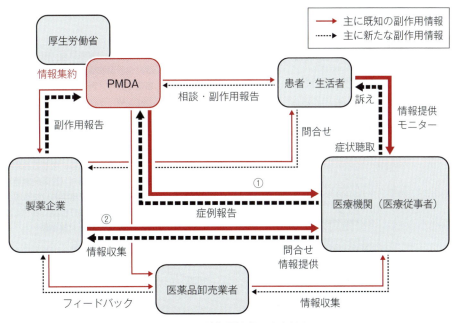

図 2-3-9 副作用情報の主な流れ

① PMDA メディナビ（緊急安全性情報・安全性速報，医薬品・医療機器等安全性情報，使用上の注意の改訂指示通知の発出など），JADER ほか，ウェブサイトでの検索による情報入手
② 緊急安全性情報・安全性速報，使用上の注意の改訂のお知らせ文書 など

剤（処方箋に基づく医薬品の取り揃えや調製を中心とする狭義の調剤），患者への情報提供（服薬指導），医師への疑義照会や処方提案など，薬剤師のあらゆる業務の基本になる医薬品情報であり，個々の患者の薬物治療上の問題解決のためになくてはならないものである．PMDAウェブサイト内の医療用医薬品情報検索ページ（https://www.pmda.go.jp/PmdaSearch/iyakuSearch/）からは，医薬品ごとに最新の医療用および一般用医薬品添付文書，インタビューフォームのほか，緊急安全性情報（イエローレター），安全性速報（ブルーレター），製品回収情報，患者向医薬品ガイド，医薬品リスク管理計画（Risk Management Plan；RMP），承認申請のため製薬企業により作成された申請資料概要，審査経過についてPMDAにより作成された審査報告書，厚生労働省により作成された審議結果報告書などの電子版を検索・ダウンロードできるので，日々の薬剤師業務に最大限活用されたい（図2-3-10）．特に新薬や自施設で採用していない医薬品について情報収集するときには非常に有用である．

② 医薬品医療機器情報配信サービス（PMDAメディナビ）：PMDAのウェブサイトからPMDAメディナビに登録すると，緊急安全性情報や安全性速報，医薬品・医

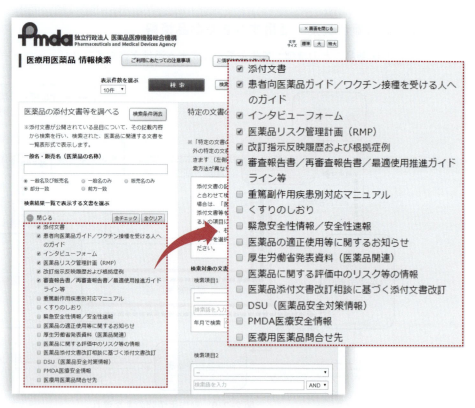

図2-3-10　PMDAウェブサイト—医療用医薬品情報検索画面で入手できる情報
〔PMDA：医療用医薬品情報検索，https://www.pmda.go.jp/PmdaSearch/iyakuSearch/（2019年8月30日アクセス）〕

療機器等安全性情報，適正使用に関するお知らせや医薬品添付文書改訂など，重要な安全性情報が発出された際，登録したメールアドレスにメールが配信される（**図 2-3-11**）．メール本文にリンクが張られているので必要に応じてそれぞれの原文にアクセスできる．登録・利用は無料である．特に緊急を要するような緊急安全性情報，安全性速報，製品の回収情報などが迅速に入手できるので，ぜひ利用すべきである．配信された情報は病院・薬局内で情報共有・情報提供される必要がある．

③ **厚生労働省発表資料**：PMDA ウェブサイトにも，厚生労働省から出された医薬品等に関連する通知や事務連絡，医薬品・医療機器等安全性情報，重篤副作用疾患別対応マニュアルなどの情報が保存されているので，検索によりアクセスできる．

④ **医薬品副作用データベース**：医薬品副作用データベース（japanese adverse drug event report database；JADER）のページで，2004 年以降 PMDA に集められた副作用が疑われる症例報告が公開されている．JADER の情報は，患者の薬物治療にかかわる中で参考情報として利用できる．また，副作用に関する研究を推進する基盤となるものであり，疫学的手法で解析することによって新たな医薬品情報を生み出すための情報源として，十分活用したい．

⑤ **その他**：緊急安全性情報・安全性速報のページ，副作用が疑われる症例報告の方法と報告用紙，医薬品副作用被害救済制度に関するページや PMDA 医療安全情報なども知っておくべきである．

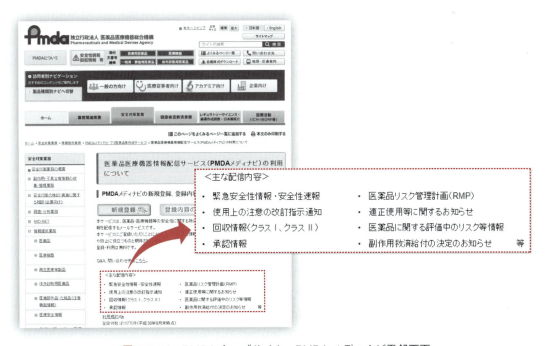

図 2-3-11　PMDA ウェブサイト—PMDA メディナビ登録画面

〔PMDA：医薬品医療機器情報配信サービス（PMDA メディナビ）の利用について，https://www.pmda.go.jp/safety/info-services/medi-navi/0007.html（2019 年 8 月 30 日アクセス）〕

C　製薬企業の役割と医薬品情報

1. 役割

　製薬企業は医薬品の開発・輸入・製造・販売を行う．医薬品情報に関しては，図2-3-1に示すように，自社の医薬品開発に伴って医薬品情報をつくり出すこと，市販後新たに付け加えられる副作用情報等の情報を収集し，医薬品添付文書などの改訂により自社製品の医薬品情報を常に更新し，情報提供する役割を担っている．医療機関のスタッフに対し主として自社製品の情報の授受を担当する職種は，医薬情報担当者（medical representative；MR）と呼ばれる．

　製薬企業が医療関係者向けに提供する主な情報には表2-3-1に示したようなものがある．医薬品の使用にあたっての基本情報である添付文書，インタビューフォーム，RMP），製品情報概要（いわゆる製品パンフレット）のほか，安全性に関する情報や患者向け資料などである．

　安全性に関わる情報については，製薬企業は承認を受けた医薬品により保健衛生上の危害が発生し，または拡大するおそれがあることを知ったときは，これを防止するために廃棄，回収，販売の停止，情報の提供，その他必要な措置を講じなければならず，また，副作用，その他の事由によるものと疑われる疾病などを厚生労働大臣に報告しなければならない（薬機法第68条）．重大さに応じて対応する必要があり，特に緊急を要する場合には緊急安全性情報や安全性速報として情報が流される．厚生労働省から「緊急安全性情報等の提供に関する指針」[1]が出されており，作成基準や提供方法などが示されている．厚生労働省からの命令，指示，製薬企業の自主的決定，その他により，厚生労働省およびPMDAと協議し製薬企業が作成することになっている（図2-3-12）．情報の提供にあたって，医療関係者はもとより患者や一般市民に対しても指定の様式に従ってわかりやすく示すことが求められている．伝えるべき内容が薄れてしまわないように，緊急安全性情報には広告宣伝に関連する内容や緊急性を伴わない他の製品に関連する内容（代替薬の情報は除く）を含んではならない．情報提供の迅速性や網羅性が求められるためMRを介した直接の情報提供だけでなく，ファクシミリや電子メールなどの媒体を活用するとともに，マスコミに対して速やかに報道発表を行う．また，「警告」「禁忌」欄など，その緊急安全性情報で改訂される添付文書の内容を周知する．

　製薬企業からのプロモーション・情報提供は自社製品の販売高を左右することになるが，不適切な使用に繋がる虚偽や誇大な情報提供にならないよう適正に行われる必要がある．業界団体である日本製薬工業協会は，ガイドラインを策定して自主規制してきたが，2018（平成30）年9月に厚生労働省でも「医療用医薬品の販売情報提供活動に関するガイドライン」が策定されたところである．2019（令和1）年10月以降販売情報提供活動に用いる資材などは，社内の監督部門で審査を受けてから

表 2-3-1　製薬企業が医療関係者向けに提供する主な情報

1. 使用にあたっての基本情報
・医薬品添付文書
・医薬品リスク管理計画（risk management plan；RMP）
・医薬品インタビューフォーム
・製品情報概要
・使用上の注意の解説
・再審査・再評価結果のお知らせ文書
・医薬品の回収に関する情報
2. 安全性に関する情報
・緊急安全性情報・安全性速報
・使用上の注意改訂のお知らせ文書
・医薬品安全対策情報（drug safety update；DSU）＊
3. 新薬の承認に関する情報
・試験成績
4. 患者向け資料
・医薬品リスク管理計画に基づく患者教育用資材
・その他の説明資料など

＊：日本製薬団体連合会が，安全対策情報部会に参加する製薬企業の「使用上の注意」改訂情報をとりまとめて発行する．

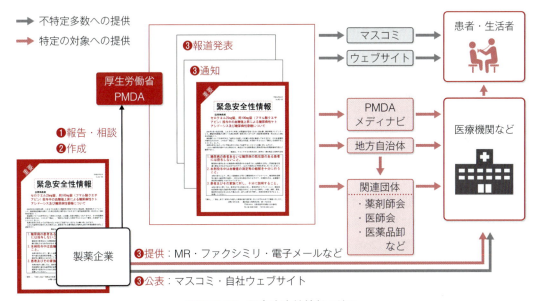

図 2-3-12　緊急安全性情報の流れ

用いなければならない．また，有効性・安全性の正確な理解を促すため，ネガティブな情報も提供することが求められる．

　後発医薬品を扱う製薬企業には，その適切な使用促進のため情報提供の充実が求められており，医薬品添付文書については薬物動態や薬効薬理，臨床成績など，先発医薬品と同等の情報提供を行うこととされている．

2. 薬剤師が収集・活用すべき医薬品情報

① **各製薬企業からの自社製品情報**：添付文書やインタビューフォーム，緊急安全性情報，添付文書の改訂情報など，患者向医薬品ガイドやRMPに基づく患者用説明文書などの資材，製品回収や包装変更などの情報が提供されている．製剤写真はPMDAウェブサイトには掲載されていないので各製薬企業のウェブサイトから利用する．インタビューフォームに掲載されている社内情報などについても提供を受けられるため，より詳細な医薬品情報の検討が必要な場合などに利用する．

吸入剤や自己注射剤など，使用する手技が難しい場合には，製剤の使用についての動画が準備され，その動画を見ながら練習用デバイスで練習できるようになっていることもある．各製薬企業のウェブサイトにアクセスして情報をダウンロードするほか，問い合わせ窓口への電話や電子メールでの問い合わせ，MRを介した依頼などにより利用する．

これら製薬企業から提供される情報を利用するにあたっては，薬機法や厚生労働省通知に則った適正使用のための資材なのか，プロモーション資材なのかを認識した上で利用することが大切である．

② **医薬品安全対策情報**：医薬品安全対策情報（drug safety update；DSU）（**図2-3-13**）は，日本製薬団体連合会が，その安全対策情報部会に参加する製薬企業の医療用医薬品添付文書の改訂情報をまとめて年10回発行するもので，全国の病院・診療所など約240,000施設に直接郵送されている．情報の配布漏れや情報を受け取る医療施設での情報散逸などが避けられる．迅速さには限界があるが，情報の流れの確実さを増すための方策であるといえる．重要度別に記載されているので，特に「最重要」の内容はDSUで定期的に確認するとよい．PMDAや日本製薬団体連合会のウェブサイトで最新号からバックナンバーをまとめて閲覧できる．

③ **患者向医薬品ガイドとくすりのしおり®**：いずれも患者向けリーフレットであり服薬指導に利用できるが，それぞれ作成の背景が異なる．患者向医薬品ガイドは，その作成要領〔2005（平成17）年6月30日付，薬食発第0630001号厚生労働省医薬食品局長通知〕に従って，重篤な副作用の発現の可能性がある場合などに医薬品添付文書ごとに作成される．一方，くすりのしおり®は，一般社団法人くすりの適正使用協議会（RAD-AR®）が提案している書式に従って，協議会会員の製薬企業が作成する．製剤の規格ごとにカラー写真なども含む内容がA4判1枚にまとめられており，適宜修正を加えて患者に提供できるよう電子版がPDFファイル形式とWordファイル形式でダウンロードできる．順次英語版が作成されている．どちらも各製薬企業のウェブサイトやPMDAの医療用医薬品情報検索画面で利用できる．くすりのしおり®は，RAD-AR®のウェブサイトからも検索・ダウンロードできる．

重要度の記号

記号	重要度
	最重要 直ちに改訂添付文書を作成します
	重要 速やかに改訂添付文書を作成します
	その他 改訂添付文書の作成に時間を要することがあります

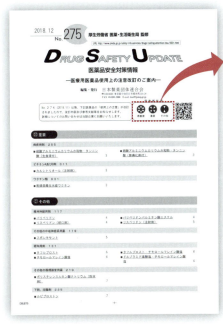

図 2-3-13 医薬品安全対策情報（DSU）

〔日本製薬団体連合会：医薬品安全性対策情報，No.275，2018，https://dsu-system.jp/dsu/web/viewer.html?file=/dsu/275/275.pdf（2019 年 8 月 30 日アクセス）〕

D 医薬品卸売販売業者の役割と医薬品情報

1. 役割

医薬品卸売販売業者（以下，医薬品卸）は，都道府県知事の許可を受け，医薬品を卸売販売する業者である．その主な機能を**図 2-3-14** に示した．主な機能は，多数の製薬企業から医薬品を仕入れ，品質管理に努めつつ病院や薬局などの発注に応じて安定的に販売・供給することであるが，単なる物流だけでなく，生命を左右する医薬品というモノの情報に関する機能も求められている（**図 2-3-15**）．**表 2-3-2** に医薬品卸の主な取扱品を示したように，医療材料や医療機器などの販売を兼ねる業者が多く，それに合わせて幅広い医療関連情報を扱うことが多い．大規模災害やパンデミック時にも医薬品供給について拠点となるため，関連の医薬品情報を収集・提供

物 流	仕入れ，保管，配送，品質管理
販 売	販売促進，販売管理，コンサルティング
金 融	債権，債務管理，経営効率化
情 報	医薬品等に関する情報の収集・提供
危機管理	災害，パンデミック対応

図 2-3-14 医薬品卸の主な機能と医薬品情報

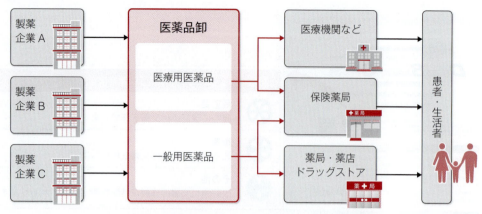

図 2-3-15　医薬品卸を介した医薬品の流通と情報提供

表 2-3-2　医薬品卸の主な取扱品

- 医療用医薬品（麻薬，向精神薬，覚醒剤原料などを含む）
- 一般用医薬品（OTC 薬）
- 診断用医薬品
- 動物用医薬品
- 医薬部外品
- 医療機器
- 医療用食品
- 高圧ガス（医療用圧縮酸素など）
- 毒物・劇物
- 危険物（アルコール類など）
- 試薬，化学薬品

することが望まれている．

　医薬品卸の営業担当者は，医薬品卸販売担当者（marketing specialist：MS）と呼ばれ，医薬品を病院・診療所や薬局に速やかに供給するとともに，薬の効能・効果や医療制度，インフルエンザや花粉症といった季節性疾患の流行状況などの情報提供活動に関しても重要な役割を果たしている．情報提供先は，病院・診療所や薬局のスタッフである．MS は日頃の営業活動で得た医薬品に関する情報や医師・薬剤師からの要望などを，製薬企業にフィードバックする役割も担っている．MS と MR が医療機関に対して共同で勉強会を開催するなど，医薬品の適正のため情報交換を行いながら，お互いの役割を果たすために協力し合うことが多い．日本の医薬品卸は，欧米に比べ多数の取引先に少量多頻度の配送を行っており「毛細血管型」とも呼ばれるきめ細かい流通網をもっている．これを生かして，製薬企業との契約により，市販直後調査や製品の回収，医薬品情報などの文書の配布を MS が行うこともある．

　薬機法により医薬品卸の事業所ごとに管理薬剤師を置くことが定められている．

管理薬剤師は，医薬品情報がかかわる質疑応答への対応や MS の教育・研修などを行っている．また，意図する・しないにかかわらず違法な取り引きにならないよう，毒薬，麻薬，覚醒剤原料など法令に基づく販売管理を行っている．

2. 薬剤師が収集・活用すべき医薬品情報

医薬品卸は数多くの製薬企業の医薬品と医薬品情報を取り扱える立場にあるため，複数の新薬情報や同種同効薬の比較情報，品質管理に関する情報などを一覧表形式で提供することが多いので，活用したい．コンパニオン診断薬や薬剤放出性ステントなど診断・治療にかかわる情報のほか，動物用医薬品，農薬，医薬部外品，健康食品やサプリメントの情報も利用できる．

備蓄医薬品に関する情報は平時にあらかじめ入手しておくことが望まれる．備蓄医薬品には大規模な自然災害や事故の際に使用する救急医療用薬剤，新型インフルエンザなど新興感染症のパンデミック時に使用する薬剤やワクチン，化学物質によるテロリズムや放射性物質による事故・事件などの特殊災害時に用いる解毒薬などがある．在庫場所や在庫量，発注および配送方法，使用方法などの情報を把握する．

文献

1) 厚生労働省：緊急安全性情報等の提供に関する指針について．薬食安発 1031 第 1 号，平成 26 年 10 月 31 日．
2) 医薬品医療機器総合機構：業務のご案内．2017-2018．
3) 日本病院薬剤師会：医薬品情報業務の進め方 2018．平成 30 年 4 月 14 日．
4) 厚生労働省：医療用医薬品の販売情報提供活動に関するガイドラインについて．薬生発 0925 第 1 号，平成 30 年 9 月 25 日．
5) 厚生労働省：大規模災害時の保健医療活動に係る体制の整備について．科発 0705 第 3 号・医政発 0705 第 4 号・健発 0705 第 6 号・薬生発 0705 第 1 号・障発 0705 第 2 号，平成 29 年 7 月 5 日．

4 医療用医薬品添付文書

A 作成の目的

　医薬品の適用を受ける患者の安全を確保し適正使用を図るためには，科学的根拠に基づく多様な情報が必要である．そのため，適正使用に必要な情報を医師，歯科医師，薬剤師などの医薬関係者に提供することを目的に，当該医薬品の製造販売業者によって医療用医薬品添付文書が作成される[1]．製造承認取得までの各種試験（非臨床，臨床を含む）の結果をもとに作成され，必要に応じ，製造販売後調査等で得られた情報を根拠として改訂される．

B 歴史と位置付け

　医療用医薬品の添付文書は，医薬品，医療機器等の品質，有効性及び安全性の確保等に関する法律〔1960（昭和 35）年法律第 145 号．旧 薬事法，現 医薬品，医療機器等の品質，有効性及び安全性の確保等に関する法律（薬機法）〕の第 52 条第 1 項に添付文書等の記載事項が，第 54 条に記載禁止事項が規定されている（**図 2-4-1**，**図 2-4-2**）．また，薬機法の第 52 条第 2 および 3 項では，添付文書の記載内容について，あらかじめ届出および公表することが義務付けられた（**図 2-4-3**，**図 2-4-4**）．届出の対象は，体外診断用医薬品，承認不要医薬品ならびに薬局製造販売医薬品を除く薬局医薬品であり，添付文書の記載事項のうち，**表 2-4-1** に示す項目の内容を，添付文書の作成時や変更時に医薬品医療機器総合機構（Pharmaceuticals and Medical Devices Agency；PMDA）に届け出なければならない[2]．添付文書の記載要領については，厚生労働省から示され，当該医薬品の製造販売業者はそれに従って添付文書を作成している．最新の記載要領は，「医療用医薬品の添付文書等の記載要領について」[3]により，関係各所に周知されている．以下に 2017（平成 29）年の記載要領改定の主な変更点を示す．

1.「原則禁忌」の廃止（図 2-4-5 ①）

　これまで，「禁忌」に加えて「原則禁忌」の項目が設定されていた．「原則禁忌」は，本来は禁忌とすべき事柄について，診療上，特に必要とする場合においてのみ

(添付文書等の記載事項)
第 52 条　医薬品は，これに添付する文書又はその容器若しくは被包（以下この条において「添付文書等」という．）に，当該医薬品に関する最新の論文その他により得られた知見に基づき，次に掲げる事項（次項及び次条において「添付文書等記載事項」という．）が記載されていなければならない．ただし，厚生労働省令で別段の定めをしたときは，この限りでない．
(1) 用法，用量その他使用及び取扱い上の必要な注意
(2) 日本薬局方に収められている医薬品にあつては，日本薬局方において添付文書等に記載するように定められた事項
(3) 第 41 条第 3 項の規定によりその基準が定められた体外診断用医薬品にあつては，その基準において添付文書等に記載するように定められた事項
(4) 第 42 条第 1 項の規定によりその基準が定められた医薬品にあつては，その基準において添付文書等に記載するように定められた事項
(5) 前各号に掲げるもののほか，厚生労働省令で定める事項

図 2-4-1　薬機法第 52 条（抜粋）

(記載禁止事項)
第 54 条　医薬品は，これに添付する文書，その医薬品又はその容器若しくは被包（内袋を含む．）に，次に掲げる事項が記載されていてはならない．
(1) 当該医薬品に関し虚偽又は誤解を招くおそれのある事項
(2) 第 14 条，第 19 条の 2，第 23 条の 2 の 5 又は第 23 条の 2 の 17 の承認を受けていない効能，効果又は性能（第 14 条第 1 項，第 23 条の 2 の 5 第 1 項又は第 23 条の 2 の 23 第 1 項の規定により厚生労働大臣がその基準を定めて指定した医薬品にあつては，その基準において定められた効能又は効果を除く．）
(3) 保健衛生上危険がある用法，用量又は使用期間

図 2-4-2　薬機法第 54 条（抜粋）

(添付文書等記載事項の届出等)
第 52 条の 2　医薬品の製造販売業者は，厚生労働大臣が指定する医薬品の製造販売をするときは，あらかじめ，厚生労働省令で定めるところにより，当該医薬品の添付文書等記載事項のうち使用及び取扱い上の必要な注意その他の厚生労働省令で定めるものを厚生労働大臣に届け出なければならない．これを変更しようとするときも，同様とする．
2　医薬品の製造販売業者は，前項の規定による届出をしたときは，直ちに，当該医薬品の添付文書等記載事項について，電子情報処理組織を使用する方法その他の情報通信の技術を利用する方法であつて厚生労働省令で定めるものにより公表しなければならない．

図 2-4-3　薬機法第 52 条第 2 項（抜粋）

(機構による添付文書等記載事項の届出の受理)
第 52 条の 3　厚生労働大臣は，機構に，前条第 1 項の厚生労働大臣が指定する医薬品（専ら動物のために使用されることが目的とされているものを除く．次項において同じ．）についての同条第 1 項の規定による届出の受理に係る事務を行わせることができる．
2　厚生労働大臣が前項の規定により機構に届出の受理に係る事務を行わせることとしたときは，前条第 1 項の厚生労働大臣が指定する医薬品についての同項の規定による届出をしようとする者は，同項の規定にかかわらず，厚生労働省令で定めるところにより，機構に届け出なければならない．
3　機構は，前項の届出を受理したときは，厚生労働省令で定めるところにより，厚生労働大臣にその旨を通知しなければならない．

図 2-4-4　薬機法第 52 条第 3 項（抜粋）

表 2-4-1　届出が必要な添付文書等記載事項

薬局医薬品	
名称	販売名
使用及び取扱い上の必要な注意	・警告　・禁忌　・使用上の注意　・効能又は効果に関連する使用上の注意 ・用法及び用量に関連する使用上の注意　・慎重投与　　・重要な基本的注意 ・相互作用　　・副作用　・高齢者への投与　・妊婦，産婦，授乳婦等への投与 ・小児等への投与　・臨床検査結果に及ぼす影響　・過量投与 ・適用上の注意　・その他の注意　・取扱い上の注意
ワクチン	
名称	販売名
使用及び取扱い上の必要な注意	・警告　・接種不適当者又は禁忌　　・接種上の注意 ・効能又は効果に関連する使用上の注意 ・用法及び用量に関連する使用上の注意　・接種要注意者又は慎重投与 ・重要な基本的注意　・相互作用　　・副反応（副作用） ・高齢者への接種（投与）　　・妊婦，産婦，授乳婦等への接種（投与） ・小児等への接種（投与）　　・臨床検査結果に及ぼす影響 ・過量接種（投与）・接種時（適用上）の注意　・その他の注意 ・取扱い上の注意
要指導医薬品	
名称	販売名
使用及び取扱い上の必要な注意	・してはいけないこと　・相談すること　・その他の注意 ・保管及び取扱い上の注意

（文献2より改変）

慎重に投与することを認めるものであったが，医師・薬剤師の「原則禁忌」に関する認識の調査において，「原則禁忌は禁忌と同等」「原則禁忌は慎重投与・併用注意と同等」との回答が半々と一定していなかった[1]．このことから「原則禁忌」は廃止され，これまで「原則禁忌」に記載されていた内容に関しては，「禁忌」または新設された「特定の背景を有する患者に関する注意」の「合併症・既往歴等のある患者」などに記載されることとなった．また，記載に際しては「原則」のとらえ方があいまいであるため，「治療上やむを得ないと判断される場合を除き投与しない」との表現に置き換えられる．

2.「慎重投与」の廃止（図 2-4-5 ②）

「慎重投与」の項目は廃止され，「特定の背景を有する患者に関する注意」の項の「合併症・既往歴等のある患者」などの項に集約される．ただし，内容によっては「効能又は効果に関連する注意」「用法及び用量に関連する注意」「相互作用」などに記載されることがある．

3.「高齢者への投与」「妊婦，産婦，授乳婦等への投与」「小児等への投与」の廃止（図 2-4-5 ③）

「高齢者への投与」「妊婦，産婦，授乳婦等への投与」「小児等への投与」の項目は

4 医療用医薬品添付文書

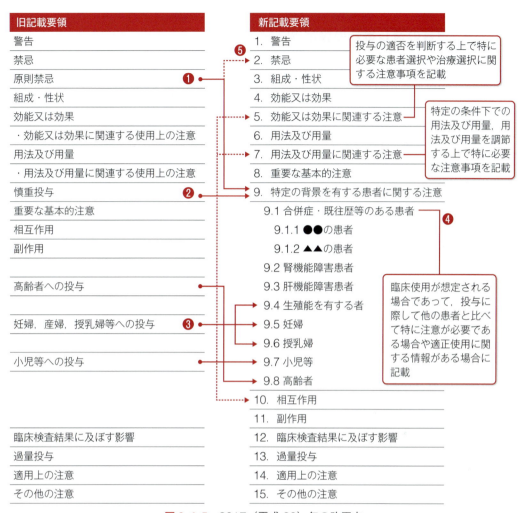

図 2-4-5 2017（平成29）年の改正点

矢印（─►：主／--►：副）は旧記載要領に基づく添付文書から改正記載要領に基づく添付文書への以降先を示しているが，これ以外の項への移行や削除する例もあり得る．

（文献1より改変）

廃止され，「特定の背景を有する患者に関する注意」の項の下位の適切な項（「生殖能を有する者」「妊婦」「授乳婦」「小児等」「高齢者」の項）に記載される．

4.「特定の背景を有する患者に関する注意」の新設（図 2-4-5 ④）

禁忌を除く特定の背景を有する患者への注意は，「背景を有する患者に関する注意」に集約される．「合併症・既往歴等のある患者」「腎機能障害患者」「肝機能障害患者」「生殖能を有する者」「妊婦」「授乳婦」「小児等」「高齢者」の項が設定されている．

5. 項目の通し番号の設定（図 2-4-5 ⑤）

「警告」以降のすべての項目について固定番号が「1.1」などの形で付与される．関連する項目については，相互に参照先として項目番号が記載される．また，改正記載要領で記載が定められている事項に該当がない場合は，その項目は項目番号および項目名を省略し，欠番とされる（以降の項目番号を繰り上げない）．

この新しい添付文書の記載要領は，2019（平成31）年4月1日に施行され，既存の医薬品添付文書に関しては，2024（令和6）年3月31日までの経過措置期間中に改訂作業が進められる．

C　添付文書の記載における一般的留意事項

各項目の記載にあたっては，原則として8ポイント程度の活字が用いられている．紙面数等の都合により活字の大きさを下げる場合であっても，6ポイント以上とされている．ただし，「3.組成・性状」を除く「1.警告」から「15.その他の注意」までは，表内および脚注を除き8ポイント以上が用いられている．

添付文書はA4判の白色紙に，原則として明朝体で記載される（漢字，ひらがなおよびカタカナは全角，英数字は半角で記載）．ただし，項目名など主要な事項の記載に当たっては，他の項目と比較して見やすくするためにゴシック体を用いるなどの工夫がされている．また，別に定めがある項目を除き，文字は赤色を使用しない．

D　添付文書の記載項目

1. 作成または改訂年月（図 2-4-6 ①）

作成または改訂年月を左上隅に記載し，続いて括弧内に版数が記載される．作成年月または改訂年月の記載は，次々回改訂が行われるまで継続表示することとされ，都合2回分の内容が記載される．記載内容の改訂が行われた箇所は「＊」マークで示される．2回以上改訂された場合には，最新の改訂箇所に「＊＊」を，1つ前の改訂箇所に「＊」を記載して，改訂箇所が明示される．改訂が，再審査結果または再評価結果の公表，効能または効果の変更または用法および用量の変更を伴う場合には，改訂年月に続く括弧内に，版数に続けてそれぞれ「再審査結果」または「再評価結果」「効能変更」「用法変更」または「用量変更」と記載される．

新規の薬理作用をもつ医薬品にあっては，承認直後に頻回の改訂が行われることもあり，改訂年月ならびに版数を確認することで，改訂状況を知るのに役立つ．

4 医療用医薬品添付文書

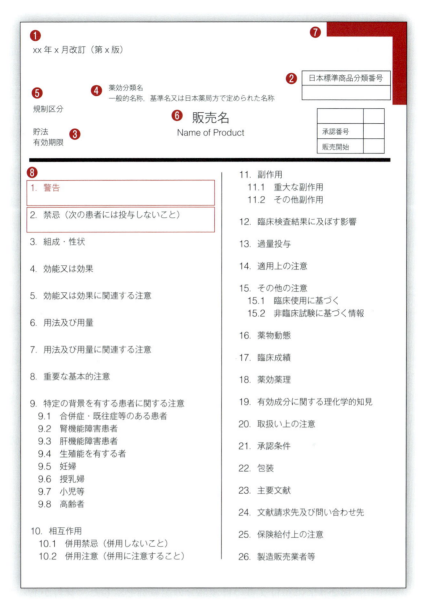

図 2-4-6　医療用医薬品添付文書の様式（イメージ）

（文献 3 より転載）

2. 日本標準商品分類番号等（図 2-4-6 ②）

　「日本標準商品分類番号」と明記し，枠で囲んで添付文書の右上隅に中分類以下詳細分類まで記載されている．また，承認番号を記載する．承認を要しない医薬品にあっては，承認番号に代えて許可番号が記載され，併せて販売開始年月日が記載される．明らかに異なる効能・効果がある場合には，複数併記されることがある．

　なお，日本標準商品分類（standard commodity classification for Japan；JSCC）は，総

57

務省が，統計調査の結果を商品別に表示する場合の統計基準として1950（昭和25）年3月に設定した．その後5回の改定を経て，現行の日本標準商品分類〔1990（平成2）年6月改定〕がある．日本標準商品分類における商品の範囲は，価値ある有体的商品で市場において取り引きされ，かつ移動できるもののすべてとされる．医薬品は，大分類8－生活・文化用品，中分類87－医薬品および関連製品に分類される[4]．

3. 貯法・有効期間（図2-4-6 ③）

「作成または改訂年月」の下に，製造販売承認書に則り製剤が包装された状態での「貯法」および「有効期間」（薬機法第42条第1項の規定に基づく）基準の項目を設けて記載される（改定前は，「貯法，有効期間，使用期限等と小項目を設けて記載すること．」とされていたが，今回の改定により有効期間の記載に統一された）．

4. 薬効分類名（図2-4-6 ④）

誤解を招くおそれのある表現は避け，当該医薬品の薬効または性質を正しく表すことのできる分類名が記載される．

5. 規制区分（図2-4-6 ⑤）

毒薬，劇薬，麻薬，向精神薬（第一種，第二種，第三種向精神薬の別が記載される），覚醒剤，覚醒剤原料，習慣性医薬品（「注意－習慣性あり」と記載），特例承認医薬品（「注意－特例承認医薬品」と記載）および処方箋医薬品（「注意－医師等の処方箋により使用すること」と記載）の区分が記載される．

6. 名称（図2-4-6 ⑥）

一般的名称，基準名または日本薬局方で定められた名称，販売名の順に記載される．また，承認を受けた販売名，販売名の英字表記がある場合は，併記される．

図2-4-7に添付文書の冒頭部分の記載例を示した．警告があるため，右肩に赤帯が記載されている．日本標準商品分類番号は871179（その他の精神神経系用剤）と872391（鎮吐剤）の2種類が記載され，それを表す薬効分類名（抗精神病薬・双極性障害治療薬・制吐剤）の記載がある．また，承認番号や薬価収載，再審査結果，効能追加の時期が示されており，製品としての開発の経過をみることができる．

「生物由来製品の添付文書の記載要領について」[5]において，特定生物由来製品における「感染症伝播のリスクに関する事項」は，「警告の項の前に段抜き枠囲いで」記載するとされている．その具体例を図2-4-8に示した．規制区分，名称等の記載の下，警告の前に枠で囲って，感染症に対する安全対策を講じていること，ならびに感染症伝播のリスクを完全に排除することはできないことなどが記載されている．

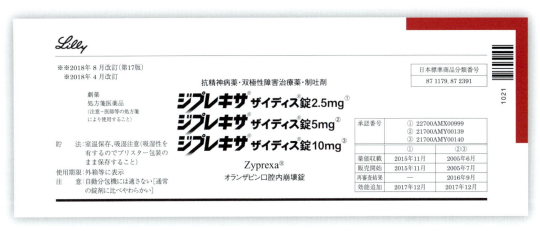

図 2-4-7 添付文書の記載例

（ジプレキサ® ザイディス錠 2.5 mg・5 mg・10 mg 添付文書，2018 年 8 月改訂より一部転載）

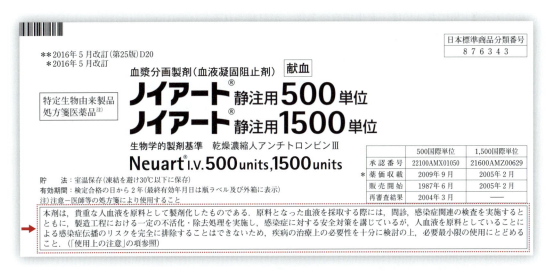

図 2-4-8 特定生物由来製品の「感染症伝播のリスクに関する事項」記載例

（ノイアート® 静注用 500 単位・1500 単位，2016 年 5 月改訂より一部転載）

F 添付文書の本文中の記載項目

1. 警告

　　致死的または極めて重篤かつ非可逆的な副作用が発現する場合，または副作用が発現する結果極めて重大な事故に繋がる可能性があって，特に注意を喚起する必要がある場合に記載される．記載事項は，赤枠内に項目名を含めて文字も赤色，ゴシック体が用いられる（**図 2-4-9**）．また，用紙の右上縁に赤色の帯が付される（**図 2-4-6** ⑦）．

2. 禁忌(次の患者には投与しないこと)

患者の症状，原疾患，合併症，既往歴，家族歴，体質，併用薬剤などからみて投与すべきでない患者について記載される．投与してはならない理由が異なる場合は，項を分け，原則として過敏症以外は［　］内に設定理由が簡潔に示される．また，記載事項は，赤枠内に項目名を含めて記載するが，文字は赤色を使用しない（図 2-4-9）．

3. 組成・性状

3.1　組成

有効成分の名称およびその分量，医薬品添加剤（原則として製造販売承認書の「成分及び分量または本質」欄における有効成分以外の成分），細胞培養技術または組換えDNA 技術を応用して製造されるペプチドまたはタンパク質を有効成分とする医薬品にあっては，産生細胞の名称，が記載される．

3.2　性状

識別上必要な色，形状（散剤，顆粒剤などの別），識別コードなど，放出速度を調節した製剤にあっては，その機能（図 2-4-10），水性注射液にあっては，pH および浸透圧比（図 2-4-11），無菌製剤（注射剤を除く）にあっては，その旨が記載される．

4. 効能又は効果(図 2-4-12)

承認を受けた効能または効果が記載される．承認を要しない医薬品にあっては，医学薬学上認められた範囲の効能または効果であって，届出された効能または効果が記載される．また，再審査・再評価の終了した医薬品にあっては，再審査・再評価判定結果に基づいて記載される．

5. 効能又は効果に関連する注意(図 2-4-12)

承認を受けた効能または効果の範囲における患者選択や治療選択に関する注意事項．なお，原則として，「2. 禁忌」に該当するものは記載されない．

6. 用法及び用量(図 2-4-13, 2-4-14)

承認を受けた用法および用量，承認を要しない医薬品にあっては，医学薬学上認められた範囲の用法および用量であって，届出された用法および用量が記載される．また，再審査・再評価の終了した医薬品にあっては，再審査・再評価判定結果に基づいて記載される．

複数の効能・効果を有し，それぞれに異なる用法・用量が定められている場合には，効能・効果ごとに記載される（図 2-4-13）．その際，表形式にまとめた記載方法がとられることもある（図 2-4-14）．

4 医療用医薬品添付文書

【警告】
1. 著しい血糖値の上昇から、糖尿病性ケトアシドーシス、糖尿病性昏睡等の重大な副作用が発現し、死亡に至る場合があるので、本剤投与中は、血糖値の測定等の観察を十分に行うこと。
2. 投与にあたっては、あらかじめ上記副作用が発現する場合があることを、患者及びその家族に十分に説明し、口渇、多飲、多尿、頻尿等の異常に注意し、このような症状があらわれた場合には、直ちに投与を中断し、医師の診察を受けるよう、指導すること。[「重要な基本的注意」の項参照]

【禁忌(次の患者には投与しないこと)】
1. 昏睡状態の患者[昏睡状態を悪化させるおそれがある。]
2. バルビツール酸誘導体等の中枢神経抑制剤の強い影響下にある患者[中枢神経抑制作用が増強される。]
3. 本剤の成分に対し過敏症の既往歴のある患者
4. アドレナリンを投与中の患者(アドレナリンをアナフィラキシーの救急治療に使用する場合を除く)[「相互作用」の項参照]
5. 糖尿病の患者、糖尿病の既往歴のある患者

図 2-4-9　警告，禁忌の記載例

警告には，設定した理由とその上で適正に使うために必要な行為等について記載される．特に重要な内容であるため，ほかとは明確に区別でき，目立つように記載される．禁忌には，リスク回避のために，投与してはいけない患者について記載される．

(ジプレキサ® ザイディス錠 2.5 mg・5 mg・10 mg 添付文書，2018 年 8 月改訂より一部転載)

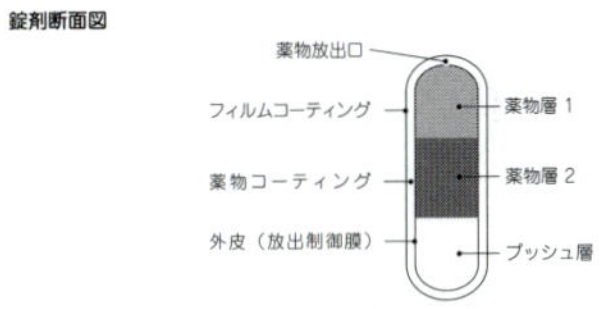

図 2-4-10　放出制御の記載例

特殊な放出制御機構を有している製剤であり，その放出制御機構がわかるように製剤の断面図を掲載して解説している．
(コンサータ® 錠 18 mg・27 mg・36 mg，2019 年 7 月改訂より一部転載)

図 2-4-11　水性注射液の組成・性状の記載例

(アレビアチン® 注 250 mg，2019 年 4 月改訂より一部転載)

図 2-4-12　効能・効果の記載例

承認を受けた効能または効果の範囲における患者選択や治療選択に関する注意事項として，「強い悪心，嘔吐が生じる抗悪性腫瘍剤（シスプラチン等）の投与の場合に限り使用すること」が記載されている．ほかの要因による悪心，嘔吐に対しては用いることができない．
(ジプレキサ® ザイディス錠 2.5 mg・5 mg・10 mg 添付文書，2018 年 8 月改訂より一部転載)

61

7. 用法及び用量に関連する注意（図2-4-15）

　　承認を受けた用法および用量の範囲であって，特定の条件下での用法および用量，ならびに用法および用量を調節する上で特に必要な注意事項がある場合に記載される．

　　図2-4-15に示したダビガトランの場合，腎機能の程度に応じて減量することなどの注意事項が記載されている．

8. 重要な基本的注意

　　重大な副作用または事故を防止する上で，投与に際して必要な検査の実施，投与期間等に関する重要な注意事項が簡潔に記載される．

9. 特定の背景を有する患者に関する注意

　　特定の背景を有する患者に関する注意について，効能または効果などから臨床使用が想定される場合であって，投与に際してほかの患者と比べて特に注意が必要である場合や，適正使用に関する情報がある場合に記載される．また，投与してはならない場合は「2. 禁忌」にも記載される．さらに，特定の背景を有する患者に関する注意事項を記載した上で，使用者がリスクを判断できるよう，臨床試験，非臨床試験，製造販売後調査，疫学的調査などで得られている客観的な情報も記載される．

　　なお，リスクが想定されるが，臨床試験等において除外され，十分なデータがない場合はその旨が記載される．

9.1　合併症・既往歴等のある患者

　　合併症，既往歴，家族歴，遺伝的素因などからみて，ほかの患者と比べて特に注意が必要な患者について記載される．ただし，「9.2　腎機能障害患者」から「9.8　高齢者」の各項目に該当する場合には記載されない．

9.2　腎機能障害患者

　　薬物動態，副作用発現状況から用法および用量の調節が必要である場合や，特に注意が必要な場合にその旨について，腎機能障害の程度を考慮して記載される．また，透析患者および透析除去に関する情報がある場合には，その内容が簡潔に記載される．

9.3　肝機能障害患者

　　薬物動態，副作用発現状況から用法および用量の調節が必要である場合や，特に注意が必要な場合にその旨について，肝機能障害の程度を考慮して記載される．

9.4　生殖能を有する者（図2-4-16）

　　患者およびそのパートナーにおいて避妊が必要な場合に，その旨について避妊が必要な期間とともに記載される．また，投与前または投与中定期的に妊娠検査が必要な場合に，その旨が記載される．このほか，性腺，受精能，受胎能などへの影響

4 医療用医薬品添付文書

【用法・用量】
統合失調症：通常、成人にはオランザピンとして5～10mgを1日1回経口投与により開始する。維持量として1日1回10mg経口投与する。なお、年齢、症状により適宜増減する。ただし、1日量は20mgを超えないこと。
双極性障害における躁症状の改善：通常、成人にはオランザピンとして10mgを1日1回経口投与により開始する。なお、年齢、症状により適宜増減するが、1日量は20mgを超えないこと。
双極性障害におけるうつ症状の改善：通常、成人にはオランザピンとして5mgを1日1回経口投与により開始し、その後1日1回10mgに増量する。なお、いずれも就寝前に投与することとし、年齢、症状に応じ適宜増減するが、1日量は20mgを超えないこと。
抗悪性腫瘍剤（シスプラチン等）投与に伴う消化器症状（悪心、嘔吐）：他の制吐剤との併用において、通常、成人にはオランザピンとして5mgを1日1回経口投与する。なお、患者の状態により適宜増量するが、1日量は10mgを超えないこと。

＜用法・用量に関連する使用上の注意＞
1. 本剤は口腔内で速やかに崩壊することから唾液のみ（水なし）でも服用可能であるが、口腔粘膜からの吸収により効果発現を期待する製剤ではないため、崩壊後は唾液又は水で飲み込むこと。
2. 双極性障害における躁症状及びうつ症状の改善の場合
躁症状及びうつ症状が改善した場合には、本剤の投与継続の要否について検討し、本剤を漫然と投与しないよう注意すること。［双極性障害の維持療法における日本人での本剤の有効性及び安全性は確立していない。］
3. 抗悪性腫瘍剤（シスプラチン等）投与に伴う消化器症状（悪心、嘔吐）に使用する場合1)
(1) 本剤は、原則としてコルチコステロイド、5-HT3受容体拮抗薬、NK1受容体拮抗薬等と併用して使用する。なお、併用するコルチコステロイド、5-HT3受容体拮抗薬、NK1受容体拮抗薬等の用法・用量については、各々の薬剤の添付文書等、最新の情報を参考にすること。
(2) 原則として抗悪性腫瘍剤の投与前に本剤を投与し、がん化学療法の各サイクルにおける本剤の投与期間は6日間までを目安とすること。

図 2-4-13　用法・用量の記載例

（ジプレキサ®ザイディス錠2.5 mg・5 mg・10 mg 添付文書，2018年8月改訂より一部転載）

【効能・効果、用法・用量】

効能・効果	用法・用量
①下記疾患並びに症状の消炎・鎮痛 関節リウマチ、変形性関節症、腰痛症、肩関節周囲炎、頸肩腕症候群、歯痛	効能・効果①・②の場合 通常、成人にロキソプロフェンナトリウム（無水物として）1回60mg、1日3回経口投与する。頓用の場合は、1回60～120mgを経口投与する。 なお、年齢、症状により適宜増減する。また、空腹時の投与は避けさせることが望ましい。
②手術後、外傷後並びに抜歯後の鎮痛・消炎	
③下記疾患の解熱・鎮痛 急性上気道炎（急性気管支炎を伴う急性上気道炎を含む）	効能・効果③の場合 通常、成人にロキソプロフェンナトリウム（無水物として）1回60mgを頓用する。なお、年齢、症状により適宜増減する。ただし、原則として1日2回までとし、1日最大180mgを限度とする。また、空腹時の投与は避けさせることが望ましい。

図 2-4-14　効能・効果により用法・用量が異なる場合の一覧表での記載例

（ロキソニン®錠60 mg・細粒10％，2018年1月改訂より一部転載）

【用法・用量】
通常、成人にはダビガトランエテキシラートとして1回150mg（75mgカプセルを2カプセル）を1日2回経口投与する。なお、必要に応じて、ダビガトランエテキシラートとして1回110mg（110mgカプセルを1カプセル）を1日2回投与へ減量すること。

＜用法・用量に関連する使用上の注意＞
(1) 以下の場合では、ダビガトランの血中濃度が上昇するおそれがあるため、本剤1回110mg1日2回投与を考慮し、慎重に投与すること。
・中等度の腎障害（クレアチニンクリアランス30-50mL/min）のある患者
・P-糖蛋白阻害剤（経口剤）を併用している患者
［「慎重投与」、「重要な基本的注意」、「相互作用」の項参照］
(2) 以下のような出血の危険性が高いと判断される患者では、本剤1回110mg1日2回投与を考慮し、慎重に投与すること。
・70歳以上の患者
・消化管出血の既往を有する患者
［「慎重投与」、「重要な基本的注意」の項参照］

図 2-4-15　用法・用量に関連する使用上の注意の記載例

（プラザキサ®カプセル75 mg・110 mg，2017年9月改訂より一部転載）

①リウマトレックス®カプセル

(10) 妊娠する可能性のある婦人に投与する場合は、投与中及び投与終了後少なくとも1月経周期は妊娠を避けるよう注意を与えること。男性に投与する場合は、投与中及び投与終了後少なくとも3ヵ月間は配偶者が妊娠を避けるよう注意を与えること。［「禁忌」、「妊婦、産婦、授乳婦等への投与」の項参照］

②レベトール®カプセル

(4) 妊娠する可能性のある女性患者及びパートナーが妊娠する可能性のある男性患者は投与中及び投与終了後6ヵ月間は信頼できる避妊法を用いるなどして妊娠を避けること。また、投与直前の妊娠検査結果が陰性であることを確認後に投与を開始すること。なお、妊娠していないことを確認するために、妊娠検査を毎月1回実施すること（【警告】及び【禁忌】の項参照）。
(5) 精液中への本剤の移行が否定できないことから、パートナーが妊娠している男性患者には、その危険性を患者に十分理解させ、投与中及び投与終了後6ヵ月間は本剤が子宮内へ移行しないようにコンドームを使用するよう指導すること（【警告】の項参照）。

図 2-4-16　生殖能を有する者に関する記載例

（リウマトレックス®カプセル2 mg，2019年3月改訂／レベトール®カプセル200 mg，2019年1月改訂より一部転載）

について注意が必要な場合も，その旨が記載される．

9.5 妊婦（図2-4-17）

胎盤通過性および催奇形性のみならず，胎児曝露量，妊娠中の曝露期間，臨床使用経験，代替薬の有無などを考慮し，必要な事項について記載される．注意事項は，「投与しないこと」「投与しないことが望ましい」または「治療上の有益性が危険性を上回ると判断される場合にのみ投与すること」を基本として記載される．

9.6 授乳婦

乳汁移行性のみならず，薬物動態および薬理作用から推察される哺乳中の児への影響，臨床使用経験などを考慮し，必要な事項が記載される．また，母乳分泌への影響に関する事項は，哺乳中の児への影響と分けて記載される．

注意事項は，「授乳を避けさせること」「授乳しないことが望ましい」または「治療上の有益性及び母乳栄養の有益性を考慮し，授乳の継続または中止を検討すること」を基本として記載される．

9.7 小児等

低出生体重児，新生児（出生後4週未満），乳児（生後4週以上，1歳未満），幼児（1歳以上，7歳未満）または小児（7歳以上，15歳未満）（以下「小児等」という）に用いられる可能性のある医薬品であって，小児等に特殊な有害性を有すると考えられる場合や薬物動態から特に注意が必要と考えられる場合に，その旨が年齢区分を考慮して記載される．

9.8 高齢者

薬物動態，副作用発現状況から用法および用量の調節が必要である場合や特に注意が必要な場合に，その内容について簡潔に記載される．高齢者は65歳以上を目安とし，必要に応じて75歳以上の年齢区分に関する情報も記載する．

10. 相互作用（図2-4-18）

他の医薬品を併用することにより，当該医薬品または併用薬の薬理作用の増強または減弱，副作用の増強，新しい副作用の出現または原疾患の増悪などが生じる場合で，臨床上注意を要する組み合わせについて記載される．これには薬だけでなく重要な物理療法，飲食物などとの相互作用についても含まれる．また，血中濃度の変動により相互作用を生じる場合であって，その発現機序となる代謝酵素などに関する情報がある場合は，その情報も記載される．

まず，相互作用を生じる薬剤名または薬効群名，次いで相互作用の内容として，臨床症状・措置方法，機序・危険因子などの順番で簡潔に記載される．また，相互作用の種類（機序など）が異なる場合には項を分けて記載される．

10.1 併用禁忌（併用しないこと）

併用禁忌は「2. 禁忌」にも記載される．また，相互作用を生じる医薬品が互いに禁忌になるよう整合性が図られる．併用禁忌となる薬剤名として，一般的名称およ

①カプトリル®錠

(1) 妊婦又は妊娠している可能性のある婦人には投与しないこと。また、投与中に妊娠が判明した場合には、直ちに投与を中止すること。[妊娠中期及び末期にアンジオテンシン変換酵素阻害剤を投与された高血圧症の患者で羊水過少症、胎児・新生児の死亡、新生児の低血圧、腎不全、高カリウム血症、頭蓋の形成不全及び羊水過少症によると推測された四肢の拘縮、頭蓋顔面の変形等があらわれたとの報告がある。また、海外で実施されたレトロスペクティブな疫学調査で、妊娠初期にアンジオテンシン変換酵素阻害剤を投与された患者群において、胎児奇形の相対リスクは降圧剤が投与されていない患者群に比べ高かったとの報告がある。]
(2) 妊娠中に本剤を投与された重症高血圧症の患者で、羊水過少症、また、その新生児に低血圧・腎不全等があらわれたとの報告がある。

②ロキソニン®錠

(1) 妊婦又は妊娠している可能性のある婦人には治療上の有益性が危険性を上回ると判断される場合にのみ投与すること。[妊娠中の投与に関する安全性は確立していない。]
(2) 妊娠末期の婦人には投与しないこと。[動物実験（ラット）で分娩遅延が報告されている。]
(3) 妊娠末期のラットに投与した実験で、胎児の動脈管収縮が報告されている。

図 2-4-17 妊婦に関する記載例（妊娠の時期により記載が異なる）

（カプトリル®錠 12.5 mg・25 mg・細粒 5%，2014 年 6 月改訂／ロキソニン®錠 60 mg・細粒 10%，2018 年 1 月改訂より一部転載）

(1) 併用禁忌（併用しないこと）

薬剤名等	臨床症状・措置方法	機序・危険因子
アドレナリン（アナフィラキシーの救急治療に使用する場合を除く）（ボスミン）	アドレナリンの作用を逆転させ、重篤な血圧降下を起こすことがある。	アドレナリンはアドレナリン作動性α、β-受容体の刺激剤であり、本剤のα-受容体遮断作用によりβ-受容体刺激作用が優位となり、血圧降下作用が増強される。

(2) 併用注意（併用に注意すること）

薬剤名等	臨床症状・措置方法	機序・危険因子
中枢神経抑制剤 バルビツール酸誘導体等	中枢神経抑制作用があるので、減量するなど注意すること。	本剤及びこれらの薬剤は中枢神経抑制作用を有する。
アルコール	相互に作用を増強することがある。	アルコールは中枢神経抑制作用を有する。
抗コリン作用を有する薬剤 抗コリン性抗パーキンソン剤 フェノチアジン系化合物 三環系抗うつ剤等	腸管麻痺等の重篤な抗コリン性の毒性が強くあらわれることがある。	本剤及びこれらの薬剤は抗コリン作用を有する。
ドパミン作動薬 レボドパ製剤	これらの薬剤のドパミン作動性の作用が減弱することがある。	ドパミン作動性神経において、本剤がこれらの薬剤の作用に拮抗することによる。
フルボキサミン	本剤の血漿中濃度を増加させるので、本剤を減量するなど注意すること。	これらの薬剤は肝薬物代謝酵素（CYP1A2）阻害作用を有するため本剤のクリアランスを低下させる。
シプロフロキサシン塩酸塩	本剤の血漿中濃度を増加させる可能性がある。	
カルバマゼピン	本剤の血漿中濃度を低下させる。	これらの薬剤は肝薬物代謝酵素（CYP1A2）を誘導するため本剤のクリアランスを増加させる。
オメプラゾール リファンピシン	本剤の血漿中濃度を低下させる可能性がある。	
喫煙	本剤の血漿中濃度を低下させる。	喫煙は肝薬物代謝酵素（CYP1A2）を誘導するため本剤のクリアランスを増加させる。

図 2-4-18 相互作用の記載例

（ジプレキサ®ザイディス錠 2.5 mg・5 mg・10 mg 添付文書，2018 年 8 月改訂より一部転載）

び代表的な販売名が記載される．

10.2 併用注意（併用に注意すること）

併用注意となる薬剤名として一般的名称または薬効群名が記載される．薬効群名を記載する場合は，原則として，代表的な一般的名称が併記される．

11. 副作用（図 2-4-19）

医薬品の使用に伴って生じる副作用が記載される．また，副作用の発現頻度が，精密かつ客観的に行われた臨床試験などにより明らかにされた場合には，その結果も記載される．

11.1 重大な副作用

副作用の転帰や重篤性を考慮し，特に注意を要するものについて記載される．副作用の事象名を項目名とし，初期症状（臨床検査値の異常を含む），発現機序，発生までの期間，リスク要因，防止策，特別な処置方法などが判明している場合には，必要に応じて記載される．

海外のみで知られている重大な副作用についても，必要に応じて記載の対象となる．なお，類薬で知られている重大な副作用については，同様の注意が必要と考えられる場合に限り記載される．

11.2 その他の副作用

発現部位別，投与方法別，薬理学的作用機序，発現機序別などに分類され，発現頻度の区分とともに記載される．海外のみで知られているその他の副作用についても，必要に応じて記載される．

12. 臨床検査結果に及ぼす影響（図 2-4-20）

当該医薬品を使用することによって，臨床検査値が見かけ上変動し，かつ明らかに器質障害または機能障害と結びつかない場合に記載される．

13. 過量投与

過量投与時（自殺企図，誤用，小児等の偶発的曝露を含む）に出現する中毒症状につ

(1) **重大な副作用**

1) **高血糖、糖尿病性ケトアシドーシス、糖尿病性昏睡**：高血糖があらわれ、糖尿病性ケトアシドーシス、糖尿病性昏睡から死亡に至るなどの致命的な経過をたどることがあるので、血糖値の測定や、口渇、多飲、多尿、頻尿等の観察を十分に行い、異常が認められた場合には、投与を中止し、インスリン製剤の投与を行うなど、適切な処置を行うこと。
2) **低血糖**：低血糖があらわれることがあるので、脱力感、倦怠感、冷汗、振戦、傾眠、意識障害等の低血糖症状が認められた場合には、投与を中止し適切な処置を行うこと。
3) **悪性症候群（Syndrome malin）**：無動緘黙、強度の筋強剛、脈拍及び血圧の変動、発汗等が発現し、それに引き続き発熱がみられる場合は、投与を中止し、水分補給、体冷却等の全身管理とともに、適切な処置を行うこと。本症発症時には、血清CK（CPK）の上昇や白血球の増加がみられることが多い。また、ミオグロビン尿を伴う腎機能の低下に注意すること。なお、高熱が持続し、意識障害、呼吸困難、循環虚脱、脱水症状、急性腎障害へと移行し、死亡した例が報告されている。
4) **肝機能障害、黄疸**：AST（GOT）、ALT（GPT）、γ-GTP、Al-Pの上昇等を伴う肝機能障害、黄疸があらわれることがあるので、観察を十分に行い、異常が認められた場合には投与を中止するなど適切な処置を行うこと。

(2) **その他の副作用**

副作用が認められた場合には、必要に応じ、減量、投与中止等の適切な処置を行うこと。

副作用分類	1%以上	0.1〜1%未満	0.1%未満	頻度不明
精神神経系	興奮、傾眠、不眠、不安、めまい･ふらつき	頭痛･頭重、抑うつ状態、易刺激性、自殺企図、幻覚、妄想、脱抑制、構音障害、性欲亢進、躁状態、立ちくらみ、感覚鈍麻、下肢静止不能症候群	独語、記憶障害、知覚過敏、違和感、意識喪失、空笑、会話障害、もうろう状態、健忘	焦燥、しびれ感、吃音
錐体外路症状	アカシジア（静坐不能）、振戦	筋強剛、流涎、ジストニア、パーキンソン病徴候、ジスキネジア、歩行異常、嚥下障害、眼球挙上、ブラジキネジア（動作緩慢）	舌の運動障害、運動減少	
循環器		血圧低下、動悸、起立性低血圧、血圧上昇、頻脈	徐脈、心室性期外収縮、心房細動、心電図QT延長	血栓

図 2-4-19　副作用の記載例

（ジプレキサ® ザイディス錠 2.5 mg・5 mg・10 mg 添付文書，2018 年 8 月改訂より一部転載）

①カナグル® 錠

12. **臨床検査結果に及ぼす影響**
本剤の作用機序により、本剤服用中は尿糖陽性、血清1,5-AG（1,5-アンヒドログルシトール）低値を示す。尿糖及び血清1,5-AGの検査結果は、血糖コントロールの参考とはならないので注意すること。

②ベージニオ® 錠

8. **臨床検査結果に及ぼす影響**
本剤は、糸球体機能に影響を与えないものの、腎尿細管のトランスポーターを阻害し、血清クレアチニン濃度を増加させることがある。［「薬物動態」の項参照］

図 2-4-20　臨床検査結果に及ぼす影響に関する記載例

（カナグル® 錠 100 mg，2019 年 6 月改訂／ベージニオ ® 錠 50 mg・100 mg・150 mg，2019 年 5 月改訂より一部転載）

いて記載される．観察すべき項目や処置方法（特異的な拮抗薬，透析の有用性を含む）がある場合には，併せて記載される．

14. 適用上の注意

投与経路，剤形，注射速度，投与部位，調製方法，患者への指導事項など，適用に際して必要な注意事項について，「薬剤調製時の注意」「薬剤投与時の注意」「薬剤交付時の注意」またはその他の適切な項目に分けて具体的に記載される．

15. その他の注意

15.1 臨床使用に基づく情報
評価の確立していない報告であっても，安全性の懸念や有効性の欠如など特に重要な情報がある場合は，これを正確に要約して記載される．

15.2 非臨床試験に基づく情報
ヒトへの外挿性は明らかではないが，動物で認められた毒性所見であって，特に重要な情報については，簡潔に記載される．

16. 薬物動態

16.1 血中濃度
健康人または患者における血中薬物濃度および主要な薬物動態パラメータについて記載される（ただし，「16.6 特定の背景を有する患者」に該当するものは除かれる）．また，単回投与・反復投与の区別，投与量，投与経路，症例数などが明示される．

16.2 吸収
ヒトでのバイオアベイラビリティ，食事の影響などの吸収に関する情報について記載される．

16.3 分布
組織移行，タンパク結合率などの分布に関する情報について記載される．

16.4 代謝
代謝酵素，その寄与等の薬物代謝に関する情報について記載される．また，主要な消失経路が代謝による場合には，その旨がわかるように記載される．

16.5 排泄
未変化体および代謝物の尿中または糞便中の排泄率などの排泄に関する情報について記載される．また，主要な消失経路が排泄による場合には，その旨がわかるように記載される．

16.6 特定の背景を有する患者（図2-4-21）
特定の背景を有する患者における血中薬物濃度，主要な薬物動態パラメータなどについて，腎機能障害・肝機能障害・小児等・高齢者などの区分で記載される．

16.7 薬物相互作用（図2-4-22）

原則として，「10. 相互作用」に注意喚起のある薬物相互作用について，臨床薬物相互作用試験の結果が記載される．また，必要に応じて，相互作用の機序・危険因子について，ヒト生体試料を用いた in vitro 試験などのデータも示される．

臨床薬物相互作用試験の結果の記載に際しては，相互作用の程度が定量的に判断できるよう，血中濃度や主要な薬物動態パラメータの増減などの程度が数量的に記載される．

「10. 相互作用」に注意喚起のない薬物相互作用については，併用される可能性の高い医薬品など特に重要な場合に限り，その概要が記載される．

16.8 その他

「16.1 血中濃度」から「16.7 薬物相互作用」までの項目に該当しないが，治療薬物モニタリング（therapeutic drug monitoring；TDM）が必要とされる医薬品の有効血中濃度及び中毒濃度域，薬物動態（pharmacokinetics；PK）と薬力学（pharmacodynamics；PD）の関係などの薬物動態に関連する情報について記載される．

17. 臨床成績

17.1 有効性及び安全性に関する試験（図2-4-23）

精密かつ客観的に行われ，信頼性が確保され，有効性および安全性を検討することを目的とした，承認を受けた効能または効果の根拠および用法および用量の根拠となる主要な臨床試験の結果について，試験デザイン（投与量，投与期間，症例数を含む），有効性および安全性に関して，承認を受けた用法および用量に従って簡潔に記載される．また，副次的評価項目については，特に重要な結果に限り，簡潔に記載されることがある．

17.2 製造販売後調査等

希少疾病用医薬品（オーファンドラッグ）等の承認時までの臨床試験データが極めて限定的であって，「17.1 有効性及び安全性に関する試験」を補完する上で特に重要な結果に限り，記載されることがある．

原則として，医薬品の製造販売後の調査及び試験の実施の基準に関する省令[6]に準拠して実施された結果について記載される．

17.3 その他

「17.1 有効性及び安全性に関する試験」および「17.2 製造販売後調査等」の項目に該当しないが，精密かつ客観的に行われた，有効性評価指標以外の中枢神経系，心血管系，呼吸器系などの評価指標を用いた特に重要な臨床薬理試験（QT/QTc評価試験ほか）の結果について，記載される．また，投与量，症例数，対象の区別（健康人・患者，性別，成人・小児等）について記載される．

4．腎障害患者における薬物動態（外国人のデータ）

軽度～高度の腎障害患者（軽度：クレアチニンクリアランス50mL/min超80mL/min以下、中等度：30mL/min超50mL/min以下、高度：30mL/min以下）に本剤150mgを単回投与した時の総ダビガトランの$AUC_{0-\infty}$の幾何平均値は健康被験者（クレアチニンクリアランス80mL/min超）に比べて、それぞれ1.5倍、3.2倍及び6.3倍高くなった[4]。

総ダビガトランの薬物動態パラメータに及ぼす腎機能の影響

対象	クレアチニンクリアランス［mL/min］	例数	薬物動態パラメータ幾何平均値		
			$AUC_{0-\infty}$［ng・h/mL］	C_{max}［ng/mL］	$t_{1/2}$［h］
健康被験者	80超	6	781	78.6	13.4
軽度腎障害	50超80以下	6	1170	87.6	15.3
中等度腎障害	30超50以下	6	2460	133	18.4
高度腎障害	30以下	11	4930	166	27.2

心房細動及び整形外科手術施行患者を対象とした母集団薬物動態解析では、クレアチニンクリアランスが120mL/min以下の患者ではクレアチニンクリアランスが1mL/min低下するごとに本薬のCL/F（みかけのクリアランス）が0.64%低下すると推定された。クレアチニンクリアランスが88mL/minの男性の心房細動患者を基準とすると、クレアチニンクリアランスが50mL/min及び30mL/minに低下した場合、$AUC_{\tau,ss}$がそれぞれ1.4倍、1.9倍に増加すると推定される[5]。

図 2-4-21 薬物動態に関する記載例（特定の背景を有する患者：腎機能障害患者の記載例）

（プラザキサ® カプセル 75 mg・110 mg，2017 年 9 月改訂より一部転載）

4．薬物相互作用

オランザピン錠（普通錠）とフルボキサミンとの併用により、オランザピンの血漿中濃度は高値を示した。相互作用は男性（すべて喫煙者）で大きく、C_{max}の増加率は男性（喫煙）で75%、女性（すべて非喫煙者）で52%であった。AUC_{0-24}の増加率は男性（喫煙）で108%、女性（非喫煙）で52%であった。また、クリアランス（CLp/F）は男性（喫煙）で52%、女性（非喫煙）で37%低下した。これはフルボキサミンがCYP1A2の阻害作用を有するためと推定された。

オランザピンカプセル[注]とカルバマゼピンとの併用により、オランザピンの血漿中濃度は低値を示した。併用によりC_{max}は24%、$AUC_{0-\infty}$は34%低下した。これはカルバマゼピンがCYP1A2の誘導作用を有するためと推定された。

オランザピン錠（普通錠）とフルオキセチン（国内未承認）との併用により、オランザピンの血漿中濃度はわずかに上昇した。併用によりC_{max}は16%増加、クリアランス（CLp/F）は16%低下した。これはフルオキセチンがCYP2D6の阻害作用を有するためと推定された。

喫煙者におけるオランザピンのクリアランス値は非喫煙者より約35%高かった。これは喫煙がCYP1A2の誘導作用を有するためと推定された。

その他、イミプラミン、ワルファリン、シメチジン、制酸剤又はアルコールによる本剤の薬物動態に対する明らかな影響は認められなかった。また、本剤によるリチウム、バルプロ酸、イミプラミン、ワルファリン、ジアゼパム、ビペリデン、テオフィリン又はアルコールの薬物動態に対する明らかな影響は認められなかった[7),8)]。

図 2-4-22 薬物動態に関する記載例

図 2-3-18 で示した相互作用の一覧表と併せて確認する．相互作用のうち，薬物代謝酵素 CYP1A2 に関連するデータが示されている．

（ジプレキサ® ザイディス錠 2.5 mg・5 mg・10 mg 添付文書，2018 年 8 月改訂より一部転載）

(3) 悪性黒色腫患者を対象とした海外第Ⅲ相試験（CA209066試験）[7)]

BRAF V600変異のない化学療法未治療の根治切除不能なⅢ期/Ⅳ期又は再発の悪性黒色腫患者418例（本剤群210例、ダカルバジン群208例）を対象に、ダカルバジンを対照として本剤3mg/kgを2週間間隔で点滴静注したときの有効性及び安全性を検討した。主要評価項目である全生存期間（中央値［95%信頼区間］）の中間解析結果は、本剤群でNE*2［NE～NE］ヵ月、ダカルバジン群で10.84［9.33～12.09］ヵ月であり、本剤はダカルバジンに対し統計学的に有意な延長を示した（ハザード比0.42［99.79%信頼区間：0.25～0.73］、p<0.0001［層別log-rank検定］、2014年6月24日データカットオフ）。

at risk数							
本剤群	210	185	150	105	45	8	0
ダカルバジン群	208	177	123	82	22	3	0

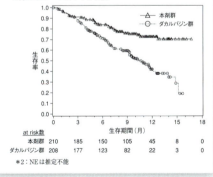

＊2：NEは推定不能

図 2-4-23 臨床成績に関する記載例

承認の際に有効性の根拠となった臨床試験の結果が要約されている．ダカルバジンによる治療群と比較して，統計学的に有意な全生存期間の延長が認められた．

（オプジーボ® 点滴静注 20 mg・100 mg・240 mg，2019 年 7 月より一部転載）

18. 薬効薬理

承認を受けた効能または効果の範囲であって，効能または効果を裏付ける薬理作用および作用機序について記載される．

18.1 作用機序

作用機序の概要が簡潔に記載される．作用機序が明確でない場合は，その旨が記載される．

また，「18.2」以降として，効能または効果を裏付ける薬理作用について，適切な項目をつけて記載される．

ヒトによる薬効薬理試験などの結果を記載する場合には，対象の区別（健康人・患者，性別，成人・小児など）が記載される．非臨床試験の結果を記載する場合には，動物種が記載される．また，in vitro 試験の結果を記載する場合にはその旨が記載される．

このほか，十分な客観性のあるデータがある場合に限り，配合剤における相乗作用について記載される．

19. 有効成分に関する理化学的知見

一般的名称，化学名，分子式，化学構造式，核物理学的特性（放射性物質に限る）などについて記載される．ただし，輸液などの多数の有効成分を配合する医薬品については，主たる有効成分を除き，記載が省略されることがある．

20. 取扱い上の注意

開封後の保存条件および使用期限，使用前に品質を確認するための注意事項など，「貯法及び有効期間」以外の管理，保存または取り扱い上の注意事項について記載される．

日本薬局方に収められている医薬品または法定の基準が定められている医薬品であって，取り扱い上の注意事項が定められているものは，その注意事項について記載される．

21. 承認条件

承認条件について，製造販売承認書に則り記載される．ただし，市販直後調査については，記載しなくてもよい．

22. 包装

包装形態および包装単位について販売名ごとに記載される．製品を構成する機械器具，溶解液等がある場合は，その名称についても併せて記載される．

23. 主要文献

　各項目の記載の裏付けとなるデータの中で主要なものについて，主要文献として記載される．

24. 文献請求先及び問い合わせ先

　文献請求先および問い合わせ先の氏名または名称，住所および連絡先（電話番号，ファクシミリ番号など）が記載される．

25. 保険給付上の注意

　保険給付の対象とならない医薬品や効能または効果の一部のみが保険給付の対象となる場合は，その旨が記載される．また，薬価基準収載の医薬品であって，投与期間制限の対象になる医薬品に関する情報のほか，保険給付上の注意がある場合に記載される．

26. 製造販売業者等

　製造販売業者などの氏名または名称および住所が記載される．

文献

1) 厚生労働省：医療用医薬品の添付文書記載要領の改定について．医薬品・医療機器等安全性情報，No.344，平成29年6月．
2) 厚生労働省：添付文書等記載事項の届出等に当たっての留意事項について．薬食安発0901第01号，平成26年9月1日．
3) 厚生労働省：医療用医薬品の添付文書等の記載要領について．薬生発0608第1号，平成29年6月8日．
4) 総務省：日本標準商品分類（平成2年6月改定），http://www.soumu.go.jp/toukei_toukatsu/index/seido/syouhin/2index.htm（2019年8月30日アクセス）．
5) 厚生労働省：生物由来製品の添付文書の記載要領について．医薬安発第0520004号，平成15年5月20日．
6) 厚生労働省：医薬品の製造販売後の調査及び試験の実施の基準に関する省令．厚生労働省省令171号，平成16年12月20日．

5　一般用医薬品添付文書

A　添付文書の目的

　医薬品は,「有効性」と「安全性」を兼ね備えていなければならず,適正に使用されてこそ,その機能を発揮することができる.要指導医薬品または一般用医薬品〔(over the counter；OTC)医薬品〕は,薬剤師や登録販売者から提供される情報に基づき,一般消費者が自己の判断で購入・使用する医薬品であるが,適正使用のためには添付文書情報の存在が必要不可欠である.一般用医薬品の添付文書は,一般消費者が効能・効果,用法・用量,予見される副作用などの情報を正しく理解するツールであるため,その内容は一般消費者に理解しやすい平易な表現とならざるを得ない.また,通常,一般用医薬品は添付文書が封入されたパッケージのまま使用者に販売されるので,添付文書の内容を一読するかしないかは,使用者自身の自発的な行動に委ねることになる.したがって,薬剤師や登録販売者は,添付文書を必読することの重要性や,どのような場合に添付文書のどの部分を参照するかを使用者に説明する必要がある.さらに,添付文書の目的には,医薬品の適正使用を図ることに加え,安全性を確保することもあるので,使用者に使用禁忌や副作用の初期症状を理解してもらうことも重要である.そのため,薬剤師や登録販売者は添付文書に記載された内容を的確に理解した上で,目の前にいる購入希望者が必要とする事項に焦点を絞り,情報を伝える工夫が必須となる.

B　歴史と位置付け

　医療用医薬品の添付文書は,主に医療従事者に対する情報源として活用されるが,一般用医薬品の添付文書は,一般消費者向けの情報源である.一昔前は,治療法や治療薬に関する情報は,医師や薬剤師などの医療従事者だけがもっていればよいという考え方が少なからず存在した.しかし,現在では医療従事者は正確かつ適切な情報を国民に提供し,また,国民も医薬品等を適正に使用するとともに,有効性や安全性に関する知識と理解を深めるよう努めなければならない(薬機法第1条の6).実際,薬事法から薬機法への改正時に,医薬関係者の責務および国民の役割として,これらについての条文が新設された.一般用医薬品の添付文書を使用者が確

表 2-5-1　添付文書の届出対象と届出が必要な記載事項

届出対象
新規承認時に添付文書を作成した場合
はじめて新記載要領に対応した添付文書を公表する場合
届出が必要な添付文書等記載事項を変更した場合 ・緊急安全性情報・安全性速報に伴う変更 ・薬生安*（緊急安全性情報・安全性速報以外の場合）改訂 ・自主改訂 　1）自主改訂（相談）：「使用上の注意」及び「取扱い上の注意」の改訂[注1] 　2）自主改訂（相談なし）①：一変承認に伴う「使用上の注意」及び「取扱い上の注意」の改訂 　3）自主改訂（相談なし）②：日局の収載名の追加・変更に伴う販売名の変更[注2] 　　　代替新規申請による販売名の変更，誤字の修正等の軽微な変更
届出が必要な記載事項
名称（販売名）
使用及び取扱い上の必要な注意 ・してはいけないこと ・相談すること ・その他の注意 ・保管及び取扱い上の注意
その他の厚生労働省で定められているもの

＊：厚生労働省医療・生活衛生局医療安全対策課長通知
注1：相談整理番号等共有企業の場合を含む
注2：日局の収載名は基準名であり販売名ではないため，基準名のみの追加・変更については届出対象項目ではないが，基準名の変更に伴って販売名も変更する場合は，届出が必要である

（文献1, 2より転載）

認することは，国民の責務として（努力義務ではあるが）法律で定められている．
　一方，薬事法から薬機法への改正では，医薬品の安全対策強化が取り入れられ，添付文書の届出が導入された．これは，医薬品の製造販売業者が最新の知見に基づき添付文書を作成し，厚生労働大臣に届け出るものであり，安全対策における添付文書の重要性に鑑み，国の監督権限を明確にする方針を示したものである．届出が必要な記載項目は「名称（販売名）」と「使用及び取扱い上の必要な注意」「その他の厚生労働省令で定められているもの」である（**表 2-5-1**）．届出が必要な医薬品の販売区分は，医療用医薬品（一部を除く）と要指導医薬品である．
　一般用医薬品で重篤な副作用症例が報告されると，医療用医薬品と同様に一般用医薬品の添付文書も改訂される．2003年には，かぜ薬によると疑われる間質性肺炎が報告されたことから，厚生労働省は製造販売業者に使用上の注意の改訂と薬局などへの情報提供を指示した．また，間質性肺炎の初期症状はかぜ症候群と似ているので，一般消費者が病態を判別するのは困難である．間質性肺炎は重篤化する症状であるため，薬剤師や登録販売者が副作用の初期症状や対処法を一般消費者に正確に提供し，副作用の早期発見のためには常に添付文書を手元に置き，参照することが肝要であることを伝えなければならない．

C 記載事項

　一般用医薬品の添付文書は，一般用医薬品の適正な使用を図り，安全性を確保するために，一般使用者に対して必要な情報を提供する目的で作成される．記載内容は，原則として当該医薬品が承認された範囲で用いられる場合に必要な事項とし，広告的要素の強いものであってはならない．

　一般用医薬品の添付文書の記載項目および記載順序を**表 2-5-2** に示した．ただし，記載すべき適切な情報がない場合には，「項目名」を含めて省略されることがあり，「効能又は効果」「用法及び用量」および「成分及び分量」は相互に順序が変更される場合がある．なお，疾病の予防，症状の改善等に繋がる注意事項は必要に応じて添付文書の関連項目中に記載されることがあるが，使用上の注意の項中に記載することは禁じられている．

　各記載項目の記載要領は以下のとおりである．

1. 改訂年月

　添付文書の内容は，医薬品の有効性・安全性に関する新たな知見，使用にかかる情報に基づき，必要に応じて随時改訂される．重要な内容を変更したときは，改訂年月を記載するとともに，改訂箇所を明示する．

2. 添付文書の必読及び保管に関する事項

　添付文書の販売名の上部に，「使用にあたって，この説明文書を必ず読むこと．また，必要なときに読めるよう大切に保管すること」など，添付文書の必読および保管に関する注意が記載されている．添付文書は，一度読めばよいというものではなく，使用者の体調変化や症状によって参照する項目が異なってくるので，特に保管に関する注意として，必要なときにいつでも取り出して読むことができるように保管すべきとの情報を使用者に伝える必要がある．

3. 販売名，薬効名及びリスク区分

　日本薬局方に収められていない医薬品は，承認を受けた販売名が記載される．一方，日本薬局方に収められている医薬品は，日本薬局方で定められた名称を記載し，これに販売名がある場合には併記する場合がある．

　薬効名には，当該医薬品の薬効または性格を正しく表すことのできる名称が記載されている．販売名に薬効名が含まれる場合には，薬効名の記載が省略される場合がある（○○胃腸薬など）．

　リスク区分は，**表 2-5-3** のように表示される．

5 一般用医薬品添付文書

表 2-5-2　一般用医薬品の添付文書の記載項目および記載順序

記載順序	記載項目
1	改訂年月
2	添付文書の必読及び保管に関する事項
3	販売名，薬効名及びリスク区分
4	製品の特徴
5	使用上の注意
6	効能又は効果
7	用法及び用量
8	成分及び分量
9	保管及び取扱い上の注意
10	消費者相談窓口
11	製造販売業者等の氏名又は名称及び住所

表 2-5-3　医薬品のリスク区分表示

分類	リスク区分表示
毒薬もしくは劇薬または要指導医薬品に該当する医薬品	
毒薬	黒字に白枠 白字により，その品名および「毒」の文字
劇薬	白地に赤枠 赤字により，その品名および「劇」の文字
要指導医薬品	黒枠中に黒字により，「要指導医薬品」
一般用医薬品	
第一類医薬品	「第1類医薬品」
指定第二類医薬品	「第②類医薬品」または「第2類医薬品」
第二類医薬品	「第2類医薬品」
第三類医薬品	「第3類医薬品」

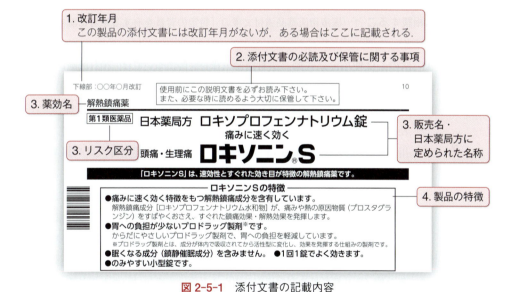

図 2-5-1　添付文書の記載内容

〔第一三共ヘルスケア株式会社：ロキソニン®S 添付文書（2018年4月12日）より抜粋〕

4．製品の特徴

　使用者が当該製品の概要を知るために必要な内容が簡素に記載される．製品の特徴は，医療用医薬品の添付文書に該当する項目はなく，医薬関係者ではない一般消費者が医薬品の特徴を理解するための項目といえる．一般用医薬品の添付文書が一般消費者向けに作成されていることを示すものである．

　記載事項 **1.**〜**4.** の例を **図 2-5-1** に示す．

5. 使用上の注意

　使用上の注意は,「してはいけないこと」「相談すること」および「その他の注意」で構成される．適正使用のために重要な項目であるため,項目名を枠で囲む,文字の色やポイントを変える,イラストを挿入する等により目立つようになっている．また,「使用上の注意」「してはいけないこと」および「相談すること」の各項目には,統一マークを付け,使用者の注意を促す工夫がなされている（図 2-5-2）．

1) してはいけないこと（医療用医薬品添付文書の「禁忌」に相当）
　(1) 次の人は使用しないこと（経口剤の場合には,適宜「使用」に代えて「服用」とする．以下同）
　(2) 次の部位には使用しないこと
　(3) 本剤を使用している間は,次のいずれの医薬品も使用しないこと
　(4) その他

なお,「してはいけないこと」に続いて,「（守らないと現在の症状が悪化したり,副作用・事故が起こりやすくなります）」との文章が記載される．

2) 相談すること（医療用医薬品添付文書の「特定の背景を有する患者に関する注意」に相当）
　(1) 次の人は使用前に医師,歯科医師（歯科医師については,歯科医師が関係する場合のみ記載する．以下同）,薬剤師または登録販売者（要指導医薬品および第1類医薬品には登録販売者は記載しないこと．以下,同様）に相談すること
　(2) 使用後,次の症状があらわれた場合は副作用の可能性があるので,直ちに使用を中止し,この文書を持って医師,歯科医師,薬剤師又は登録販売者に相談すること
　(3) 使用後,次の症状の持続または増強がみられた場合は,使用を中止し,この文書を持って医師,歯科医師,薬剤師または登録販売者に相談すること
　(4) 一定の期間又は一定の回数を使用しても症状の改善がみられない場合は,この文書を持って医師,歯科医師,薬剤師または登録販売者に相談すること
　(5) その他（乳汁移行性や副作用が発現すると重大な事故につながるおそれがある作業など）

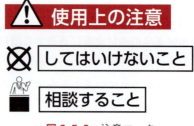

図 2-5-2　注意マーク

3) その他の注意

「してはいけないこと」または「相談すること」に分類されない使用上の注意があれば記載する．

4) 保管及び取扱い上の注意

小児の手の届かない所に保管すべき旨の注意などを記載する．

　一般用医薬品の「してはいけないこと」は医療用医薬品の禁忌に相当するが，医療用医薬品の「重要な基本的注意」や「特定の背景を有する患者に関する注意」，「併用注意」も，一般用医薬品では「してはいけないこと」に追加記載される場合がある．例えば，一般用医薬品のアレジオン®10（エピナスチン塩酸塩）は，肝臓病（肝障害）に対し禁忌であるが，医療用医薬品では「特定の背景を有する患者に関する注意」に記載される．一般用医薬品を適正に使用するためには，添付文書に記載された「してはいけないこと」を遵守する必要があり，一般用医薬品と医療用医薬品の添付文書で内容が異なる場合は，一般用医薬品の内容を優先しなければならない．すなわち，医療用医薬品の禁忌のみの知識で一般用医薬品の販売や情報提供を行うと，使用者に不利益を与える可能性がある．

　一方，「相談すること」の副作用の項目には，一般消費者が判断できる副作用症状を記載する必要がある．なお，副作用の内容は，一般的な副作用とまれに発生する重篤な副作用に分けて記載される．薬剤師は，副作用の早期発見・早期対応を行うために，副作用の症状を把握し，使用者に適切な情報を提供しなければならない（**図 2-5-3**）．

> **重篤と重症の違い**
> 　重篤とは，患者が致死的または生命が脅かされる状態にあること，あるいは入院を要したかなどを示す言葉であり，患者個体の生命の危険が切迫しているときに用いられる．それに対し，重症は，個体に用いる言葉ではなく症状の程度を表したものである．したがって，重症ではあるが重篤ではない副作用もある．一般に重症度の判定は，症状別に行われるが，重篤の判定は，1症例に1つである．

6. 効能又は効果

　承認を受けた効能・効果が記載される．通常，一般生活者が自ら判断できる症状や用途などで表示されるが，「適応症」として記載される場合もある．

7. 用法及び用量

　承認を受けた用法・用量が記載される．用法・用量の記載は，年齢区分，1回量，1日の使用回数などを使用者に理解しやすくするために，表形式で表示するなど工夫がされている．なお，原則として，承認を受けていない年齢区分については，「小児に使用させない」など，服用できない旨の記載がなされる．その他，用法・用量に関連する使用上の注意事項がある場合は，「用法及び用量」の記載の後に，その内容が記載されている（**図 2-5-4**）．

第2章 薬剤師が活用する医薬品の基本情報

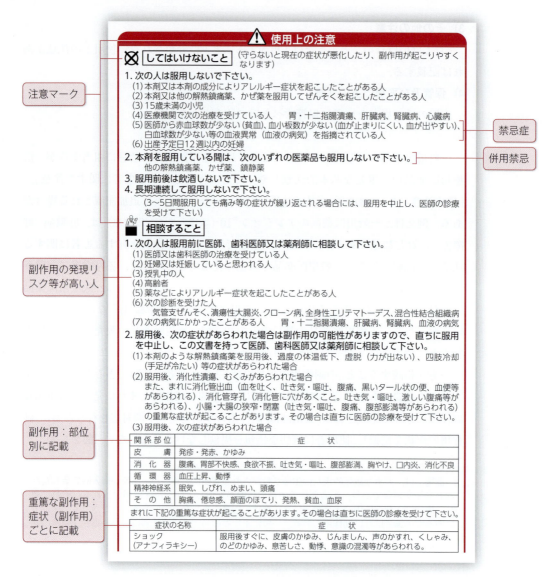

図 2-5-3　使用上の注意に関する記載内容例
〔第一三共ヘルスケア株式会社：ロキソニン®S 添付文書（2018 年 4 月 12 日）より抜粋〕

8. 成分及び分量

　　有効成分の名称（一般的名称のあるものについては，その一般的名称，有効成分が不明なものにあっては，その本質および製造方法の要旨）およびその分量ならびに医薬品添加物が記載されている．また，成分および分量に関連する使用上の注意がある場合は，「成分及び分量に関連する注意」として成分，分量および添加物の記載の後に，その内容が記載されている．ただし，「してはいけないこと」または「相談すること」に該当する注意事項である場合は，「してはいけないこと」または「相談すること」に記載される（**図 2-5-5**）．

■ 用法・用量

次の量を、水又はお湯で服用して下さい。

年　齢	1回量	1日服用回数
成人（15歳以上）	1錠	2回まで。 症状があらわれた時、なるべく空腹時をさけて服用して下さい。 ただし、再度症状があらわれた場合には3回目を服用できます。 服用間隔は4時間以上おいて下さい。
15　歳　未　満	服用しないで下さい。	

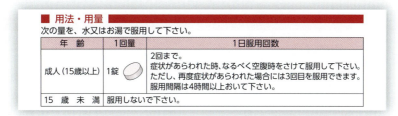

図 2-5-4　用法・用量の記載内容の例

〔第一三共ヘルスケア株式会社：ロキソニン®S 添付文書（2018 年 4 月 12 日）より抜粋〕

■ 成分・分量

本剤は、ごくうすい紅色の素錠で、1錠中に次の成分を含有しています。

成　分	分　量	はたらき
ロキソプロフェンナトリウム水和物	68.1mg （無水物として60mg）	炎症や痛みのもと【プロスタグランジン】をおさえます。

添加物：ヒドロキシプロピルセルロース、ステアリン酸Mg、乳糖水和物、三二酸化鉄

〈成分・分量に関連する注意〉 錠剤により添加物による赤い斑点がみられることがあります。

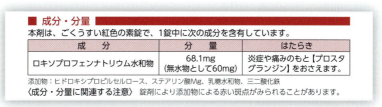

図 2-5-5　成分・分量の記載内容の例

〔第一三共ヘルスケア株式会社：ロキソニン®S 添付文書（2018 年 4 月 12 日）より抜粋〕

■ 保管及び取扱い上の注意

(1)直射日光の当たらない湿気の少ない涼しい所に保管して下さい。
(2)小児の手の届かない所に保管して下さい。
(3)他の容器に入れ替えないで下さい。（誤用の原因になったり品質が変わります）
(4)表示の使用期限を過ぎた製品は使用しないで下さい。

図 2-5-6　保管及び取扱い上の注意に関する記載内容例

〔第一三共ヘルスケア株式会社：ロキソニン®S 添付文書（2018 年 4 月 12 日）より抜粋〕

なお，添加物の記載については，日本製薬団体連合会の「医薬品添加物記載名称の指針」に基づいて，添付文書などへの記載が行われる．「香料」「pH 調整剤」および「等張化剤」は，用途名で記載されることもある．香料は，承認書上で具体的な成分を特定できない場合が多く，また，pH 調整剤および等張化剤は，承認書に「適量」と記載され，実際には使用されない場合もあるため，用途名記載が可能である．

9. 保管及び取扱い上の注意（図 2-5-6）

(1) 温度，湿度，日光などに関する注意があれば記載される
(2) 小児の手の届かない所に保管すべき旨の注意が記載される
(3) ほかの容器に入れ替えることは，事故のもとになったり，品質保持の観点からも好ましくないため，「他の容器に入れ替えないこと」との記載がなされる
(4) その他，当該事項に関して必要な事項があれば記載される

表 2-5-4 添付文書で用いられる用語とその解説

	用語	読み	解説
用法関連	食間	しょっかん	食後 2〜3 時間を指す
	頓服	とんぷく	症状が出て，必要になったとき
年齢区分	乳児	にゅうじ	生後 4 週以上，1 歳未満
	幼児	ようじ	1 歳以上，7 歳未満
	小児	しょうに	7 歳以上，15 歳未満
	高齢者	こうれいしゃ	65 歳以上
薬効名	鎮暈薬	ちんうんやく	乗り物酔いの薬
	感冒薬	かんぼうやく	かぜ薬
	止瀉薬	ししゃやく	下痢止めの薬
	瀉下薬	しゃげやく	下痢，便秘薬
症状関連	悪心	おしん	吐き気をもよおすこと
	瘙痒感	そうようかん	かゆみ
	疼痛	とうつう	うずくような痛み
	発赤	ほっせき	皮膚などがポツポツ赤くなる

10. 消費者相談窓口

　製造販売業者における一般消費者からの相談に応じることができる連絡先担当部門の名称，電話番号，受付日時などが記載される．

11. 製造販売業者等の氏名又は名称及び住所

　製造販売業者の氏名または名称および住所が記載される．なお，当該医薬品の販売を製造販売業者以外が行う場合には，必要に応じて販売業者の氏名または名称および住所も併せて記載される．

　前述のように，一般用医薬品の添付文書に記載する項目は定められているが，一般消費者には難解な医療用語や表現が存在する．一般消費者が理解しがたい，あるいは誤解を招く用語を**表 2-5-4** に示す．

文献

1) 厚生労働省：一般用医薬品の添付文書記載要領について．薬食発 1014 第 6 号，平成 23 年 10 月 14 日．
2) 厚生労働省：一般用医薬品の添付文書記載要領の留意事項について．薬食安発 1014 第 1 号，平成 23 年 10 月 14 日．
3) 厚生労働省：一般用医薬品の使用上の注意記載要領について．薬食発 1014 第 3 号，平成 23 年 10 月 14 日．

6 医薬品インタビューフォーム

A インタビューフォームの位置付け

　医薬品は適正に使用されて治療に役立つものであり，誤った使用により治療効果が得られなくなったり，場合によっては"クスリ"ではなく"毒"となったりする．この適正な使用のために欠かせないのが医薬品情報であり，医薬品の管理から，処方・調剤，適正使用，患者ケアなどに関する原薬や製剤，基礎から臨床まで多岐にわたる．医薬品情報の最も基本的なものに医療用医薬品添付文書（添付文書）がある．添付文書には，医薬品の適正使用のための結論や要点が記載されているが，記載できるスペースが限られているため，その判断根拠となる情報が十分に記載されているわけではない．医薬品インタビューフォーム（interview form；IF）は，添付文書を補完する総合的な個別医薬品解説書に位置しており，添付文書へ記載となった事柄の根拠，理由，その他のより詳しい情報が記載されている．

B インタビューフォーム作成の目的，歴史

　添付文書から得られる情報では不十分な内容について，かつては各病院の薬剤師が製薬企業にインタビューし，病院独自の様式で資料を作成していた．これに代えて，病院薬剤部（薬局）および企業の業務簡略化を図ることも考慮して，必要な医薬品情報の項目を検討し統一化を図る目的で，日本病院薬剤師会（学術第2小委員会）が，1988（昭和63）年に「医薬品インタビューフォームの記載様式及び記載項目」を定めた．これに対応して，日本製薬工業協会（医薬品評価委員会PMS部会）が「医薬品インタビューフォーム作成の手引き」を作成し，IF記載の統一化および記載内容の充実が図られた．その後も，薬事・医療環境の変化などに応じて，日本病院薬剤師会で新たなIF記載要領を策定し，日本製薬工業協会でIF作成の手引きの作成・改訂が行われている（表2-6-1）．

　2019年4月以降に製造販売承認され，添付文書が新記載要領に対応した医薬品からは，2018（平成30）年に改訂された「医薬品インタビューフォーム記載要領2018」（IF記載要領2018）に準拠してIFが作成されている．2019年3月以前に承認された医薬品については，順次改訂されていく．

2008（平成20）年には利用者の利便性やIT環境の整備を踏まえて電子媒体（PDF）を主体とし，医薬品医療機器情報提供ウェブサイト〔現在は医薬品医療機器総合機構（PMDA）のウェブサイト「医療用医薬品情報検索」へ移行〕へ掲載されるようになった．この電子媒体をe-IFといい，医療現場での情報入手や加工が容易となった．製薬企業側も添付文書の改訂に対応したIFの提供が行いやすくなり，添付文書において「効能・効果」の追加や「警告」「禁忌」「重要な基本的注意」の改訂など大きな改訂があった場合，その根拠データを追加した最新のIFが提供されることとなった．また，2008（平成20）年からIF検討会が年に4回開催され，新規に薬価収載された医薬品ごとにIFの記載内容が検証され，5段階の評価（**表2-6-2**）が下されている．また，IF検討会の構成員ではなくても，IF記載内容に関する不具合などの意見がある場合は，日本病院薬剤師会のウェブサイトにある意見募集を活用できる．

表2-6-1 IF記載要領，作成の手引きの沿革

年度	IF記載要領策定	IF作成の手引き作成・改訂
1988（昭和63）	○	○
1990（平成2）	—	○
1992（平成4）	—	○
1998（平成10）	○	—
1999（平成11）		○
2008（平成20）	○	—
2009（平成21）		○
2013（平成25）	○	○
2018（平成30）	○	○（暫定）

表2-6-2 IF検討会の検討結果

①不適切	医療機関における医薬品の適正使用に際して，根拠情報を誤認させるおそれのある内容で，誤認による医薬品使用が健康被害に繋がるおそれがありただちに訂正が必要と判断されるもの
②改善要	医療機関における医薬品の適正使用に際して，根拠情報を誤認させるおそれのある内容が含まれるが，誤認による医薬品使用が必ずしもただちに健康被害に繋がるとはいえない場合で改善が必要と判断されるもの．記載要領，作成の手引きに照らして，より詳細な情報の提供が望まれるもの
③要検討	情報の作り手（製薬企業）と使い手（医療従事者）の間で遵守すべき環境や規制に立場の差異があり，直接的に改善を要望することができない場合などで，今後の問題解決に総合的な検討が必要と判断されるもの
④適切	いずれかの構成員から検討が必要との提言があり審議したが，個々の医薬品の情報，あるいは関連する記載の制約に照らして検討した結果，記載は適切と判断されたもの
⑤その他	上記の①～③に該当しないが，検討において話題となり以後の参考にすべきもの

（文献1より作成）

C　インタビューフォームの記載項目

　IF記載要領2018に示される記載項目を**表2-6-3**に示した．IF記載要領2013での「製剤に関する項目」は，**表2-6-4**に示すとおり，剤形に応じて記載されていたが，IF記載要領2018では**表2-6-3**のように整理されているなど，各項目で記載項目が見直されている．質疑応答の際に，素早くどの資料を見るのが適しているかを判断できるよう，記載項目を添付文書とともに覚えておくとよい．

D　インタビューフォームの記載内容

　IFは，添付文書を補完するとともに関連情報を記載した総合的な情報提供資料として位置付けられている．ここでは，IF記載要領2018に従って，特に添付文書との違いについて記載内容を概説する．「カナグル®錠100 mg」（カナグリフロジン水和物）のIF（第8版）をはじめ，SGLT2阻害薬を中心に具体例を挙げる．ただし，その多くはIF記載要領2013に従って記載されたものであるため，該当箇所の抜粋である．

1. 概要に関する項目

　「開発の経緯」の小項目には，有効成分の起源・本質，構造活性相関および新規の薬理作用，構造上の改善点・特徴，製剤の特徴や既存品からの改善点，また，日本や海外での開発状況などが記載される．さらに，効能・効果の追加など，承認内容変更の経緯が記載されている．このような開発の経緯は添付文書には記載されない．

　例えばカナグル®錠のIFをみると，リンゴやナシなどの樹皮から得られる天然配糖体フロリジンが，腎臓に存在するSGLTを阻害し，尿糖排泄促進作用を示すことが報告されていたが，フロリジンを経口投与すると腸管でβ-グルコシダーゼにより加水分解されるため，フロリジンに構造的な修飾を加え，β-グルコシダーゼに抵抗性のあるSGLT阻害物質カナグリフロジン水和物を創製した経緯が記載されている．

　「製品の治療学的特性」の小項目には，当該薬剤の有効性に関する特性，安全性に関する特性，リスク・ベネフィットバランスを最適化するために必要な投与対象，投与法などに関する特性，薬理学的な活性・選択性などに関する特性，治療上重要となる位置付けや特性が記載されている．「製品の製剤学的特性」には，製剤学的な工夫や特性，使用・取り扱い上の注意点などの特性について記載されている．

　カナグル®錠IFの「製品の治療学的・製剤学的特性」には，「患者背景（年齢，BMI，インスリン抵抗性や分泌能など）にかかわらず，優れたHbA1c低下作用を示す．（V．治療に関する項目-3-(5)-3）参照）」と記載されている．カッコに記されている「V　治療に関する項目」は全51ページあるが，その中から製薬企業が特性

表 2-6-3　IF の記載項目

I．概要に関する項目		7	排泄
1	開発の経緯	8	トランスポーターに関する情報
2	製品の治療学的特性	9	透析等による除去率
3	製品の製剤学的特性	10	特定の背景を有する患者
4	適正使用に関して周知すべき特性	11	その他
5	承認条件及び流通・使用上の制限事項	**VIII．安全性（使用上の注意等）に関する項目**	
6	RMP の概要	1	警告内容とその理由
II．名称に関する項目		2	禁忌内容とその理由
1	販売名	3	効能又は効果に関連する注意とその理由
2	一般名	4	用法及び用量に関連する注意とその理由
3	構造式又は示性式	5	重要な基本的注意とその理由
4	分子式及び分子量	6	特定の背景を有する患者に関する注意
5	化学名（命名法）又は本質	7	相互作用
6	慣用名，別名，略号，記号番号	8	副作用
III．有効成分に関する項目		9	臨床検査結果に及ぼす影響
1	物理化学的性質	10	過量投与
2	有効成分の各種条件下における安定性	11	適用上の注意
3	有効成分の確認試験法，定量法	12	その他の注意
IV．製剤に関する項目		**IX．非臨床試験に関する項目**	
1	剤形	1	薬理試験
2	製剤の組成	2	毒性試験
3	添付溶解液の組成及び容量	**X．管理的事項に関する項目**	
4	力価	1	規制区分
5	混入する可能性のある夾雑物	2	有効期間
6	製剤の各種条件下における安定性	3	包装状態での貯法
7	調整法及び溶解度の安定性	4	取扱い上の注意
8	他剤との配合変化（物理化学的変化）	5	患者向け資材
9	溶出性	6	同一成分・同効薬
10	容器・包装	7	国際誕生年月日
11	別途提供される資材類	8	製造販売承認年月日及び承認番号，薬価基準収載年月日，販売開始年月日
12	その他		
V．治療に関する項目		9	効能又は効果追加，用法及び用量変更追加等の年月日及びその内容
1	効能又は効果		
2	効能又は効果に関連する注意	10	再審査結果，再評価結果公表年月日及びその内容
3	用法及び用量	11	再審査期間
4	用法及び用量に関連する注意	12	投薬期間制限に関する情報
5	臨床成績	13	各種コード
VI．薬効薬理に関する項目		14	保険給付上の注意
1	薬理学的に関連ある化合物又は化合物群	**XI．文　献**	
2	薬理作用	1	引用文献
VII．薬物動態に関する項目		2	その他の参考文献
1	血中濃度の推移	**XII．参考資料**	
2	薬物速度論的パラメータ	1	主な外国での発売状況
3	母集団（ポピュレーション）解析	2	海外における臨床支援情報
4	吸収	**XIII．備　考**	
5	分布		その他の関連資料
6	代謝		

（文献 2 より作成）

表 2-6-4　IF における製剤に関する項目の記載

製剤に関する項目	記載の有無		
	内用剤	注射剤	外用剤
剤　形	○	○	○
製剤の組成	○	○	○
注射剤の調製法	－	○	－
用時溶解して使用する製剤の調製法	－	－	○
懸濁剤，乳剤の分散性に対する注意	○	○	○
製剤の各種条件下における安定性	○	○	○
調製法及び溶解後の安定性	○	－	－
溶解後の安定性	－	○	○
他剤との配合変化（物理化学的変化）	○	○	○
溶出性	○	－	○
生物学的試験法	○	○	○
製剤中の有効成分の確認試験法	○	○	○
製剤中の有効成分の定量法	○	○	○
力　価	○	○	○
混入する可能性のある夾雑物	○	○	○
注意が必要な容器・外観が特殊な容器に関する情報	○	○	○
刺激性	－	－	○
その他	○	○	○

（文献 3 より作成）

と挙げる点を確認できる．

　2018（平成 30）年の IF 記載要領の改訂により，本項には，医薬品リスク管理計画（RMP），追加のリスク最小化活動として作成されている資材，最適使用推進ガイドライン，留意事項通知の有無がわかる「適正使用に関して周知すべき特性」，さらに「承認条件及び流通・使用上の制限事項」「RMP の概要」が追加となっている．

2. 名称に関する項目

　学生時代は医薬品名を有効成分の名称で学ぶことが多いが，実務実習を機会に製品販売名を取り扱うことが増える．IF に販売名の名称の由来が記載され，覚えやすいものもあるので活用したい．スーグラ®錠の IF には，「薬効発現の作用機序に関連する，SGLT 2（sodium glucose co-transporter 2）のローマ字部分 S・G・L・T をとって，スーグラ（Suglat）と命名した」と記されており，販売名から薬効を想起しやすいといえる．また，化学的，薬理学的に関連する物質に共通して用いる名称を「ステム」といい，有効成分の名称にあるステムから薬の働きがわかる．SGLT2 阻害薬の名称にある「-gliflozin」とは，ナトリウム／グルコース共輸送体阻害剤，フロリジン誘導体を示している．

その他，化学療法薬などで略号がある場合にはその略号や，治験番号の記載がある．

3. 有効成分に関する項目

融点や沸点などを調べることができ，これらは当該医薬品の取り扱いに関係することがある．フォシーガ®錠（ダパグリフロジンプロピレングリコール）のIFには「本薬は，45〜100℃で，脱溶媒を伴い融解する」と記載があり，熱に対する安定性が高くないと考えられる．これに関連して，「Ⅹ．管理的事項に関する項目」をみると，取扱い上の注意点として「瓶又はPTPシートから取り出した後は，高温・高湿を避けること」と記載されている．また，医薬品の消化管吸収や母乳移行性に関係する酸塩基解離定数の記載がある．その他にも，溶解性，分配係数や吸湿性，吸光度などの物理化学的性質が記載される．

有効成分の各種条件下における安定性の項には，温度・湿度・光・強制分解による生成物，溶液中での安定性試験成績などが記載される．有効成分のみではなく製剤化したものの各種条件下における安定性は，次の「Ⅳ．製剤に関する項目」に記載されているので，見間違えることなく確認したい．

4. 製剤に関する項目

「製剤の各種条件下における安定性」の小項目では，長期保存試験，加速試験，苛酷試験の結果からどの程度の安定性があるのかが把握できる．同一成分の医薬品であっても，製剤ごとに安定性は異なることから，後発医薬品の選定においては重要な情報が得られる．また，患者が医薬品を包装から取り出し簡易な容器に入れて管理していたなど，医薬品が販売されたときの状態でないことがある．特に本項目から安定性が低く，効果が見込めないと考えられる場合は，新たな薬剤に変更するなど対応が必要である．ルセフィ®錠のIF（図2-6-1）を確認すると，苛酷試験の結果，無包装状態での湿度と光による変化が記載されている．データとしては3ヵ月までの結果しかないため，長期にわたり販売されている包装と異なる状況で保管されていた場合には注意したい．

IFに記載されることの限界も理解しておくべきである．錠剤を粉砕することは，小児や嚥下困難な患者への投薬のため，実臨床で行われていることである．しかし，製剤化に製薬企業はさまざまな努力を払っており，粉砕などによる製剤の破壊は，企業努力を無駄にする側面があり，粉砕に関する情報をIFへ記載することは，企業に強要されるものでもない．本項目を参考に薬剤師がまず判断し，粉砕時などのデータが製薬企業にあるときには協力を得ることが可能である．

「他剤との配合変化（物理化学的変化）」は，添付文書に該当する項目がなく，実際に配合変化が添付文書上に記載されている医薬品は少ない．シロップ剤，注射剤，軟膏剤などの配合変化に関して，薬学的な基本原理（酸・アルカリ条件，キレート生成など）および特に注意を要する代表的薬剤が記載される．より詳細な配合変化の

製剤の各種条件下における安定性

試験項目：性状、確認試験、純度試験（類縁物質）、水分、溶出性、含量、微生物限度、硬度
（確認試験、微生物限度は長期保存試験及び加速試験のみで実施。硬度は苛酷試験のみで実施）

試験		保存条件	保存形態	保存期間	結果
長期保存試験		25℃/60%RH	PTPシート／アルミニウム袋	3、6、9、12、18、24ヵ月	変化なし
			褐色ポリエチレンボトル		
加速試験		40℃/75%RH	PTPシート／アルミニウム袋	1、3、6ヵ月	変化なし
			褐色ポリエチレンボトル		
苛酷試験	湿度	25℃/75%RH	無包装[a]	1、3ヵ月	1ヵ月で水分が増加し硬度が低下したが、他の測定項目は変化なし。
	光	D65ランプ、3000 lx	無包装[b]	65万、130万 lx·h	類縁物質が増加したが、規格の範囲内であった。他の測定項目は変化なし。

a) 無色ガラスシャーレ（開放）
b) 無色ガラスシャーレ（ポリ塩化ビニリデン製フィルムでカバー）

図 2-6-1　ルセフィ®錠の各種条件下における安定性
〔ノバルティスファーマ株式会社：ルセフィ®錠 2.5 mg/5 mg インタビューフォーム 改訂第11版（2019年5月）より転載〕

情報は，「XIII．備考」に記載されていることがある．また，その資料を自社ウェブサイトなどで公開している場合は参照先として URL が記載され，必要に応じて資料の請求方法が記載されている．

5. 治療に関する項目

効能・効果や用法・用量に関連する使用上の注意は添付文書で確認できるが，IF ではその注意が必要な理由が解説されており理解しやすくなっている．また，「臨床成績」の小項目は，下記の構成となっている．

1) 臨床データパッケージ
承認申請に用いた臨床試験成績にかかる資料の全体像が一覧で示されている．

2) 臨床薬理試験
臨床薬理試験のうち，忍容性試験（単回，反復投与），薬力学的試験，QT/QTc 評価試験について記載される．薬物動態試験は「VII．薬物動態に関する項目」への記載となる．

カナグル®錠の IF には，直接的な効果指標である尿中へのグルコース排泄量への影響が示されている（**図 2-6-2**）．この図から，投与初日から速やかに効果が発現し，連続投与による効果の蓄積性はみられないことが読み取れる．また，本項には，「消化管でのグルコース吸収試験」の記載がある．なぜ，カナグリフロジン水和物の消化管での作用に着目しているかの説明が IF にはないため理解しづらく，わが国の承認より高用量の結果であるため解釈に注意が必要であるが，このように補足

第2章 薬剤師が活用する医薬品の基本情報

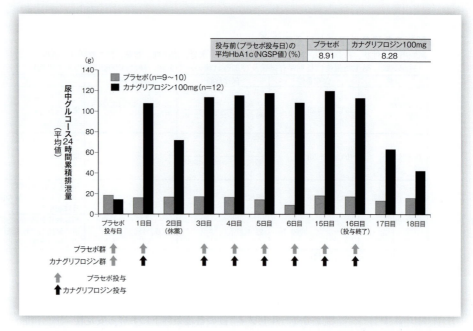

図 2-6-2 カナグリフロジンによる尿中グルコース 24 時間累積排泄量への影響
〔田辺三菱製薬株式会社：カナグル®錠 100 mg インタビューフォーム 第8版（2018年8月改訂）より転載〕

的な臨床情報が記載されていることがある．

3）用量反応探索試験

用量反応探索試験（用法・用量設定試験）について記載される．通常，検証的試験でより多人数で対照群を設定した試験がなされるが，その試験方法の下地となる結果を確認できる．

4）検証的試験

検証的試験では，用量反応探索試験に続いて行われる無作為化並行用量反応試験（二重盲検比較試験による用量設定試験）などの有効性検証試験，および安全性試験（長期投与試験および薬物依存性試験）について記載される．カナグル®錠についてみると，無作為化並行用量反応試験では4つの用量に群分けし，プラセボを対照に有効性，有害事象発現割合から至適用量の検討を行っている（**図 2-6-3**）．

薬剤師が服薬指導時などで医薬品の効果を確認することが求められている．具体的にどのような指標で確認するかは，治験時の対応が参考となる．カナグル®錠についてみると，添付文書の臨床成績の項ではおおむね HbA1c の変動が記載されているが，IF の本項にある副次評価項目や有効性の結果の欄から，体重の変化率にも着目し，その結果が表で見やすく整理されている（**図 2-6-4**）．糖尿病において体重を確認することは常識となっているが，IF をみると知識や経験が少ない領域で着目すべき効果の指標，さらに副作用の指標も探すことができる．

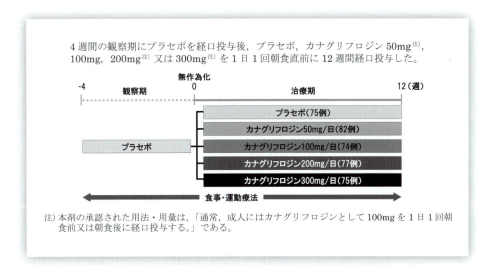

図 2-6-3 カナグリフロジン水和物の用量設定試験方法

〔田辺三菱製薬株式会社：カナグル®錠 100 mg インタビューフォーム 第 8 版（2018 年 8 月改訂）より転載〕

観察期終了時（ベースライン）から治療期終了時（投与 12 週時，LOCF）までの体重変化率（FAS）

投与群	例数	ベースライン値 (kg) a)	ベースラインからの変化率（%）a)	プラセボ群との差 b)
プラセボ群	75	72.56±15.36	-1.15±1.87	—
50mg 群	82	65.77±13.56	-2.97±2.43	-1.82±0.34 [-2.50, -1.14]
100mg 群	74	68.61±14.86	-3.69±2.25	-2.54±0.35 [-3.24, -1.85]
200mg 群	76	68.97±14.50	-3.47±1.92	-2.32±0.35 [-3.01, -1.63]
300mg 群	75	71.30±12.19	-4.50±2.24	-3.35±0.35 [-4.04, -2.66]

a) 平均値±標準偏差，b) 平均値±標準誤差，[　] は両側 95%信頼区間
LOCF:last observation carried forward，FAS:最大の解析対象集団

図 2-6-4 カナグリフロジン水和物による体重への影響

〔田辺三菱製薬株式会社：カナグル®錠 100 mg インタビューフォーム 第 8 版（2018 年 8 月改訂）より転載〕

5）患者・病態別試験

高齢者や，さまざまな病態を対象に実施される臨床試験について記載される．カナグル®錠では，中等度腎機能障害を伴う 2 型糖尿病患者を対象とした試験，高齢 2 型糖尿病患者を対象とした試験などの記載が該当する．

6）治療的使用

使用成績調査（一般使用成績調査，特定使用成績調査，使用成績比較調査），製造販売後データベース調査，製造販売後臨床試験の内容が記載されている．また，承認条件として実施予定の内容，実施した調査・試験についても記載される．カナグル®錠については，二重盲検比較試験でのインスリン製剤との併用療法試験や，インス

リン製剤またはGLP-1受容体作動薬との併用療法における長期投与試験の目的や方法，結果が記載されている．

6. 薬効薬理に関する項目

「薬理学的に関連ある化合物又は化合物群」の小項目がある．患者の持参した医薬品が使用できず代替医薬品を探す場合に参考となる．ただし，この項目には適応症が同じであっても薬理作用が異なる化合物は記載されていない．後述する「X．管理的事項に関する項目」の「同一成分・同効薬」と併せて確認するとよい．

「薬理作用」の小項目には，「作用部位・作用機序」「薬効を裏付ける試験成績」「作用発現時間・持続時間」が記載されている．「作用部位・作用機序」には，承認された効能・効果を裏付ける機序が記載されるが，近年開発されている多くの薬剤は分子薬理学的な検討がなされており，図を用いて，添付文書よりわかりやすく詳細に説明されていることが多い（**図2-6-5**）．

「薬効を裏付ける試験成績」の中では，動物や細胞実験など客観的な試験成績が記載され，必要に応じて ID_{50}，ED_{50}，IC_{50} などが記される．また，SGLT2のような分子的な研究に基づいて開発されてきたものは，標的分子と類似したタンパクなどの作用点に対する影響が記載されている．カナグリフロジン水和物では，SGLT1，2に加え，同じくグルコースを基質とするGLUTのサブタイプに対する阻害濃度，選択性倍率が示され，SGLT2に選択的な阻害作用と記されている（**図2-6-6**）．

7. 薬物動態に関する項目

「血中濃度の推移」の小項目には，「治療上有効な血中濃度」や臨床試験で確認された血中濃度「中毒域」「食事・併用薬の影響」が記載される．アプルウェイ®錠20 mg（トホグリフロジン水和物）のIFでは，「治療上有効な血中濃度」の項目に**図2-6-7**とともに「視察的には，トラフ濃度が10 ng/mLを超えれば，1日累積尿糖排泄量はほぼ最大になるものと考えられた」との記載がある．さらに，本薬の種々投与量時のトラフ濃度が示されており，本薬の承認された用法・用量が1日1回20 mgとなった背景が読み取れる．

添付文書上では，後発医薬品に関する生物学的同等性評価パラメータであるAUCや C_{max} に加え，多くの医薬品で T_{max}，半減期といった薬物動態パラメータが記載されている．また，2019年4月以降に作成された添付文書ではバイオアベイラビリティや蛋白結合率が記載されている．一方，IFからはさらに詳細な情報が得られる．IFの「薬物速度論的パラメータ」の小項目に吸収速度定数，消失速度定数，クリアランス，分布容積の記載が設定されている．「分布」の小項目には，血液−脳関門通過性，血液−胎盤関門通過性，乳汁への移行性，髄液への移行性，血漿蛋白結合率の項目が設定され，特殊な状況下で患者個別の薬物動態を考察するときに確認したい．「代謝」の小項目には，代謝部位および代謝経路（**図2-6-8**），代謝に関与

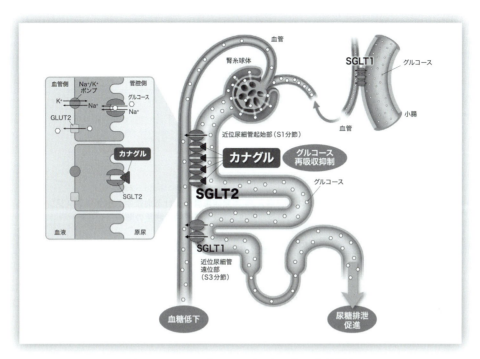

図 2-6-5 カナグリフロジン水和物の作用機序

〔田辺三菱製薬株式会社：カナグル®錠 100 mg インタビューフォーム 第 8 版（2018 年 8 月改訂）より転載〕

ヒト SGLT に対する阻害作用

SGLT2 IC_{50} 値（nmol/L）	SGLT1 IC_{50} 値（nmol/L）	選択性（SGLT1/SGLT2）
4.2±1.5	663±180	158

平均値±標準誤差（n=4）

その他の SGLT 及び GLUT サブタイプに対する阻害作用

試験系	IC_{50} 値（nmol/L）＊	選択性（対 SGLT2）
SGLT3	＞10,000	＞2,400
SGLT4	＞10,000	＞2,400
SGLT6	3,100	738
SMIT1	＞10,000	＞2,400
GLUT5	＞20,000	＞4,800
HepG2 細胞糖取り込み（主に GLUT2）	＞50,000	＞12,000
インスリン存在下でのヒト初代培養脂肪細胞糖取り込み（主に GLUT4）	6,800	1,619
L6 細胞糖取り込み（主に GLUT1）	＞10,000	＞2,400

＊有効数字 2 桁

図 2-6-6 カナグリフロジンの SGLT および GLUT サブタイプに対する阻害作用

〔田辺三菱製薬株式会社：カナグル®錠 100 mg インタビューフォーム 第 8 版（2018 年 8 月改訂）より転載〕

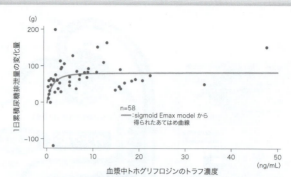

図Ⅶ－1．日本人2型糖尿病患者における血漿中トホグリフロジンの
トラフ濃度と1日累積尿糖排泄量の関係（12週時）

表Ⅶ－1．血漿中トホグリフロジンのトラフ濃度（12週時）

投与量	2.5mg n=10	5mg n=12	10mg n=12	20mg n=11	40mg n=13
血漿中トホグリフロジンのトラフ濃度	1.18±1.07 [0.672]	5.40±9.35 [2.05]	6.82±5.13 [6.36]	10.7±6.44 [11.6]	64.2±176 [13.0]

平均値±標準偏差［中央値］（ng/mL）
注）本剤の承認された1回用量は20mgである（「Ⅴ－2．用法及び用量」の項参照）。

図 2-6-7 トホグリフロジンのトラフ濃度と1日累積尿糖排泄量の関係

〔サノフィ株式会社：アプルウェイ®錠20 mg インタビューフォーム 第10版（2019年5月改訂）より転載〕

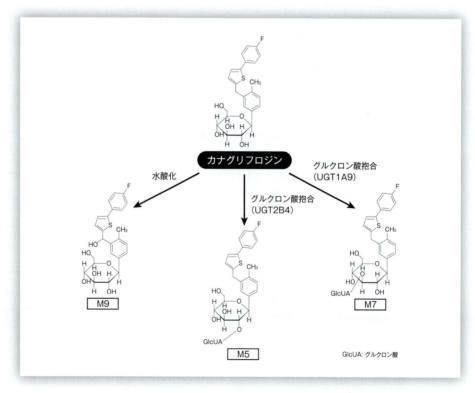

図 2-6-8 カナグリフロジン水和物の代謝経路

〔田辺三菱製薬株式会社：カナグル®錠100 mg インタビューフォーム 第8版（2018年8月改訂）より転載〕

<参考>
日本人データ
国内臨床試験（TA-7284-04 試験，TA-7284-05 試験，TA-7284-06 試験）における人年あたりの低血糖事象（低血糖症及び無症候性低血糖）の発生率のまとめは次表のとおりである。

TA-7284-06 試験の結果，併用療法における人年あたりの低血糖の事象発生率は，100mg 群 0.41，200mg[注] 群 0.39 であり，単独療法群の 100mg 群 0.19，200mg 群 0.24 と比較して，わずかに高かったが，用量依存性は認められなかった。

併用療法別ではスルホニルウレア剤（以下，SU）併用群の人年あたりの事象発生率は 100mg 群 0.84，200mg 群 0.79 と，他の併用療法群と比べて高かったが，低血糖の発現状況から SU を減量した被験者（100mg 群 7 例，200mg 群 8 例）の減量前後の人年あたりの事象発生率は，減量前 100mg 群 4.28，200mg 群 8.57 から，減量後 100mg 群 2.24，200mg 群 3.09 に低下した。SU を減量した被験者において，低血糖の有害事象を理由とした投与中止はなかった。

人年あたりの低血糖の事象発生率

	プラセボ群	カナグリフロジン群		
		100mg 群	200mg 群	100mg + 200mg 群
TA-7284-04 試験 + TA-7284-05 試験[a]	0.05	0.25	0.32	0.28
TA-7284-06 試験[b]				
単独療法	—	0.19	0.24	—
併用療法	—	0.41	0.39	—
スルホニルウレア剤	—	0.84	0.79	—
速効型インスリン分泌促進薬	—	0.32	0.20	—
α-グルコシダーゼ阻害薬	—	0.08	0.14	—
ビグアナイド系薬剤	—	0.24	0.23	—
チアゾリジン系薬剤	—	0.48	0.24	—
DPP-4 阻害薬	—	0.16	0.42	—

a) 安全性解析対象被験者数はプラセボ群で 168 例，カナグリフロジン群で 330 例
b) 安全性解析対象被験者数は単独療法で 380 例，併用療法で 919 例

図 2-6-9 カナグリフロジンとほかの糖尿病薬併用を慎重投与とする参考資料
〔田辺三菱製薬株式会社：カナグル®錠 100 mg インタビューフォーム 第 8 版（2018 年 8 月改訂）より転載〕

する酵素（CYP など）の分子種およびその寄与率，初回通過効果の有無およびその割合，代謝物の活性の有無およびその活性比などが記載される．また，本項では「トランスポーターに関する情報」「透析等による除去率に関した情報」が得られる．

8. 安全性（使用上の注意等）に関する項目

添付文書に記載される警告や禁忌，使用上の注意などに基づいて，その注意が設定された理由，解説が記載される．カナグル®錠の IF では，参考としてスルホニルウレア薬を併用したときの低血糖発生率が示され，また，スルホニルウレア薬を減量して対応した場合についても言及されている（図 2-6-9）．

9. 非臨床試験に関する項目

「Ⅵ．薬効薬理に関する項目」「Ⅶ．薬物動態に関する項目」に記載した以外の動物試験について記載する．「薬理試験」の小項目には，安全性薬理試験として，中枢神経系，自律神経系，呼吸・循環器系などに及ぼす影響が記載される．また，主たる薬理作用や作用機序ではないが，当該医薬品の本質を正しく示すために必要と考えられるものがあれば記載される．さらに，「毒性試験」として，単回投与・反復投与毒性試験，遺伝毒性試験，がん原性試験，生殖発生毒性試験，局所刺激性試験などの結果について記載される．

10. 管理的事項に関する項目

管理に関わることは添付文書に記載されているものが多いが，さらに補足されている．「患者向け資材」の項をみると，患者向医薬品ガイドやくすりのしおり®の有無がわかる．また，服用方法や自己注射の方法などほかにも患者向け資料が作成されている場合，その名称が記され，「ⅩⅢ．備考」に転載されるか，閲覧できる企業ウェブサイトが示されている．アプルウェイ®錠 20 mg では，**図 2-6-10** のような 4 ページからなる患者用使用説明書がある．また，「各種コード」の項には，厚生労働省薬価基準収載医薬品コード，個別医薬品コード（YJ コード），HOT 番号，レセプト電算処理システム用コードが記載される．

11. 文献

IF 記載の裏付けとなった出典が記載される．

12. 参考資料

「主な外国での発売状況」の小項目には，同成分を含む医薬品についての，外国で発売されている主な国名，販売名，剤形，販売企業名，発売年（または承認年），効能・効果，用法・用量，規格・容量などが記載されている．カナグル®錠の IF をみると，米国では 1 日 1 回 300 mg に増量できるなどの違いが確認できる（**図 2-6-11**）．なお，国内の治験の結果から 1 日 1 回 100 mg が至適用量と判断された経過は，審査報告書に記載されており，こちらも併せて読むとよい資料である．審査報告書は，PMDA の添付文書記載内容の検索サイトから閲覧可能である．

「海外における臨床支援情報」の小項目には，妊婦や小児等への投与に関する情報があれば記載される．アメリカ食品医薬品局(FDA)やオーストラリアの妊婦への投与に関するカテゴリー分類や，米国の添付文書，欧州製品概要(SPC)における記載情報が得られる．カナグル®錠の IF には，欧州製品概要にある妊娠(pregnancy)，授乳(breast-feeding)，妊孕性（fertility）に関しての記載が抜粋されている（**図 2-6-12**）．さらに参照と記されている追加の情報を得たい場合，図 2-6-12 の欄外に示されてい

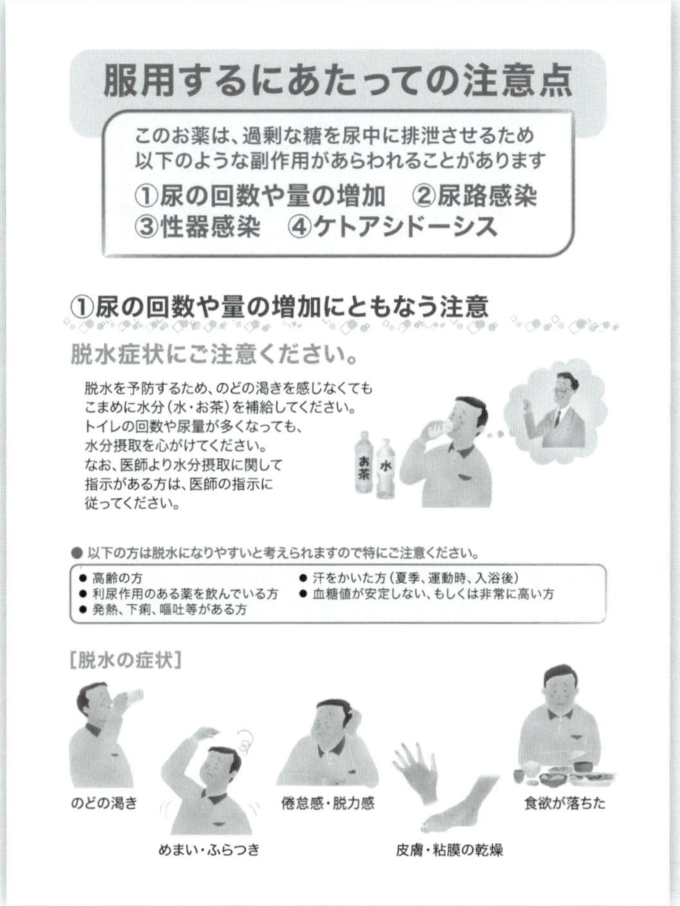

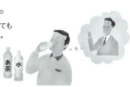

図 2-6-10 アプルウェイ®錠の患者用使用説明書 （2ページ目）

〔サノフィ株式会社：アプルウェイ®錠 20 mg インタビューフォーム 第 10 版（2019 年 5 月改訂）より転載〕

国名	アメリカ
販売名	INVOKANA
会社名	Janssen Pharmaceuticals, Inc.
承認年月	2013 年 3 月
剤形	錠剤
効能又は効果	成人 2 型糖尿病患者の血糖コントロールの改善のための食事療法及び運動療法の補助療法として適応される。
用法及び用量	本剤の推奨開始用量は、1 日 1 回 100mg 投与であり、その日の最初の食事の前に服用する。本剤の 1 日 1 回 100mg 投与に忍容性を示し、eGFR が 60mL/min/1.73m² 以上であり、かつ、追加の血糖コントロールが必要な患者には用量を 1 日 1 回 300mg に増量してもよい。

DailyMed〔INVOKANA（Janssen Pharmaceuticals, Inc.），2017 年 8 月改訂〈https://dailymed.nlm.nih.gov/dailymed/drugInfo.cfm?setid=b9057d3b-b104-4f09-8a61-c61ef9d4a3f3〉2018 年 6 月 21 日アクセス〕より

図 2-6-11 米国におけるカナグリフロジン水和物製剤の承認情報

〔田辺三菱製薬株式会社：カナグル®錠 100 mg インタビューフォーム 第 8 版（2018 年 8 月改訂）より転載〕

出典	記載内容（抜粋）
欧州製品概要（SPC）*2	4. Clinical particulars 4.6 Fertility, pregnancy and lactation <u>Pregnancy</u> There are no data from the use of canagliflozin in pregnant women. Studies in animals have shown reproductive toxicity (see section 5.3). Canagliflozin should not be used during pregnancy. When pregnancy is detected, treatment with canagliflozin should be discontinued. <u>Breast-feeding</u> It is unknown whether canagliflozin and/or its metabolites are excreted in human milk. Available pharmacodynamic/toxicological data in animals have shown excretion of canagliflozin/metabolites in milk, as well as pharmacologically mediated effects in breast-feeding offspring and juvenile rats exposed to canagliflozin (see section 5.3). A risk to newborns/infants cannot be excluded. Canagliflozin should not be used during breast-feeding. <u>Fertility</u> The effect of canagliflozin on fertility in humans has not been studied. No effects on fertility were observed in animal studies (see section 5.3).

*1. DailyMed〔INVOKANA（Janssen Pharmaceuticals, Inc.），2017年8月改訂〈https://dailymed.nlm.nih.gov/dailymed/drugInfo.cfm?setid=b9057d3b-b104-4f09-8a61-c61ef9d4a3f3〉2018年6月21日アクセス〕より
*2. eMC〔INVOKANA（Napp Pharmaceuticals Limited），2018年3月〈https://www.medicines.org.uk/emc/product/8855/smpc〉2018年6月21日アクセス〕より

図 2-6-12 カナグル®錠 IF の欧州製品概要にある妊婦への投与に関する情報
〔田辺三菱製薬株式会社：カナグル®錠100 mg インタビューフォーム 第8版（2018年8月改訂）より転載〕

る欧州製品概要の URL からアクセスすることができる（2018年12月26日時点）．

13. 備考

　これまでに記載できなかった関連資料があれば記載される．患者向けの説明資料やインフォームド・コンセントに用いる見本，配合変化一覧，関連資料を掲載している自社などのウェブサイト URL などがある．

文献

1) 日本病院薬剤師会：部・委員会等報告．日病薬誌，55：125-134，2019．
2) 日本製薬工業協会 編：医薬品インタビューフォーム作成の手引き（改訂版），平成30年11月改訂（暫定版），2018．〈http://www.jpma.or.jp/medicine/shinyaku/tiken/allotment/pdf/ifcreate.pdf〉（2019年9月6日アクセス）
3) 日本病院薬剤師会：医薬品インタビューフォーム記載要領2013．2013年4月．

7 医薬品リスク管理計画（RMP）

A 医薬品リスク管理計画（RMP）とは

　医薬品は，有効性とともに一定のリスク（副作用）を伴うものであり，リスクをゼロにすることはできないが，これを可能な限り低減するための方策を講じ，適切に管理していくことが重要となる．**医薬品リスク管理計画（Risk Management Plan；RMP）** とは，製造販売後における安全対策の一層の充実強化を図ることを目的に，**開発から製造販売後までの医薬品ごとのリスクとその対応策を1つの文書に集約したもの**である．わが国でのRMP導入の背景，適応範囲，入手方法，医療現場での活用などについて概説する．

B 導入の背景

　製造販売後に安全性の情報を収集する基本的な目的と方法論をまとめたものが，2004年11月18日に日米EUの三極で合意されたICH E2Eガイドラインである[1]．本ガイドライン策定のWorking GroupのRapporteur（委員長）は，日本の厚生労働省の代表（慶應義塾大学医学部臨床薬剤学教室 谷川原祐介教授：2019年7月現在）であり，全世界のRMPの基礎を日本がリードして策定したことは特筆すべきである．
　ICH E2Eガイドラインに基づき，2005年に欧州においてEU-RMP（EU Risk Management Plan）[2]，2007年には米国にてREMS（Risk Evaluation Mitigation Strategies）[3]として制度が始まっている．一方，わが国では2005（平成17）年9月に「医薬品安全監視の計画について」として通知[4]が発出されたものの導入には至らず，2010（平成22）年の薬害肝炎事件の検証及び再発防止のための医薬品行政のあり方検討委員会より発出された最終提言[5]が契機となり，2013（平成25）年に導入された．

C 適用範囲とその時期

　2012（平成24）年にRMP指針[6]が発出され，2013（平成25）年4月以降に承認申請がなされる新医薬品・バイオ後続品においてはRMPの提出が企業に義務付けら

れた．また，既存の医薬品でも緊急安全性情報（イエローレター）や安全性速報（ブルーレター）などの重大な安全性の懸念が判明したときにも策定が必要となる．後発医薬品の場合は，「効能又は効果」などが「RMPが公表されている先発医薬品と同一のもの」について策定が必要[7]となる．RMPの適用範囲と策定を検討するタイミングは**表2-7-1**のとおりである．2014年以降は，該当する医薬品において，RMP策定が「承認条件」となっている．

D 構成

RMPの構成は**図2-7-1**[8]のとおりであり，「安全性検討事項」「医薬品安全性監視活動」「リスク最小化活動」の3要素から構成されている．

1. 安全性検討事項

安全性検討事項とは，開発段階で得られた情報や製造販売後の副作用報告などから明らかとなったリスクのうち，医薬品のベネフィット・リスクバランスに影響を及ぼし得る「重要」なものを，「**重要な特定されたリスク**」「**重要な潜在的リスク**」「**重要な不足情報**」の3つに分類したものである（**図2-7-2**）[9]．

重要な特定されたリスク：臨床試験において医薬品との関連性が確認されている場合や製造販売後に多くの自発報告があり，時間的関連性などから因果性が示唆される場合など，医薬品との関連性に十分な根拠がある重要なリスク．

重要な潜在的リスク：非臨床試験データから予測される，または同種同効薬では認められているが，当該医薬品の臨床試験では確認されていないような，まだ医薬品との関連性が明確ではない重要なリスク．

重要な不足情報：高齢者や腎・肝機能障害患者など臨床試験の対象から除外されていた患者集団であるが，実地医療では高い頻度での使用が想定される場合など，安全性を予測する上で不足している情報のうち重要なもの（**図2-7-3**）[9]．

2. 医薬品安全性監視活動

医薬品安全性監視活動は，安全性検討事項を踏まえて，リスクに関連する情報を収集するための活動である．どの医薬品でも行われる「通常」の活動と，製造販売後の懸念事項を考慮して策定される「追加」の活動から構成される（**図2-7-4**）．副作用症例や文献情報の情報収集は「通常」の活動であり，これに加えて新医薬品で実施される「市販直後調査」や再審査・再評価申請のために実施される「使用成績調査」，「製造販売後臨床試験」などが「追加」の活動に該当する．さらに，2018（平成30）年4月の改正GPSP省令[10]の施行に伴い，医療情報データベースを活用した，「製造販売後データベース調査」が「追加」の活動として新設された（**図2-7-5**）[11,12]．

7 医薬品リスク管理計画（RMP）

表 2-7-1　RMP の適用範囲と策定を検討するタイミング

適用範囲
医療用医薬品（先発医薬品だけでなく，後発医薬品，バイオ後続品も含む）
策定を検討するタイミング
①承認申請の時点 　・新 医 薬 品：2013（平成 25）年 4 月 1 日以降に製造販売承認申請する品目 　・バイオ後続品：2013（平成 25）年 4 月 1 日以降に製造販売承認申請する品目 　・後 発 医 薬 品：2014（平成 26）年 8 月 26 日以降に製造販売承認申請する品目* ②製造販売後で新たな安全性の懸念が判明したタイミング 　（ブルーレターやイエローレターが発出されるような，安全性の懸念がある事例）

＊すべての後発医薬品が対象ではなく，RMP で公表されている先発医薬品に対する後発医薬品のうち，「効能又は効果」等が先発医薬品と同一のものについて策定

（文献 6，7 より作成）

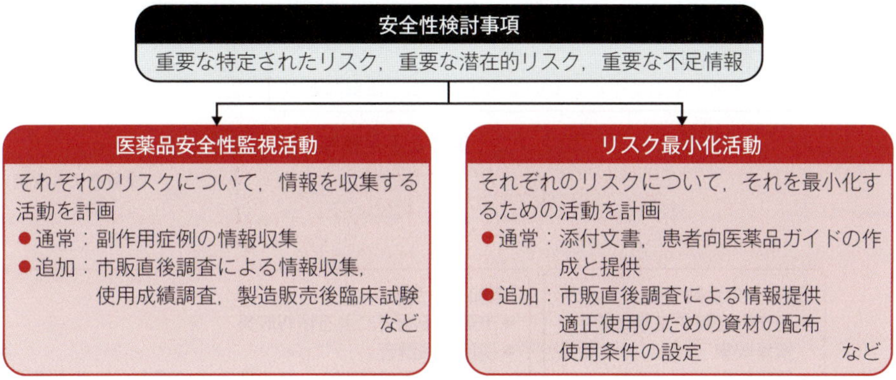

安全性検討事項
重要な特定されたリスク，重要な潜在的リスク，重要な不足情報

医薬品安全性監視活動
それぞれのリスクについて，情報を収集する活動を計画
- 通常：副作用症例の情報収集
- 追加：市販直後調査による情報収集，使用成績調査，製造販売後臨床試験　など

リスク最小化活動
それぞれのリスクについて，それを最小化するための活動を計画
- 通常：添付文書，患者向医薬品ガイドの作成と提供
- 追加：市販直後調査による情報提供　適正使用のための資材の配布　使用条件の設定　など

図 2-7-1　RMP の構成

（文献 8 より改変）

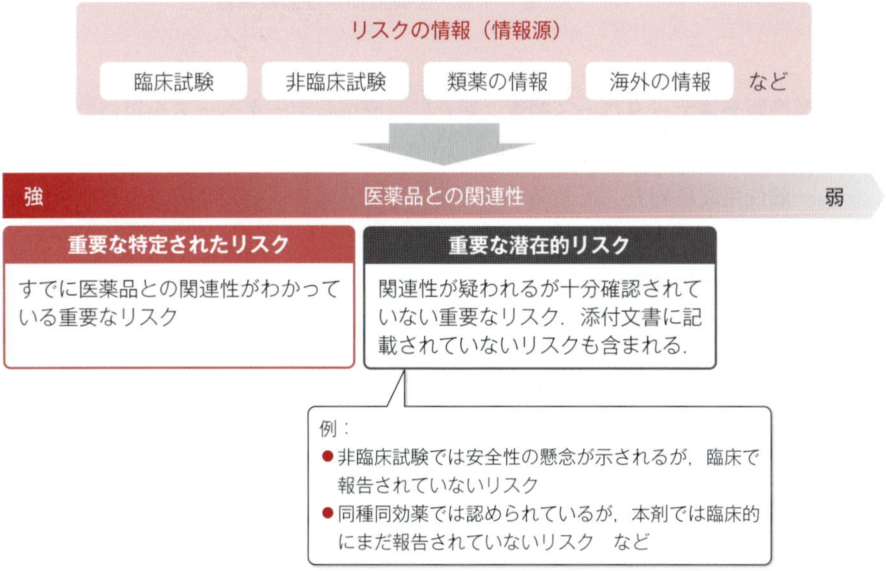

リスクの情報（情報源）
臨床試験　非臨床試験　類薬の情報　海外の情報　など

強　←　医薬品との関連性　→　弱

重要な特定されたリスク
すでに医薬品との関連性がわかっている重要なリスク

重要な潜在的リスク
関連性が疑われるが十分確認されていない重要なリスク．添付文書に記載されていないリスクも含まれる．

例：
- 非臨床試験では安全性の懸念が示されるが，臨床で報告されていないリスク
- 同種同効薬では認められているが，本剤では臨床的にまだ報告されていないリスク　など

図 2-7-2　重要な特定されたリスクと重要な潜在的リスク

（文献 9 より改変）

第2章 薬剤師が活用する医薬品の基本情報

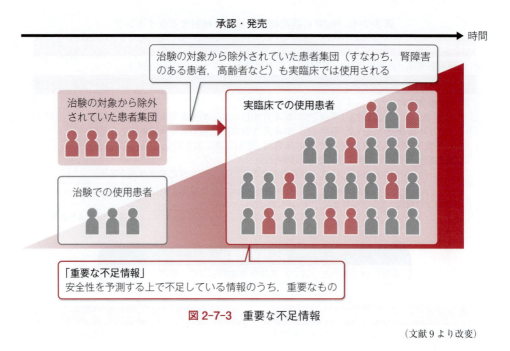

図 2-7-3　重要な不足情報

（文献9より改変）

図 2-7-4　医薬品安全性監視活動

製造販売後データベース調査：新たに医療情報データベースを用いた調査を規定するもの.
一般使用成績調査：医薬品などを使用する者の条件を定めることなく行う「使用成績調査」に名称を付すもの.
使用成績比較調査：特定の医薬品を使用する者の情報と当該医薬品を使用しない者の情報を比較することによって行う「使用成績調査」に名称を付すもの.

3. リスク最小化活動

　リスク最小化活動は，安全性検討事項を踏まえて，明らかとなっているリスクを最小に抑え，ベネフィット・リスクバランスを適切に維持するための活動である．こちらも，「通常」の活動と「追加」の活動から構成され（図 2-7-6），添付文書や患者向医薬品ガイドの作成と提供は「通常」のリスク最小化活動に該当する．「追加」のリスク最小化活動には，通常のリスク最小化活動では不十分な場合や医薬品の特

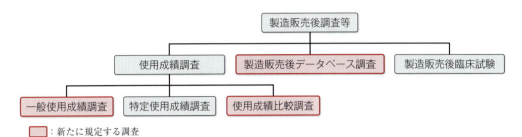

区分	細分類	定義
使用成績調査		医療機関から収取した情報を用いて，診療において，医薬品の副作用による疾病等の種類別の発現状況並びに品質，有効性及び安全性に関する情報の検出又は確認のために行う調査
	一般使用成績調査	医薬品を使用する者の条件を定めることなく行う調査（使用成績比較調査を除く）
	特定使用成績調査	小児，高齢者，妊産婦，腎機能障害又は肝機能障害を有する者，医薬品を長期に使用する者その他医薬品を使用する者の条件を定めて行う調査（使用成績比較調査を除く）
	使用成績比較調査	特定の医薬品を使用する者の情報と当該医薬品を使用しない者の情報とを比較することによって行う調査
製造販売後データベース調査		医療情報データベースを用い，医薬品の副作用による疾病等の種類別の発言状況並びに品質，有効性及び安全性に関する情報の検出又は確認のために行う調査
製造販売後臨床試験		治験，使用成績調査，製造販売後データベース調査の成績に関する検討を行った結果得られた推定等を検証し，又は診療においては得られない除法を収集するため，承認された用法，用量，効能・効果に従い行う試験

図 2-7-5　追加の医薬品安全性監視活動〔2018（平成 30）年 4 月改正の GPSP 省令施行後〕

（文献 12 より転載）

「通常」のリスク最小化運動
● 添付文書の作成と提供
● 患者向医薬品ガイドの作成と提供　　　　など

「追加」のリスク最小化運動
● 市販直後調査による情報提供
● 適正使用のための資材の配布（医療従事者向け，患者向け）
● 使用条件の設定
　流通管理，医師・施設要件の設定
　（研修プログラム，使用医師の登録），安全対策説明
　　　　　　　　　　　　　　　　　　　　　　　　　など

図 2-7-6　リスク最小化活動

性やリスクに応じて設定される．適正使用のための資材の配布や使用条件の設定などが挙げられる．追加のリスク最小化活動として作成される適正使用のため資材の一例として，医療従事者向けの「適正使用ガイド」や，患者向けの「患者ハンドブック」などが挙げられる．これらの資材には，追加のリスク最小化活動のための資材であることがわかるように，後述（→ p.105）の「RMP マーク」[13]が表示される．

このように患者の安全性を確保するために，あらゆる情報源からリスクを特定した上で，必要な情報を収集，評価，分析し，そのリスクを最小化するための活動計画を体系的にまとめた文書が RMP である．

E 行政からの情報収集

1. PMDA ウェブサイトでの RMP の公開

　RMP は，独立行政法人医薬品医療機器総合機構（PMDA）のウェブサイトに公開されている（図 2-7-7）[8, 14]．RMP は PDF 形式で，すべての公開 RMP の冒頭に概要（目次）が付されており，数十ページの RMP の安全性検討事項，医薬品安全性監視計画の概要，リスク最小化計画の概要が一覧で確認できるようになっている（図 2-7-8）[15]．

　2019 年 7 月 17 日時点で，452 品目の RMP が公開されており，検索エンジンで「RMP」と検索し，「RMP 提出品目一覧」を選択することで容易にアクセスすることができる（図 2-7-7）．なお，RMP が PMDA のウェブサイトに新規掲載された際には，PMDA メディナビ[16]（事前登録要）にて掲載の案内がある（図 2-7-9）．

2. PMDA ウェブサイトでの「RMP に紐づく資材」の公開

　2018（平成 30）年 10 月に通知[17]が発出され，RMP に基づき作成された医療従事者向け資材および患者向け資材の医療機関における利活用を促進するため，これらの資材が PMDA のウェブサイトに掲載されている．病院，薬局における薬剤師の活動において重要な情報であり，ぜひ活用していただきたい．

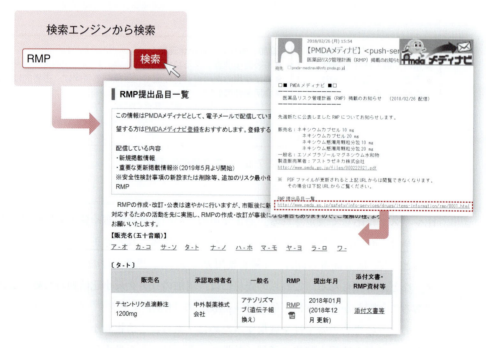

図 2-7-7　PMDA　ウェブサイト（RMP 提出品目一覧）

（文献 8 より転載）

7 医薬品リスク管理計画（RMP）

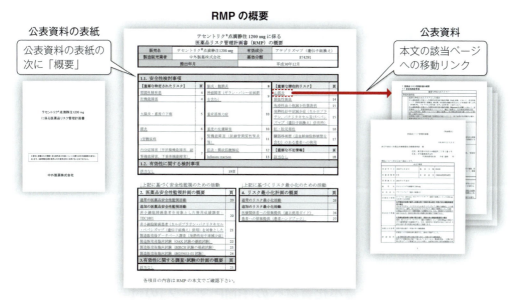

図 2-7-8 RMP の概要

〔テセントリク®点滴静注 1200 mg に係る医薬品リスク管理計画書（平成 30 年 12 月提出）より一部転載し作成〕

> 「RMP の概要」について
> 「RMP の概要」はもともと 2014 年に医療機関において活用を提案されていた取り組み[18] であった．著者の所属する日本製薬工業協会（製薬協）PMS 部会（現 PV 部会）ではその事例を参考として，日本病院薬剤師会との意見交換を経て 2015 年 5 月より，RMP の概要の業界標準モデル[19] を策定した．その 1 年後の 2016 年，「RMP の概要」が RMP の利活用に有効であることが規制当局により評価され，通知[15] の発出を経て日本の標準フォーマットとなっている．医療従事者が活用する視点に立った RMP 利活用のための仕組みが，このような産官学の連携により実現されたことは今後へ向けた一つのあるべき姿と考える．

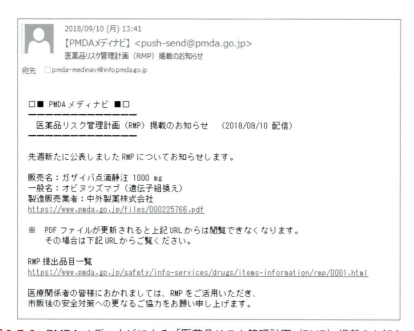

図 2-7-9 PMDA メディナビによる「医薬品リスク管理計画（RMP）掲載のお知らせ」

103

F 製薬企業からの情報収集

1. 製薬企業のウェブサイトでの公表

製薬企業のウェブサイトでもRMPや解説資料を公表している企業もあるため参照されたい.

2. MRによる情報提供

RMPについては,製薬企業の医薬情報担当者(MR)を通じた情報提供も行われている.第6章(→p.202)にて後述するが,特に新薬採用時のリスク把握の情報源としてRMPが活用されている施設もあり,MRによる情報提供が新薬採用時を中心に活用されている.

3. 追加のリスク最小化資材への「RMPマーク」の付与

RMPの「追加」のリスク最小化活動として,製薬企業は医療従事者向け資材や,患者向け資材の作成・情報提供を行っている.一方で,医療現場でのRMPの利活用が進む中,数多くの資材のうち,何がRMPに基づいて作成された資材であるか認識しづらいとの声が挙がっていた.このため,RMPにおける「追加のリスク最小化活動に基づく資材」を認識しやすくするために,2017年6月より業界の標準マーク(RMPマーク)を医療従事者向け資材や患者向け資材などに表示することになった(表2-7-2,図2-7-10)[13, 20].患者向け資材は,特に患者への服薬指導に活用したいものであるが,マークについて患者から聞かれる可能性があるため念のため留意されたい(図2-7-11).

さらに2018(平成30)年10月の通知[17]により,RMPマークの対象資材(医療従事者向け,患者向け)は,PMDAのウェブサイトに公開されている.ぜひ活用されたい.

G RMPの医療機関における利活用について

医療機関でのRMPの利活用に向けては,日本病院薬剤師会が「病院薬剤師業務への医薬品リスク管理計画の利活用について」[21]を2014(平成26)年に発出している.本指針やこれまでの文献・学会情報より,活用事例をまとめると次のとおりである.

7 医薬品リスク管理計画（RMP）

表 2-7-2　RMP マークの対象資材

RMP マークの対象資材
・製薬企業が作成した資材のうち，RMP の「追加のリスク最小化活動」に記載し，PMDA が事前に必要性・内容を確認したもの*
RMP マークがつかない適正使用のための資材の例
・事務連絡発出〔2017（平成 29）年 6 月〕[13] より前に作成された追加のリスク最小化活動に基づく資材　（→増刷や改訂，資材の定期見直しのタイミングに合わせて，RMP マークが表示される） ・RMP が存在しない製品の資材 ・動画や WEB サイトなど，紙媒体以外の追加のリスク最小化資材

＊RMP マークのない資材の中にも，企業独自の取り組みとして適正使用のために作成している資材や，必要に応じて PMDA にも了解を得ているものもある。

（文献 20 を参考に作成）

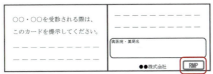

注 1　右上の市販直後調査マークは必ずしも RMP マークと同時につくわけではありません．

注 2　以上は一例です．色が異なったり，下記のような註釈がマークの下につくことがあります．
本資材は医薬品リスク管理計画に基づき作成された資材です．

マークの対象：RMP の追加のリスク最小化活動の項にて規定された資材
　　　　　　　（製薬企業が作成する医療従事者向け資材・患者向け資材）

図 2-7-10　RMP マークのイメージ

（文献 20 より改変）

患者：この冊子にある「RMP」のマークはどういう意味ですか？

薬剤師：病気やお薬に関する説明の際に患者さんにお渡しする冊子のうち，最近の医薬品などで，患者さんに特に注意してほしい内容を記載したもの＊にこの共通マークがつくようになったんです．

図 2-7-11　患者から RMP マークについて質問を受けた際の回答例

＊該当する資材は製薬企業により作成され，PMDA が事前に必要性・内容を確認する．

（文献 20 を参考に作成）

1. 新薬採用時のリスク把握の情報源としての活用

　RMPは，安全性検討事項にリスクとその根拠が記載されており，新薬採用時（ヒアリング，薬事審査委員会）のリスク把握の情報源として活用されている．参考として山口大学医学部附属病院の新薬採用時の申請書類を図 2-7-12 に示す[22]．

2. リスク最小化活動のための資材の活用（医療従事者向け，患者向け）

　製薬企業では各種資材を作成しているが，RMPの追加のリスク最小化活動に規定されている医療従事者向け資材，患者向け資材については，PMDAが事前に必要性・内容を確認しており，医薬品のリスクを最小化するために特に活用いただきたい重要なものである．該当の資材には業界の自主申し合わせで，2017年6月以降の新規作成・改訂分よりRMPマーク[13]が表示されるとともに，前述のとおり2019年4月よりPMDAのウェブサイトに掲載されているため，活用の参考にされたい．

3. 副作用モニタリングにおける RMP の活用

　創薬技術の進歩に伴い従来とは異なる特性の医薬品が登場しており，またドラッグ・ラグ解消に向け革新的な医薬品が早期承認される中，承認時の添付文書だけでは予測できない未知の副作用が製造発売直後に認められる可能性が考えられる．こうした状況を背景に，副作用の早期発見に向け，RMPを副作用のモニタリングに活用している事例も報告されている（図 2-7-13，図 2-7-14）[23-26]．報告されている事例では，電子カルテ上にRMPに基づくテンプレートを作成・登録した上で，患者より副作用のモニタリングをし，症状・副作用の状況を入力し，担当医などに共有されている．

申請書類	必要書類
・学術活動届 ・薬剤調査資料 ・薬剤概要	・添付文書　1部 ・インタビューフォーム　1部 ・「使用上の注意」の解説　1部 ・パンフレット（製品情報概要など）　1部 ・患者用薬剤情報提供文書（くすりのしおり）　1部 ・その他の文献 ・製剤見本　2個 ・RMP（概要付）製薬協ホームページ参照）（案でも可）
インタビューの有無	
原則，新医薬品*は行う （*剤形・規格追加も含む）	

図 2-7-12　新薬採用時の申請書類（山口大学医学部附属病院の事例）

（文献 22 より改変）

7 医薬品リスク管理計画（RMP）

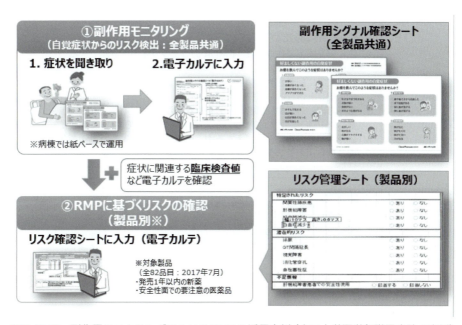

図2-7-13 副作用モニタリングにおけるRMPの活用事例（山口大学医学部附属病院の事例）
（文献23より転載）

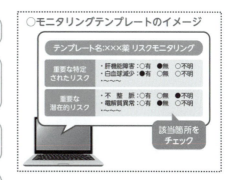

「病棟での副作用の早期発見、重篤化防止」のために
RMPをベースとした「副作用モニタリングテンプレート」を運用
（対象： ハイリスク薬*のうちRMPが作成されている薬剤）

*ハイリスク薬に関する業務ガイドライン http://www.jshp.or.jp/cont/16/0609-1.html

図2-7-14 副作用モニタリングにおけるRMPの活用事例（愛媛大学医学部附属病院の事例）
（文献23より転載）

RMP 活用にあたってのポイント

1. 主に新医薬品で作成され，PMDA のウェブサイトで確認できる
   先発医薬品の RMP が公開されており，効能効果が同一の場合，後発医薬品でも作成
2. 添付文書に記載されていないリスクも確認できる
   例：重要な潜在的リスク
3. 医療者向けの資材，患者向けの資材を確認できる（RMP マーク）
   資材は PMDA のウェブサイトにも掲載される（2019 年 4 月以降）
4. 副作用報告の重要性が増大する中，医療機関において，「新薬採用時の情報源」として，また「副作用のモニタリング」などに活用され始めている

医療機関における RMP の活用事例 →p.311 参照

免疫抑制薬の RMP 利活用事例として医療機関での患者向け資材の活用の例をマンガ形式で紹介．

文献

1) International Conference on Harmonisation of Technical Requirements for Registration of Pharmaceuticals for Human Use：ICH E2E ガイドライン Step4（ICH HARMONISED TRIPARTITE GUIDELINE PHARMACOVIGILANCE PLANNING E2E），2004.〈https://www.pmda.go.jp/files/000156732.pdf〉（2018 年 9 月 30 日アクセス）
2) European Medicines Agency：Guideline on risk management system for medicinal products for human use, 14th, 2005.〈https://www.emwa.org/Documents/Freelancer/riskmanagement/rmp%20guidelines.pdf〉（2018 年 9 月 30 日アクセス）
3) U.S. Food and Drug Administration：A Brief Overview of Risk Evaluation & Mitigation Strategies（REMS），2007.〈https://www.fda.gov/Drugs/DrugSafety/REMS/ucm592672.htm〉〈https://www.fda.gov/downloads/aboutfda/transparency/basics/ucm328784.pdf〉（2018 年 9 月 30 日アクセス）
4) 厚生労働省：医薬品安全性監視の計画について．薬食審査発第 0916001 号・薬食安発第 0916001 号，平成 17 年 9 月 16 日．
5) 薬害肝炎事件の検証及び再発防止のための医薬品行政のあり方検討委員会：薬害再発防止のための医薬品行政等の見直しについて（最終提言）．平成 22 年 4 月 28 日．
6) 厚生労働省：医薬品リスク管理計画指針について．薬食安発 0411 第 1 号・薬食審査発 0411 第 2 号，平成 24 年 4 月 11 日．
7) 厚生労働省：医薬品リスク管理計画指針の後発医薬品への適用等について．薬食審査発 0826 第 3 号・薬食安発 0826 第 1 号，平成 26 年 8 月 26 日．
8) 医薬品医療機器総合機構：医薬品リスク管理計画（RMP：Risk Management Plan）．〈https://www.pmda.go.jp/safety/info-services/drugs/items-information/rmp/0002.html〉（2018 年 9 月 30 日アクセス）
9) 中外製薬株式会社：医薬品リスク管理計画（RMP）概説．〈https://chugai-pharm.jp/content/dam/chugai/product/rmp/about/001.pdf〉（2019 年 9 月 11 日アクセス）
10) 厚生労働省：医薬品の製造販売後の調査及び試験の実施の基準に関する省令等の一部を改正する省令の公布について．薬生発 1026 第 1 号，平成 29 年 10 月 26 日．〈https://www.pmda.go.jp/files/000220767.pdf〉（2019 年 7 月 17 日アクセス）
11) 厚生労働省：「医薬品リスク管理計画の策定について」の一部改正について．薬生薬審発 1205 第 1 号・薬生安発 1205 第 1 号，平成 29 年 12 月 5 日．
12) 厚生労働省：平成 30 年度 医薬品・医療機器等安全性情報．No.355，平成 30 年 8 月 7 日．〈https://www.pmda.go.jp/files/000225266.pdf〉（2019 年 7 月 17 日アクセス）

13) 厚生労働省：医薬品リスク管理計画（RMP）における追加のリスク最小化活動のために作成・配布する資材への表示について．平成29年6月8日．
14) 厚生労働省：医薬品リスク管理計画書の公表について．薬食審査発0304第1号・薬食安発0304第1号，平成25年3月4日．
15) 厚生労働省：医薬品リスク管理計画書の概要の作成及び公表について．薬生審査発0331第13号・薬生安発0331第13号，平成28年3月31日．
16) 医薬品医療機器総合機構：医薬品医療機器情報配信サービス（PMDAメディナビ）の利用について．〈http://www.pmda.go.jp/safety/info-services/medi-navi/0007.html〉（2018年9月30日アクセス）
17) 厚生労働省：「医薬品リスク管理計画書の公表について」の一部改正について．薬生薬審発1029第1号・薬生安発1029第1号，平成30年10月29日．
18) 古川裕之ほか：医療機関は，医薬品リスク管理計画（Risk Management Plan：RMP）にどのように取り組むか？．Clinical research professionals．44：23-35, 2014．
19) 日本製薬工業協会（製薬協）：医薬品リスク管理計画書（RMP）の概要―作成と利活用に関する検討―医薬品評価委員会PMS部会タクスフォース1，2015．〈http://www.jpma.or.jp/information/evaluation/allotment/rmp2.html〉（2018年9月30日アクセス）
20) 日本製薬工業協会（製薬協）：RMPマークのご案内―追加のリスク最小化活動に基づく資材の識別に向けて―医薬品評価委員会PMS部会継続課題対応チーム（KT1），2017．〈http://www.jpma.or.jp/medicine/shinyaku/tiken/allotment/rmp5.html〉（2018年9月30日アクセス）
21) 日本病院薬剤師会医薬情報委員会：病院薬剤師業務への医薬品リスク管理計画の利活用について．平成26年12月15日．
22) 山口大学医学部附属病院薬剤部：山口大学医学部附属病院における医薬品学術活動について．2018．〈http://ds.cc.yamaguchi-u.ac.jp/~yakuzai/gakuzyutukatudou20180419.pdf〉（2018年9月30日アクセス）
23) 中外製薬株式会社：医薬品リスク管理計画（RMP）利活用事例．〈https://chugai-pharm.jp/content/dam/chugai/product/rmp/about/002.pdf〉（2019年9月11日アクセス）
24) 幸田恭治ほか：患者の安全性確保のために医薬品リスク管理計画（Risk Management Plan：RMP）を薬剤師がどのように活用するか？：副作用シグナル検出システムの構築．医療の質・安全学会誌，13：123-129，2018．
25) 髙田裕介ほか：RMPを活用した副作用モニタリング業務の構築．日本病院薬剤師会東北ブロック第8回学術大会，2018．
26) 大島幹弘ほか：DI室・病棟薬剤師と連携した医薬品リスク管理計画（RMP）を用いた副作用モニタリング業務の構築．第25回日本医療薬学会年会，2015．

第3章

薬物治療と医薬品情報

1 診療ガイドラインの役割

A 診療ガイドラインとは

　「21世紀の医薬品のあり方に関する懇談会」において,「医薬品の適正使用とは, まず的確な診断に基づき患者の症状にかなった最適の薬剤, 剤形と適切な用法・用量が決定され, これに基づき調剤されること, 次いで患者に薬剤についての説明が十分に理解され, 正確に使用された後, その効果や副作用が評価され, 処方にフィードバックされるという, 一連のサイクルである」と定義されている[1]. また, 2010（平成22）年4月30日医政発0430第1号「医療スタッフの協働・連携によるチーム医療の推進について」では,「近年, 医療技術の進展とともに薬物療法が高度化しているため, 医療の質の向上及び医療安全の確保の観点から, チーム医療において薬剤の専門家である薬剤師が主体的に薬物療法に参加することが非常に有益である」とされ, 処方の変更や検査オーダについて, 事前に作成・合意されたプロトコルに基づき, 医師等と協働して実施すること, 医師に対して積極的に処方提案すること, 薬物療法を受けている患者の薬学的管理（副作用の状況の把握, 服薬指導等）とこれに基づく処方変更の提案など, 薬剤師を積極的に活用することが可能な業務として9項目が掲げられている. すなわち, 薬剤師には, 薬物療法における医薬品の適正使用を推進することが求められている.

　これらの処方提案や効果・副作用モニタリングは, 適切な情報源をもとに進めていく必要がある. 医薬品情報源として汎用される医薬品添付文書には, 原則として, その医薬品の情報が含まれているため, 当該患者に処方されている医薬品の添付文書が, 処方提案や効果・副作用モニタリングのための最低限の医薬品情報源となるものの, 当該患者の合併症の有無や年齢, 腎機能, 肝機能に応じて, 当該症例にどのような薬物療法を提案するべきか, すなわち, 個別最適化した薬物療法を提供するには, 医薬品添付文書のみでは情報が不足していることが多く, 当該症例へ提案すべき医薬品を判断できない場合もある.

　そこで近年, 診療ガイドラインが発行され, 医療現場で多く活用されるようになってきた. この診療ガイドラインは, 日本医療機能評価機構が運営する事業であるMinds（マインズ）において,「診療上の重要度の高い医療行為について, エビデンスのシステマティックレビューとその総体評価, 益と害のバランスなどを考量して, 患者と医療者の意思決定を支援するために最適と考えられる推奨を提示する文書」と定義

されている.また,Mindsの目的として,「質の高い医療の実現を目指して,患者と医療者の双方を支援するために,診療ガイドラインと関連情報を提供すること」が挙げられており,2014年に「Minds診療ガイドライン作成マニュアルver.1.0」を公開し(2019年8月現在は2017年版が最新)[2]),同年に「Minds診療ガイドライン作成の手引き2014」が発刊された.

すなわち,診療ガイドラインとは,科学的根拠に基づいて系統的な手法により作成されたもので,臨床現場における判断材料の一つとして活用可能なものであり,薬剤師には,各種診療ガイドラインを活用した処方提案や効果・副作用モニタリングが求められているといえる.

ただし,これらの診療ガイドラインは,エビデンスに基づいて作成されたものであるため,ガイドラインに該当しない症例があることにも留意する必要がある.このようにガイドラインを適応できない患者の投与設計をする場合などは,ほかの情報源にアクセスして判断する必要がある.

B Mindsガイドラインの検索方法

2019年8月現在,Mindsガイドラインライブラリのウェブサイト(**図3-1-1**)には,494のガイドラインが登録され,うち238は最新版の本文が掲載されている.

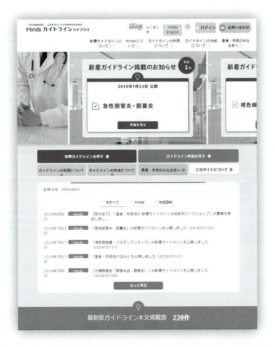

図3-1-1 Mindsガイドラインライブラリウェブサイト
〔日本医療機能評価機構:Mindsガイドラインライブラリ.
https://minds.jcqhc.or.jp/(2019年8月30日アクセス)〕

このほか，学会ウェブサイトで公開されているものや書籍として販売されている診療ガイドラインもあり，多様な疾患に対するガイドラインが発行されている．

Mindsガイドラインライブラリでは，診療ガイドラインの検索や閲覧が可能であり，一部の診療ガイドラインは最新版の全文を閲覧することも可能である．

また，これら診療ガイドラインの作成・編集をしている学会などのウェブサイトにおいて診療ガイドラインが公開されている場合もある．図3-1-2は日本循環器学会ウェブサイトに公開されている循環器病ガイドラインシリーズだが，2019年8月現在で54のガイドラインが公開されており，一部はMindsガイドラインライブラリに含まれていないガイドラインもある．

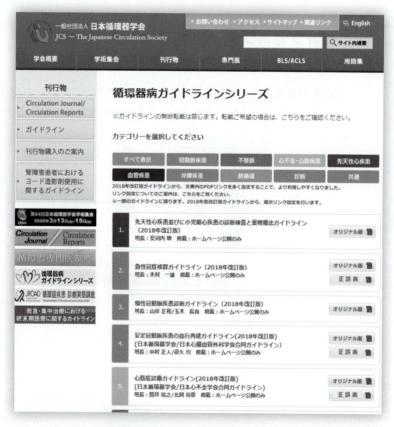

図 3-1-2　日本循環器学会ウェブサイトに公開されている循環器病ガイドラインシリーズ

〔日本循環器学会：循環器病ガイドラインシリーズ．http://www.j-circ.or.jp/guideline/index.htm（2019年8月30日アクセス）〕

C 診療ガイドラインの構成

これらの診療ガイドラインの多くは，先に挙げた「Minds診療ガイドライン作成マニュアル2017」に従って作成されており，学会等に設置されているガイドライン統括委員会において，作成・編集されている．

「高血圧治療ガイドライン2019」[3] を例にとる．本ガイドラインは序章，高血圧の疫学，血圧測定と臨床評価，治療の基本方針，生活習慣の修正，降圧薬治療などからなる14章で構成されている．エビデンスの強さが，A強：強く確信がある，B中：中程度の確信がある，C弱：確信は限定的である，Dとても弱い：ほとんど確信できない，の4段階で（**表3-1-1**），推奨の強さが，1：強く推奨（提案）する，2：弱く推奨（提案）する，推奨なし：明確な推奨ができない，の3段階で（**表3-1-2**）示されている．また，本文は，POINTとしてその項目の要点がまとめられ（**図3-1-3**），これを詳細に解説したものが記載されているほか，一部を除いてはクリニカルクエスチョン（Clinical Question；CQ）ごとにエビデンスの総括や解説が設けられており，このCQごとに推奨すべき事項が推奨の強さとエビデンスの強さとともに示されている（**図3-1-4**）．

一方，日本糖尿病学会の「糖尿病診療ガイドライン2016」[4] では，CQまたはCQ以外のquestionごとに「ステートメント」が示され，CQのステートメントで示される推奨グレードは，A（強い推奨），B（弱い推奨）のいずれかで示されている．このように，診療ガイドラインごとの作成方針によって構成や表示が異なるため，ガイドラインごとに作成方針を確認した上で，情報源として活用する必要がある．

表 3-1-1　エビデンスの強さ

エビデンスの強さ	分　類
A	強：強く確信がある
B	中：中程度の確信がある
C	弱：確信は限定的である
D	とても弱い：ほとんど確信できない

（文献3より転載）

表 3-1-2　推奨の強さ

推奨の強さ	分　類
1	強く推奨（提案）する
2	弱く推奨（提案）する
推奨なし	明確な推奨ができない

（文献3より転載）

第3章 薬物治療と医薬品情報

> **POINT 5a**
> 1. 降圧薬の脳心血管病抑制効果の大部分は，その種類よりも降圧度によって規定される．
> 2. Ca拮抗薬，ARB，ACE阻害薬，少量の利尿薬，β遮断薬を主要降圧薬とし，積極的な適応や禁忌もしくは慎重使用となる病態や合併症の有無に応じて，適切な降圧薬を選択する．
> 3. 積極的適応がない場合の高血圧に対して最初に投与すべき降圧薬（第一選択薬）は，Ca拮抗薬，ARB，ACE阻害薬，利尿薬のなかから選択する．
> 4. 降圧薬は1日1回投与を原則とするが，24時間にわたって降圧することが重要である．1日2回の投与が好ましいこともある．

図3-1-3 ガイドラインの記載例（高血圧診療ガイドライン2019）
このガイドラインでは，各章のはじめにPOINTが示され，以降，詳細な説明が記載されている．
（文献3より転載）

> **CQ5** 治療抵抗性高血圧に対してMR拮抗薬の投与を推奨するか？
>
> ▶MR拮抗薬は，治療抵抗性高血圧に対してさらなる降圧を図るための追加薬としての使用を推奨する．
>
> 推奨の強さ 2　エビデンスの強さ B

図3-1-4 Clinical Question（CQ）の記載例（高血圧診療ガイドライン2019）
臨床において生じ得る疑問（clinical question；CQ）に対する推奨が，推奨の強さとエビデンスの強さとともに記載されている．
（文献3より転載）

D　診療ガイドラインを利用する上での注意点

　診療ガイドラインは，過去のエビデンスが効率よくまとめられており，薬物療法における処方提案や効果・副作用モニタリングを遂行するための医薬品情報源として非常に有用なものであることは間違いない．

　一方，Eddyは，診療ガイドラインがカバーし得る患者は，全体の60〜95％程度であると報告している[5]．すなわち，ガイドラインで推奨されている治療を適用することが不適切な場合もあることに留意する必要があるといえる．また，診療ガイドラインとは，法的な拘束力があるものではなく，あくまで推奨するあるいは指針

を示すものであることにも十分留意すべきであると考えられる．また，通常は毎年改訂されるものではなく，作成・編集時点で未報告の情報が掲載されていない場合もあるため，ガイドラインのみから情報を収集するのではなく，その他の情報源からも収集する必要があるといえる．

文献

1) 土井 脩：「21世紀の医薬品のあり方に関する懇談会」の提言を振り返る．医薬品医療機器レギュラトリーサイエンス，45：336-337，2014．
2) 小島原典子ほか 編：Minds 診療ガイドライン作成マニュアル 2017．日本医療機能評価機構 EBM 医療情報部，2017．
3) 日本高血圧学会高血圧治療ガイドライン作成委員会 編：高血圧治療ガイドライン 2019．ライフサイエンス出版，2019．
4) 日本糖尿病学会 編：糖尿病診療ガイドライン 2016．南江堂，2016．
5) Eddy DM：Clinical decision making：from theory to practice. Designing a practice policy. Standards, guidelines, and options. JAMA, 263：3077-3084, 1990.

2 EBM

A EBMとは

　1990年代より，根拠に基づく医療（evidence-based medicine；EBM）という概念が提示され始めた．このEBMは，それぞれの医療従事者の経験を中心にその患者に適していると思われる医療を提供するのではなく，その患者に提供すべき医療を選択するに当たって必要とされる科学的な根拠（エビデンス）を収集，評価し，これらの情報をもとに患者に提供すべき医療を選択，適用していくというものであり，臨床疫学的研究手法を実際の診療に応用したものである．

　このEBMは，単にその患者にマッチしたエビデンスを収集し，それを適用するものではない．多様な患者が相手の医療では，エビデンスと一致した症例がある一方，収集したエビデンスと条件が異なる患者に医療を提供することも少なくない．EBMとは，その時点での最良のエビデンスを解釈した上で，その患者の病態や背景，価値観などを考慮しながら適用していく医療といえる．すなわち，それまでの臨床研究によって積み重ねられたエビデンスからその患者の診療に適用可能と思われるエビデンスを探し出し，これに医療従事者自らの経験などに基づく臨床的な能力を統合しながら，現時点でその患者に最も適していると思われる医療を提供するものである．このため，単にガイドラインを遵守した医療を提供することではないことに留意する必要がある．

B EBM実践のための5つのステップ（表3-2-1）

1. 患者の問題の定式化

　EBMにおけるステップ1は，当該患者に生じている問題（疑問）を明確にすること，すなわち，クリニカルクエスチョンへの変換である．患者の問題（疑問）の定式化のため，PICO（あるいはPECO）という形式が用いられることが多い（表3-2-2）．PICOに沿って，P（patients：患者）には，どんな疾患をもった患者か，I（intervention：介入）あるいはE（exposure：曝露）には，どんな治療を適用するのか，C（control：比較する対照群）には，どんな治療と比べて，O（outcome：結果，転帰）には，治療効果や生存率はどうなるか，というように定式化すると，問題点や

表 3-2-1　EBM における 5 つのステップ

ステップ	内容
ステップ 1	患者の問題の定式化
ステップ 2	問題についてのエビデンスの収集
ステップ 3	エビデンスの批判的吟味
ステップ 4	エビデンスの患者への適用
ステップ 5	1～4 のステップの自己評価

表 3-2-2　クリニカルクエスチョンの構成要素（PICO/PECO）

PICO/PECO	内容
P：Patients	対照とする患者
I：Intervention or E：Exposure	介入 / 曝露
C：Control	比較する対照群
O：Outcome	結果，転帰（治療効果や生存率など）

疑問点がわかりやすくなるといわれている．

2. 患者の問題についての科学的根拠（エビデンス）の収集

　PICO に沿った問題点が定式化された後，これを解決すると思われる科学的根拠（エビデンス）を収集する．この情報源としては，原著論文，データベース，教科書，医薬品添付文書，診療ガイドラインやインターネットなど，さまざまなものがあるが，目的に応じた情報源から情報を収集する必要がある．例えば，診療ガイドラインが発行されている疾患に罹患した患者で，その他の合併症や既往歴，アレルギー歴，社会的・身体的特徴も見当たらないという患者の場合は，診療ガイドラインの情報にアプローチすると，問題点を解決し得る情報を収集できる可能性が高いと思われる．一方，同じく診療ガイドラインが発行されている疾患に罹患した患者が，その疾患に禁忌とされる医薬品が第一選択薬となる別の疾患を合併していた場合は，診療ガイドラインから得られる情報だけでは不十分であり，ほかの情報源から情報を収集する必要が生じてくるかもしれない．このように，解決しようとしている問題点に応じた情報源にアクセスし，情報を収集する必要がある．一般的に，臨床で生じる問題点には，「治療や予防（therapy/prevention）」「診断（diagnosis）」「予後予測（prognosis）」「発症機序（etiology/harm）」に分類できるとされ，それぞれの問題点を解決するために有用な臨床研究手法は，**表 3-2-3** に示すとおりとされている．

表 3-2-3　問題点を解決するために有用な臨床研究手法

臨床で生じる問題点	有用な臨床研究手法（数字は優先順位）
治療や予防	①ランダム化割付比較試験やメタアナリシス，②コホート研究
診　断	①ゴールド・スタンダードと比較する前方視的試験
予後予測	①コホート研究，②ケースコントロール研究
発症機序	①コホート研究，②ケースコントロール研究

3. 科学的根拠(エビデンス)の批判的吟味

　問題点を解決するための情報を収集した後は，得られた情報のチェック＝批判的吟味を行う．この批判的吟味とは，単に得られた情報の正否を確認するのではなく，その情報の信頼性や妥当性を客観的に評価することをいう．例えば，収集した一次資料の研究方法を確認し，対照群と治療群，それぞれの患者群に偏り（バイアス）はないか，被検者の除外基準が妥当かどうか，統計解析は適切な手法が選択されているか，結果に交絡因子は関与していないか，などを確認していく作業になる．このため，批判的吟味を行うためには，統計学，生物統計学に関する基礎的な知識，測定されたデータの種類に沿った検定方法への理解，選択された統計解析手法で生じ得る誤りの可能性など，医学統計に関する幅広い知識が必要となる．このように，収集した情報のもとになる臨床研究の手法などに問題がなかったかについてを内的妥当性と呼んでいる．

4. 科学的根拠(エビデンス)の患者への適用

　情報の批判的吟味が終了したら，これまでのステップで収集してきた情報を患者に適用できるかどうか検討する．得られた情報源の被検者と当該患者が，ほぼ同じ背景を有しており，問題なく適用できるという場合と，得られた情報源の被検者と当該患者に背景などの不一致があり，適用してよいかどうか判断が難しい場合もある．Haynesらは，ステップ3までに得られた情報を患者に適用するかどうかを決断するための要素として，患者の臨床状態と状況（clinical state and circumstances），患者の好みや行動（patients' preferences and actions），研究により得られたエビデンス（research evidence）および臨床経験（clinical expertise）の4つの視点を考慮すべきであると報告している（図3-2-1）[2]．すなわち，EBMを実践するためには，ステップ3までで得られた情報を適用するだけではなく，得られた情報をもとに，当該患者の臨床症状や主観を加味した上で，自らが培ってきた臨床経験を適応させながら，当該患者に最適と思われる医療を提供することが必要となる．このため，このステップ4では，ステップ3までに収集してきた情報とは別の手段を適用することもあり得る．

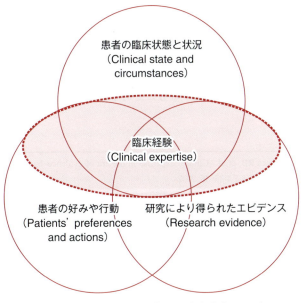

図 3-2-1　エビデンスに基づく臨床決定のモデル
(文献1より改変)

5. 1〜4のステップの自己評価

　ステップ4で患者に適用したら，それまでにステップを自身で振り返る（フィードバック）．適用した結果，患者の臨床状態はどのように変化したか，有効性や安全性に関する新たな問題点は生じていないかなどを考え，必要に応じてもう一度ステップ1に戻り，問題点を定式化し，情報の収集，批判的吟味を経て，患者に適用し，これをまた振り返る．すなわち，EBMのプロセスは，PDCA（plan-do-check-act）サイクルと非常に似ており，1サイクル回せば終わりというものではなく，これらのサイクルを継続していく必要があるということを示している．

C　物語に基づく医療（NBM）

　EBMの手法を用いて最善と思われる医療を提供しても，当然のことながらすべての症例で期待される効果が得られるというわけではない．また，一部の難治性疾患や重症例などといった，エビデンスとなる情報が不十分な疾患を抱えた患者へのEBMの適用が困難な場合もある．
　近年，患者の疾患や重症度，臨床疫学的な根拠のみならず，患者との対話を通じて得られる病気になった理由や経緯，病気や治療についての考え方といった「物語」から，医療従事者が病気の背景や人間関係を理解し，患者の抱えている問題に対して全人的（身体的，精神・心理的，社会的）にアプローチしていこうとする臨床

手法として，物語に基づく医療（narrative-based medicine；NBM）が提示されている．このNBMは科学的なエビデンスよりも患者との対話を重視した医療であるため，EBMとの関係性についてさまざまな議論がなされており，EBMとNBMは理論的には対立関係にあるものの，EBMの実践にもNBMの概念は含まれており，両者はそれぞれを補完するものであるという意見もある．今後の動向に注目したい．

文献

1) Haynes RB, et al：Clinical expertise in the era of evidence-based medicine and patient choice. BMJ Evid Based Med, 7：36-38, 2002.
2) 神田善伸：ゼロから始めて一冊でわかる！みんなのEBMと臨床研究. 南江堂, 2016.

3 生物統計

A 医療統計

　実際に医療現場において，患者や医療スタッフからの問題を解決するために，医薬品情報を検索する機会は多い．特に，有効性や安全性に関する問題を検討する場合には，臨床研究を適切に理解することが求められる．臨床研究には対象集団の特徴が記述され，その対象集団について解析し，どのような結果が得られたかについて要約されている．この中から，結果を適切に解釈することと同時に，示された数値に関連するバイアス（実際に結果を歪めるもの）の影響はどの程度かといった吟味も必要になる．ここでは，医療統計学の詳細を述べるのではなく，臨床研究の結果を理解するために，結果のまとめ方が適切であるか，解析方法や得られた結果が妥当なものであるかを検討するために必要な，基本的な医療統計学の知識や関連するバイアスに関する考え方について，実例を踏まえて解説する．

1. 研究仮説と対象患者の背景情報

　血圧コントロールに関して，収縮期血圧を 140 mmHg 未満にコントロールする群（標準治療群）と 120 mmHg 未満にコントロールする群（強化療法群）の 2 群に，高血圧に関する薬物治療をランダムに割り付けて，これらの 2 群間でアウトカム（心血管疾患の発生や死亡，脳卒中など）の発生に違いが認められるかを検討したランダム化比較試験[1]を例に考える．

　研究には必ずその中で明らかにしたいことがあるので，研究者は研究仮説を立てて，研究仮説を検定することで検討していくことになる．この研究では，標準治療群と強化療法群におけるアウトカムの発生を比較している．例えば，標準治療群よりも強化療法群の方がイベントの発生が少ないとする仮説（対立仮説）を検証するため，まず標準治療群も強化療法群もアウトカムの発生を減少させる効果に差がないとする帰無仮説を考える．帰無仮説が正しいとする条件のもとで，観察される 2 群間での違いに関する確率（p 値）が計算されるが，p 値は小さければ小さいほど帰無仮説が間違っている可能性が高くなる．一般的に p 値は，あらかじめ定めた有意水準（α レベル）と呼ばれる値よりも小さい場合に統計的に有意な違いがあると解釈される．この α レベルの値には，一般に 5%（0.05）や 1%（0.01）が用いられることが多い．p 値が 0.05 より小さいと，差がないとする帰無仮説が棄却され，対立仮説

が支持されることになる．

B 第一種の過誤（αエラー）と第二種の過誤（βエラー）

表3-3-1は，事実と検定の結果との関係を示したものである．第一種の過誤は，帰無仮説が正しいにもかかわらず，帰無仮説を棄却する誤りのことである．つまり，誤って2群間に差があるとする対立仮説を支持してしまうことになる．第二種の過誤は，帰無仮説が正しくない，つまり，対立仮説が正しいにもかかわらず，帰無仮説を棄却しない誤りのことである．これに関する覚え方としては，「アワテンボウのα，ボンヤリのβ」というのがよく知られている．

この研究の対象集団の特徴の一部を表3-3-2に示した．この研究の対象集団はど

表3-3-1 第一種の過誤と第二種の過誤の関係

事　実	検定の結果	
	帰無仮説を採択	帰無仮説を棄却
差がない	正しい判断	誤った判断（帰無仮説を誤って棄却） （第一種の過誤：αエラー）
差がある	誤った判断（誤って帰無仮説を棄却しない誤り） （第二種の過誤：βエラー）	正しい判断 $1-\beta$（検出力）

（文献2を参考に作成）

表3-3-2 研究に参加した対象患者の特徴

特　徴	強化療法群（$n=4,678$）	標準治療群（$n=4,683$）
年　齢	67.9 ± 9.4	67.9 ± 9.5
75歳以上	79.8 ± 3.9	79.9 ± 4.1
女　性	1,684（36.0%）	1,648（35.2%）
ベースライン時の血圧		
収縮期血圧（mmHg）	139.7 ± 15.8	139.7 ± 15.4
拡張期血圧（mmHg）	78.2 ± 11.9	78.0 ± 12.0
喫煙状況		
非喫煙	2,050（43.8%）	2,072（44.2%）
喫煙の経験	1,977（42.3%）	1,996（42.6%）
現在喫煙	639（13.7%）	601（12.8%）
欠測値	12（0.3%）	14（0.3%）
心血管疾患	940（20.1%）	937（20.0%）
慢性腎臓病	1,330（28.4%）	1,316（28.1%）
スタチン*	42.6%	44.7%
アスピリン	51.6%	50.4%

＊：±は平均値±標準偏差．スタチン（$p=0.04$）を除いて2群間に統計的に有意な違い（$p<0.05$）は認められなかった．

（文献1より改変）

のような集団であるのかを理解することが必要である．つまり，どのくらいの年齢の集団で，性別の割合はどのくらいで，さらに，結果に影響を与えるような併存疾患や併用薬の使用といったいくつかの要因について，2群間で違いは認められていないかを確認することが重要である．論文に示された患者背景（baseline characteristics）に関する情報からアウトカム（結果）に影響を与え得る因子に2群間で違いが認められる場合には，得られた結果を慎重に解釈する必要がある．

C サンプルサイズ

　サンプルサイズとは，研究の実施に必要な症例数のことである．実際に研究を行う場合には，明らかにする研究仮説を明確にすることに加え，実際にどのくらいのサンプルサイズで研究を行えば，設定した仮説についての検討が可能かについてあらかじめ検討される．論文の中では，"Statistical Analysis（統計解析）"の項に関する箇所に記載されることが多い．この強化療法群と標準治療群の2群で比較する研究の場合には，9,250例あれば88.7%の検出力（帰無仮説を棄却する確率）をもつと記載されている．

　通常，多くの研究では比較群におけるイベントの発生がどのくらいかを踏まえ，例えば $\alpha = 0.05$，検出力（$= 1-\beta$）$= 80\%$，見出したい差（相対危険度が2.0など）をもとに決められる．検出力が80%ということは，帰無仮説が棄却され，対立仮説を採用する可能性が80%となる．検出力については，80%や90%としてサンプルサイズが計算されることが多い．比較群における発生割合が同じと仮定すると，見いだしたい差が小さい（相対危険度が1.2など）場合には，研究に必要なサンプルサイズは大きくなり，見いだしたい差が大きい（相対危険度が3.0など）場合には，サンプルサイズは小さくなる．

　あらかじめ検討した研究に必要なサンプルサイズと研究の実施可能性を踏まえ，研究を実施する前に必要な倫理審査を受けて承認を得た後に研究が行われる．事前に想定したサンプルサイズを達成できないことも起こり得るので，あらかじめ考えていたサンプルサイズと最終的にその研究で実際に検討された症例数について，確認が必要な場合がある．

D データの種類（質的データと量的データ）

　研究仮説を検討するために研究を行い，研究がどういった対象集団で行われたかは研究結果の箇所に示される．もう一度，**表3-3-2**に示したデータに戻って，データを示す変数に着目する．質的データは，数値ではないもの，つまりカテゴリ変数

のことである．例えば，**表3-3-2**でいうと，性別や喫煙状況に関する分類に当たる．特に，2値（あり：1，なし：0）で示したものについては，2値変数といわれる．性別のように分類の順序に意味をもたない場合を名義尺度，喫煙状況の分類のように順序に意味をもつ変数は順序尺度といわれる．3つ以上に分類されるものについては，順序のあるものと，ないものがある．

量的データは，数値として意味のある変数で，連続量（測定して得るもの）や離散量（単に数えて得られるもの）がある．**表3-3-2**の年齢や血圧の値は連続量だが，心血管疾患については，対象患者がベースラインの時点での併存疾患としてもっていたかどうかの人数なので離散量となる．

E データの示し方

量的データを要約する場合には，観察された数をカウントして示される．このカウントしたものが頻度であり，**表3-3-2**の（ ）内に示された割合は，円グラフや棒グラフなどで示されることが多い．**表3-3-2**の喫煙状況の部分に関して，頻度分布で示したものが**図3-3-1**になる．また，頻度分布としてよく用いられるものに，ヒストグラムがある．架空の年齢分布に関するヒストグラムの例が**図3-3-2**である．

よく用いられる統計量として平均値（mean）や中央値（median），最頻値（mode）がある．平均値はデータのばらつきの程度を示す標準偏差（standard deviation；SD）とともに示されることが多く，中央値は四分位範囲（interquartile range；IQR）や範囲（range）とともに示されることが多い．平均値や中央値は一般的にそこで観察された値の傾向を示すので，対象集団がどのような特徴をもつ集団で構成されているのかに関する理解の助けとなる．**表3-3-2**から，両群がどのような年齢で，どのよ

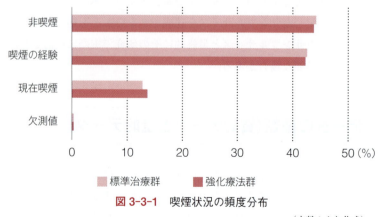

図3-3-1 喫煙状況の頻度分布

（文献1より作成）

うな性別や合併症などで構成されている集団かを具体的にイメージすることが可能となる．

平均値は単純に値の合計を全体の値で割ったものであり，中央値は観察された値を順番に並べたときの真ん中の値のことである．最も頻繁に観察された値が最頻値である．四分位範囲は，分布の真ん中の50％の範囲を示すものであり，範囲は最も単純に最小値から最大値を示したものである．

平均値と中央値，最頻値との関係は**図 3-3-3** に示したとおりである．左右対称（symmetrical）な分布の場合には，平均値と中央値，最頻値は等しくなる．一方，歪んだ（skewed）分布の場合（左側あるいは右側に歪んでいる場合）に集団の特徴を記述するには，平均値よりも中央値を示す方がより中心的な傾向を表すことになる．臨床研究の中では，分布を考慮して中央値と四分位範囲が示されることもあるし，投稿する雑誌の慣例などから平均値と標準偏差が示されることもある．

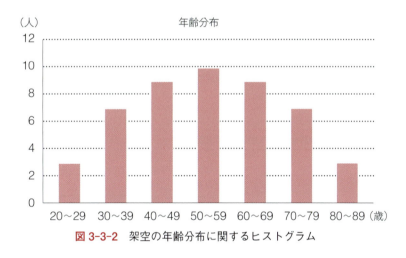

図 3-3-2　架空の年齢分布に関するヒストグラム

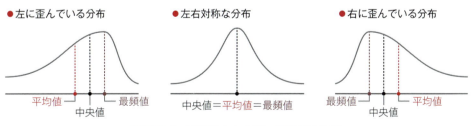

図 3-3-3　平均値と中央値，最頻値の関係

（文献3を参考に作成）

F 対象集団はどのような集団から抽出された集団か

　図3-3-4に，この研究の対象患者のソース集団と解析に含まれた人数が示されている．この図からもともとのソース集団がどのくらいの規模であるか，その中から研究の除外基準や組み入れ基準に合致した対象患者がどのくらいになったかといった，最終的な対象集団に治療がランダムに割り付けられたかに関するプロセスを確認することができる．研究の対象集団を選ぶプロセスを明確にすることは，対象集団を選ぶことによって生じる選択バイアスについての検討を可能にすることである．

　表3-3-2から，最終的な研究の対象集団についての特徴が，比較する2群間で異なっていないかを検討することは重要である．表3-3-2の脚注にスタチンの使用割合については，強化療法群よりも標準治療群で統計的に有意に（$p<0.04$）使用割合が高いことが記載されている．ランダム化比較試験のデザインを採用した研究であっても，偶然に比較する2群間で年齢や併存疾患，併用薬などの一部に違いが認められることがある．2群間で有意な違いが認められている場合には，この因子が結果に影響を与えているかを検討する必要がある．

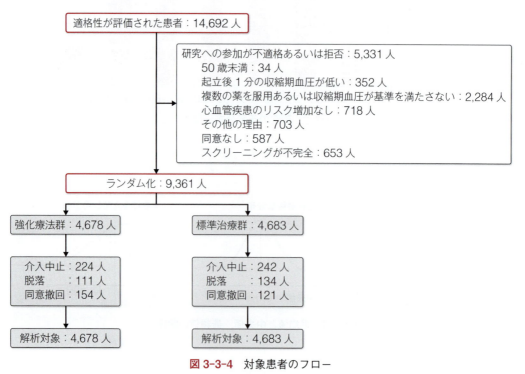

図 3-3-4 対象患者のフロー

適格性，ランダム化と追跡介入中止は参加者の試験治療の中止を示すが，同意撤回や脱落にはならなかった．

（文献1より転載）

スタチンは心血管疾患を予防することが知られている．この研究の主要評価項目のアウトカムには，心筋梗塞や急性冠症候群の発生が含まれている．結果については後述するが，強化療法群の方が標準治療群に比べて主要評価項目のリスクを下げる結果が得られているので，今回の場合にはスタチンの使用割合が2群間で異なることによる影響は，結果を解釈する上でそれほど問題にならないのかもしれない．しかし，仮に標準治療群の方が主要評価項目に対してイベントの発生を低下させるといった有効性が認められていた場合には，スタチンの影響を無視することはできない可能性がある．

G　発生の指標と効果の指標

臨床研究の結果を解釈するために必要な結果に示された割合の比や差で示される発生の指標，効果の指標を理解するために，表3-3-3をみていく．表3-3-3は強化療法群と標準治療群のプライマリアウトカムの発生を比較した結果を示したものである．その臨床研究において最も関心のある事項が，主要評価項目やプライマリアウトカム（primary outcome）といわれ，副次的に関心のあるものが副次的評価項目やセカンダリアウトカム（secondary outcome）として評価される．したがって，根拠

表3-3-3　プライマリアウトカムの発生に関する結果

	強化療法群	標準治療群
対象患者数 （観察時間の合計）	4,678 （14,727pys）	4,683 （14,566pys）
プライマリアウトカム[*1]		
人　数	243	319
発生割合	0.052	0.068
発生率	0.017	0.022
リスク差（95% CI）[*2]	−0.016（−0.026 〜 −0.007）	
率差（95% CI）[*2]	−0.005（−0.009 〜 −0.002）	
相対危険度（RR）		
リスク比（95% CI）[*2]	0.763（0.65 〜 0.90）	
率比（95% CI）[*2]	0.753（0.64 〜 0.89）	
相対リスク減少[*3]（RRR）	0.24	
絶対リスク減少[*3]（ARR）	0.016	
治療必要数（NNT）[*3]	62.5	

pys：人－年（person-years），CI：信頼区間（confidence interval）
＊1：心筋梗塞や急性冠症候群，脳卒中，心不全，心臓死のいずれかの最初の発生．
＊2：95% CIは著者計算．
＊3：発生割合をもとに著者計算．

（文献1より改変）

に基づいた医療（evidence based medicine：EBM）のコンテクストでいわれる真のアウトカム（エンドポイント）や代用のアウトカムが，その臨床研究におけるプライマリアウトカムと一致しているとは限らないことに留意する必要がある．

1. 有病割合と発生割合，発生率

　割合には，ある時点の対象集団における関心のある疾患などの割合を示す有病割合と関心のあるイベントを発生し得る対象集団（at riskの集団）における新たなイベントの発生を示す発生割合がある．有病割合には，関心のあるイベントが新たに発生したものと，もともと以前よりもっていたイベントの両方が割合を求める分子としてカウントされる．疾患の割合のみならず，関心のある医薬品の使用については，薬剤の使用割合として求められる．

　発生の指標には，発生割合と発生率がある．発生割合は incidence proportion, risk といわれる．**表 3-3-3** に示した強化療法群におけるプライマリアウトカムの発生割合は 0.052（= 243 / 4,678），同様に標準治療群における発生割合は 0.068（= 319 / 4,683）であることがわかる．この研究の対象患者を選択する際の除外基準の一つには，脳卒中の既往が含まれているので，すでにアウトカム（脳卒中）を発生した患者についてはあらかじめ除外されている．このため，**表 3-3-3** で示されている割合に関する値が発生割合であると理解できる．通常，臨床研究では関心のあるイベントの新たな発生がどのくらいであるかといった発生割合に主な興味があるので，この値が示される．一方，例えば現時点におけるわが国の糖尿病の患者はどれくらいかを知りたい場合や，糖尿病患者の人数を把握して，それに対してどのくらいの医療ニーズがあるかを検討するなどの場合には，有病割合の方が有用な指標となり得る．

　発生率（rate または incidence rate）は，対象患者の観察時間の合計に占める関心のある新たなイベントの発生件数を計算することで求めることができる．**表 3-3-3** に示した強化療法群におけるプライマリアウトカムの発生率は 0.017（= 243 / 14,727），標準治療群における発生率は 0.022（= 319 / 14,566）であり，発生割合と異なる発生率の分母は，各群の対象患者の観察時間の合計となっている点に注意が必要である．これらの発生率はそれぞれ，17 / 1,000 人年，22 / 1,000 人年と記載することも可能である．

　発生率の求め方について理解を深めるために，**図 3-3-5** に患者 A ～ D の 4 人におけるイベントの発生率の例を示した．分母は，曝露あり群も曝露なし群のいずれも対象者の観察時間の合計である．**図 3-3-5** の曝露なしの観察時間の合計は 5 人年となる．仮に 1 人を 5 年間追跡しても，5 人を 1 年ずつ追跡しても同じ 5 人年となる．また，年の単位だけではなく，日や時間を単位にすることもある．最終的には，どのような形で結果を示すことが，最もわかりやすいかということによるのかもしれない．

　医薬品の使用と副作用の発生との関係を検討するために市販後に行うコホート研

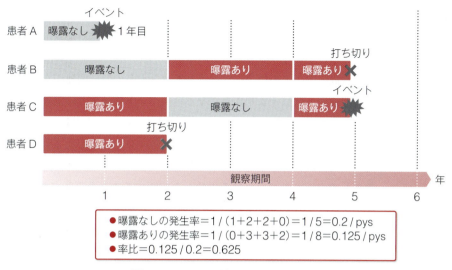

図 3-3-5　人−年法による発生率の例

究では，曝露の状態が変更になることがある．例えば，肺炎球菌による肺炎を疑いペニシリン系の抗菌薬で治療を開始したが，その後マイコプラズマ肺炎の可能性が高くなりマクロライド系の抗菌薬に変更して治療を行うことや，LDLコレステロールの低下作用が比較的マイルドなスタチンで治療を開始したが，LDLコレステロールの値があまり低下しなかったのでストロングスタチンに変更して治療を行うことは，割とよくある状況と思われる．このような状況のもとで，医薬品の使用と副作用の関係を検討する場合，ペニシリン系の抗菌薬の使用者やストロングスタチンの使用者といった人単位で曝露の状態を区分することは困難である．このような場合，人−年（person-years；pys）法が有用である．ペニシリン系抗菌薬を使用した期間とマクロライド系抗菌薬を使用した期間，マイルドなスタチンを使用した期間とストロングスタチンを使用した期間というように，各曝露の期間をそれぞれ区別して発生率を求めることがよく行われている．**表 3-3-3** に示したようなランダム化比較試験では，どちらか一方の曝露が割り付けられた対象者が，両方の曝露を受けるという可能性は極めて低いが，観察研究では非介入の日常診療下で行われており曝露の変化は患者の状態により起こり得るので，適切に曝露の期間を区別することが重要になる．実際に，副作用の発生との関係を検討する場合には，医薬品の使用期間についてもどのような区切り方が適切かについて，十分な検討が必要である．

H　効果の指標としての相対危険度（リスク比や率比）

表 3-3-3 に示した相対危険度（relative risk；RR）のうち，リスク比（risk ratio）は強化療法群と標準治療群それぞれの発生割合の比であり，それぞれの発生率の比が

率比（rate ratio）である．単に相対危険度として示されている場合に，それがリスク比あるいは率比のどちらを表しているのかについては，前後関係からどちらを意味しているのかを読み取る必要がある．

相対危険度が1の場合には曝露とイベントとの間に関連がなく，イベントの増加との関連があれば1より大きくなり，イベントの減少との関連があれば1より小さくなる．**表3-3-3**に示した結果の場合，リスク比も率比もいずれも0.8程度であり，95％信頼区間（95％ confidence interval；95％ CI）に1.0が含まれないことから，この違いは統計的に有意な違いがあると解釈できる．もちろん，論文の結果の欄にp値そのものが示されていればその値から判断することも可能である．最近では，p値を示すことよりも95％ CIが示されることが多い．単に95％ CIに1.0を含む場合には，統計的に有意ではないことを意味すると暗記するのではなく，比の指標なのか差の指標なのかを理解することが必要である．

統計的に有意かどうかの理解に加え，実際の臨床上のインパクトについても意識することが重要である．比の指標の場合，本臨床研究のような0.76 = 0.052 / 0.068と，0.76 = 0.000052 / 0.000068が相対危険度としては同じ値になるからである．この場合には，2群の発生割合がかなり異なることに注意が必要であり，得られた結果が臨床的に与えるインパクトも異なることが予想される．

I リスク差（寄与危険度）と率差

2群間の発生割合の差をリスク差あるいは寄与危険度といい，2群間の発生率の差が率差である．リスク差や率差の場合には，95％ CIに0が含まれるか否かで統計的に有意な違いがあるかどうかを判断する．2群間でリスク差や率差が等しければその値は0になる．統計的に有意な違いが認められるかの判断に95％ CIを解釈する際には，何を効果指標に用いているかに注意する必要がある．

J 相対リスク減少と絶対リスク減少，治療必要数

表3-3-3に示された相対リスク減少（relative risk reduction；RRR）は，1 − RR（risk ratio）で求めることができ，1 − 0.76 = 0.24となる．絶対リスク減少（absolute risk reduction；ARR）は，リスク差の絶対値をとったものなので，0.016となる．治療必要数（number needed to treat；NNT）は，ARRの逆数をとったものなので1 / ARR = 1 / 0.016 = 62.5となる．

単に発生割合や発生率がどのくらいかという場合には発生の指標についての理解が必要であるが，強化療法群は標準治療群に比べてどの程度の効果をもつのかに関

する情報を理解するためには，効果の指標について理解しておくことが重要となる．臨床研究の結果に示されるかどうかにかかわらず，これらの指標を踏まえて医薬品に関する情報を伝えることが必要な場合もある．例えば，相対危険度は約 0.8（リスク比 0.763 / 率比 0.753）であったので，標準治療群での発生を 1（100％）とすると，強化療法群ではプライマリアウトカムの発生を標準治療群の 0.8（80％）に抑えると解釈できる．また，相対リスク減少は 0.2 = 1 − 0.8，つまり 20％なので，標準治療群よりも強化療法群では 20％のリスク低下が期待できる．また，NNT が 62.5 なので，目の前の患者がこの臨床研究に含まれる対象患者と同じような患者であると考えられる場合には，約 63 人に強化療法を行えば 1 つのプライマリアウトカムの発生を抑えられるということができる．さらに，絶対リスク減少は，0.016 であるので，実際の強化療法群の標準治療群に対する効果は，100 人中 6.8 人がプライマリアウトカムを発生するところを，100 人中 5.2 人に減少させると理解することも可能である．

差の指標と比の指標の両方を十分に検討することが結果の理解を深め，より有用な医薬品情報の活用や提供に繋がると考える．効果の指標については，ここで説明したもののほかにオッズ比（odds ratio）があるが，これについては次項（→ p.144）で取り上げる．

K 生存時間解析

生存時間解析では，イベントの発生までの時間を生存時間として解析する．ハザード（hazard：その時点における瞬間の発生率）という統計量が用いられ，発生率についての解析が可能である．図 3-3-6 にあるように臨床研究の結果の一つとして，カプラン−マイヤー曲線を用いて，生存確率関数が示されることがよく散見される．これは横軸に経過時間，縦軸にイベントの発生した割合を示したものである．

例えば，縦軸が生存率の場合には，観察の開始時点（0 の時点）ではすべての対象患者が生存しているのでその確率は 1 となり，時間の経過とともにイベントが発生すれば，生存率が低下していく図が描かれる．一方，縦軸が死亡割合の場合には，観察の開始時点では全員が生存しているので，死亡の確率は 0 だが，時間の経過とともにイベント（死亡）が発生すれば，死亡割合は増加していく図となる．縦軸が何を表しているかについて，適切に把握する必要がある．

カプラン−マイヤー曲線の基本を理解するために図 3-3-7 をみてみる．図 3-3-7 は，第 100 回薬剤師国家試験の問 193 である（この問題の正解は，「2」）．この例では，4 ヵ月目と 6 ヵ月目にそれぞれ 1 名が脱落している．実際の研究では，多くの脱落が生じるので，これをいかに少なくするかの工夫が必要となる．通常，脱落の理由についてはわからないことが多い．研究期間中に治療の劇的な進歩がないことや，脱

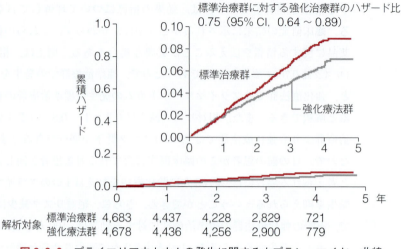

図 3-3-6 プライマリアウトカムの発生に関するカプラン-マイヤー曲線

(文献 1 より改変)

落したかどうかによらず生存あるいは死亡に関する条件は等しいことが仮定されている．

図 3-3-6 に示したように，2 群間を比較している場合には，2 つの曲線が示される．2 つの生存曲線が同じかどうかを調べる場合には，ログランク検定（log-rank test）が用いられる．この場合には，ハザードが変化した場合でも 2 群間のハザードの比は一定であることを前提としたハザード比（hazard ratio；HR）が示される．HR は，統計パッケージを利用して Cox 比例ハザードモデルを用いた解析〔アウトカムに影響を与える複数の交絡因子（→ p.137）を考慮した解析が可能〕によって求めることが多い．HR を発生率の比と同様に解釈すれば，HR = 0.75（0.64 〜 0.89）から，標準治療群に比べ強化療法群では，プライマリアウトカムの発生が 25％（0.25 = 1 − 0.75）低下すると理解できる．また，95％ CI には 1 が含まれないので p 値は示されていないが，統計的に有意な違いがあると解釈できる．

実際の臨床現場におけるこれらの結果の意義を考える場合には，どのくらいの効果なのかを考慮することが重要なので，強化療法を受けた場合の実際のインパクトについて考える．**図 3-3-6** では，縦軸（プライマリアウトカムのハザード）のスケールが 0 〜 100％までのものと，0 〜 10％までの 2 通りのカプラン-マイヤー曲線が示されている．強化療法群と標準治療群で，プライマリアウトカムの発生に関しては統計的に有意な違いが認められているが，0 〜 100％を縦軸のスケールにとった図をもとにこの治療効果についてみると，得られた効果はそれほど大きなものではないと考えることが可能かもしれない．目の前の患者の合併症などの現時点での重症度，あるいは家族や在宅でのサポートの状況などを踏まえて，強化療法の適用の可否を考慮することが重要である．

3 生物統計

問 193 試験期間 12 ヵ月の臨床試験に参加した 5 名の被験者の経過が,以下のようになった。

- 1 名が 2 ヵ月後に死亡
- 1 名が 4 ヵ月後に追跡不能となり打ち切り
- 1 名が 6 ヵ月後に追跡不能となり打ち切り
- 1 名が 8 ヵ月後に死亡
- 1 名が 12 ヵ月後の試験終了時まで生存

カプラン−マイヤー法を用いて表した生存曲線として,正しいのはどれか。1 つ選べ。

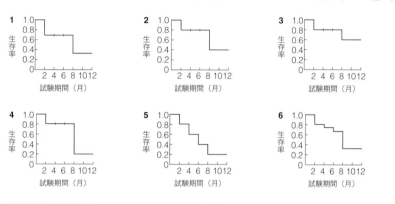

生存期間（月）	被験者数	死亡数（死亡確率*）	生存確率（＝1−死亡確率）	累積生存率	その他
0	5	0 (0)	1	100%（＝1）	-
2	4	1(0.2＝1/5)	0.8（＝1−0.2）	80% (0.8＝1−0.2)	2ヵ月の時点で5名中1名死亡（1/5＝0.2）のため,生存確率は1−0.2となる.
4	3	0 (-)	-	80%	4ヵ月の時点で1人脱落.累積生存率はそのまま.
6	2	0 (-)	-	80%	6ヵ月の時点で1人脱落.累積生存率はそのまま.
8	1	1(0.5＝1/2)	0.5（＝1−0.5）	40% (0.4＝0.8×0.5)	8ヵ月の時点での生存2名中1名死亡.累積生存率は,0.8に生存確率0.5をかける.
12	1	0 (-)	-	40%	-

＊その時点における死亡確率

図 3-3-7　第 100 回薬剤師国家試験　問 193 と詳細

文献

1) SPRINT Research Group：A Randomized Trial of Intensive versus Standard Blood-Pressure Control. N Engl J Med, 373：2103-2116, 2015.
2) 高柳良太：SAS Enterprise Guide 保健・看護統計編,オーム社,2016.
3) 加納克己ほか：基礎医学統計学,改訂第 7 版,南江堂,2019.
4) Kirkwood BR, et al：Essential Medical Statistics, 2nd Edition, Blackwell SC, 2003.
5) 丹後俊郎ほか 編：新版 医学統計学ハンドブック,朝倉書店,2018.

4 研究デザイン

　研究を実施するためのベースとなる研究デザインには，記述的なものと分析的なものがある．ある特定の医薬品の使用者や疾患をもつ患者がどのくらいいるか，あるいは特定の疾患の発生の特徴についての詳細を明らかにする場合や，疾患の発生と地理的な関係を検討するなどの場合には記述的な研究デザインが用いられる．一方，医薬品の使用による有効性や安全性に関する効果を検討するためには，分析的な研究デザインが用いられる．特に，医薬品の有効性に関して検討される臨床試験や臨床研究において，最も質の高い研究デザインはランダム化比較試験である．

A　ランダム化比較試験

　第3章3「生物統計」で紹介した強化療法群と標準治療群におけるプライマリアウトカムの発生を比較したランダム化比較試験の対象患者のフローの図〔**図 3-3-4**（→p.128）〕にあるように，ランダム化とは，臨床研究の参加者にプラセボあるいは実薬のいずれかをランダムに割り付けることであり，ここでは強化療法群あるいは標準治療群かが割り付けられている．**図 3-4-1** にランダム化比較試験の概念図を示した．ランダム化により，年齢や併存疾患，併用薬の使用が比較する2群間でおおむね等しくなることが期待される．ランダム化のメリットは研究の開始時点で測定

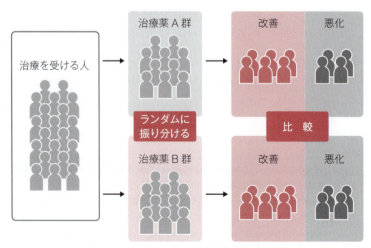

図 3-4-1　ランダム化比較試験の概念図

可能な複数の因子が両群で均等になることに加え，未知あるいは未測定の因子についても均等に分けられることが期待されるという点にある．例えば，交絡因子（関心のあるイベントのリスク因子でありかつ曝露と関連があり，曝露の結果，生じるものではないと考えられる因子）の割合が，比較する2群間で異なると，曝露による効果なのか，交絡因子による効果なのかを区別することが難しくなる．ランダムに2群に分けることで，比較する2群間が似たような集団となることが期待されるので比較可能性が高まり，得られた結果の内的妥当性（internal validity，結果の正確性や再現性）は高くなる．

ランダム化比較試験の対象患者は，通常，その研究に参加するための組み入れ基準と除外基準を満たしている患者である．このような集団は一般の集団とは異なる特徴をもっている可能性が高く，研究に参加しないあるいは参加できなかった集団とは異なるかもしれない．得られた結果を一般集団に適用しようという場合には限界があるので，ランダム化比較試験は一般化可能性（generalizability）あるいは外的妥当性（external validity）が低いといわれる．外的妥当性を高めるためには，複数の研究を統合して検討するメタアナリシスなどを行って，検討する必要がある．

B　ランダム抽出とランダム割り付け

単にランダム化といった場合，ランダム抽出（sampling）あるいはランダム割り付け（allocation）のいずれかの意味で用いられることがある．ランダム抽出とは，もとのソース集団を代表するようにソース集団の一部を抽出することである．これにより，ソース集団を代表するミニソース集団（対象集団）の抽出が可能となり，ミニソース集団で検討して得られた結果をソース集団に当てはめることは適切と考えられるかもしれない．つまり，一般化可能性（外的妥当性）が保証されると考えることができる．

ランダム割り付け（例えば，くじ引きや乱数表などを用いる）を行うことで，比較する2群間の年齢分布や併存疾患の割合などを近似した2つの集団に分けることが可能となるので，比較可能性を高めることが可能になる．

ランダム割り付けには，静的割り付けと動的割り付けが知られている．あらかじめ準備した割り付けの順番どおりに割り付けていくのが静的割り付けであり，単純ランダム割り付け，置換ブロック割り付け，層別割り付けがある．一方，動的割り付けは，割り付けの状況に応じて合併症や併用薬の使用状況などの調整因子を考慮しながら割り付けが行われる．これには最小化法が多く用いられている．割り付けに際し，どちらの群が割り付けられるかを事前に予見できてしまうような割り付けの場合には，コンシールメント（concealment；隠蔽）が保たれていないといわれる．ランダム化比較試験の臨床研究の論文を吟味していく中で，ランダム化が適切に行

われたかを確認することは必要であるが，近年，ランダム化に関する詳細については論文の本文中に簡略化して記述されることが多い．

C 盲検化（blinding）

盲検化とは臨床試験や臨床研究に関与するスタッフや参加者に対して，どちらの群が割り付けられているかをわからなくすることである．これはマスク化（masking）といわれる場合もある．どちらの群に割り付けられているかを知ることで，アウトカムの評価を客観的に行うことが難しくなり，恣意的な評価が行われる可能性がある．すると，研究によっては最終的に正しい結果が得られなくなる（バイアスとなる）．盲検化されない研究は，非盲検と呼ばれる．盲検化には，いくつかのレベルが存在する．研究への参加者あるいは研究を実施する者のいずれかのみが割り付けた結果を知らないものは単盲検（single blind）である．参加者と研究を実施する者の両者が割り付けた結果を知らないものは二重盲検（double blind）という．さらに解析を行う者も割り付けの結果を知らない場合には三重盲検（triple blind）といわれる．

D 臨床研究のエビデンスレベル

表3-4-1は，オックスフォード大学のCentre for Evidence-Based Medicineのウェブサイト[1]で公開されているエビデンスレベルである．表3-4-1では，治療に関するもののみを抜粋して示している．治療効果に関するエビデンスを検索あるいは利用，適用する場合には，エビデンスレベルを考慮することが効率的で有用である．

表 3-4-1 治療に関するエビデンスレベル

レベル		エビデンスのタイプ
高い	1	ランダム化比較試験またはn-of-1 trialのシステマティックレビュー
	2	ランダム化比較試験または劇的な効果のある観察研究
	3	非ランダム化比較コホート研究または追跡を行う研究*
	4	症例集積研究，症例対照研究，ヒストリカルコントロールを用いた研究*
低い	5	メカニズムに基づく推論

＊これまでどおり，一般にシステマティックレビューの方が個別の研究よりもよい．

（文献1より引用）

E　観察研究の主なデザイン

　医薬品の有効性に関するエビデンスとしては，ランダム化比較試験のデザインを用いた介入研究が最も質が高いとされているが，医薬品の安全性に関するエビデンスとしては，コホート研究や症例対照研究といった観察研究のデザインで検討されたものが有用である．実際に，承認され市販された後に明らかになった医薬品に関する副作用の懸念について検討する場合には，通常，倫理的な問題からランダム化比較試験を実施することは難しい．ランダム化比較試験の場合には，対象者を選び理想的な状況下（ideal world）で実施できることが多いのに対し，市販後に行われるコホート研究などについては日常診療下（real world）で検討されることが多い．前者は内的妥当性が高く，外的妥当性が低いが，後者は内的妥当性についてはそれほど高くないが，外的妥当性は高いといえるかもしれない．介入研究と比較して観察研究では，特に比較する2群間での交絡因子の分布の異なりの影響を受けやすいので，慎重に研究デザインを取得する，あるいは取得された情報を検討することが重要である．

　最近では，2017（平成29）年10月26日に「医薬品の製造販売後の調査及び試験の実施の基準に関する省令等の一部を改正する省令（改正GPSP省令）」が交付され，2018（平成30）年4月1日から施行されている（→ p.101，図2-7-5）．改正GPSP省令では，新たに「製造販売後データベース調査」や「使用成績比較調査」が新たに加わっている．これまでは，医療ビックデータを用いた薬剤疫学研究は，海外から報告されるものが多かったが，今後はわが国からもレセプトなどの医療情報データを用いた研究が多く実施される可能性は高い．そこで，従来の調査票を用いた観察研究とデータベースを用いた観察研究の特徴を考慮しながら，コホート研究や症例対照研究といった主な研究デザインを中心に理解を深めることは重要である．

F　コホート研究

　コホート研究は，研究対象集団（コホート）を経時的に追跡し，疾患や副作用の発生を測定する研究である．単純に定義したコホートにおける疾患や副作用の発生割合や発生率，有病割合を明らかにしてそれらを記述することを目的とするものは記述的研究といわれるのに対し，各コホートにおける発生の指標を測定し，それらをコホート間で比較し相対危険度（relative risk；RR）といった効果指標を推定し，曝露のアウトカムに対する効果を検討するものは分析的研究といわれる．薬剤師として参考にする医薬品情報のもととなる薬剤疫学研究の多くは，比較群をもち効果指標を推定するものが多い．特に，医薬品の市販後に日常診療下で行われる観察研究

においては，介入研究の例として示したランダム化比較試験とは異なり，比較する2群間から得られる推定値については，比較する2群間の年齢や性別，併存疾患，併用薬，さらには研究では測定できなかった未測定の因子の割合が異なることが多いため，これらが結果に与える影響を慎重に考慮して解釈することが必要である．

図 3-4-2 にキノホルムとスモン〔亜急性脊髄・視神経・末梢神経障害；subacute myelo-optico-neuropathy（SMON）〕との関連を検討したコホート研究の概要を示した．これは，公立病院の診療記録をもとに検討されたコホート研究である．コホートに含まれるためには，神経症状を発生するリスクを有している必要がある．つまり，すでに神経症状を発生している者は，研究開始の時点での分母には含まれない．ただし，目的によっては疾患発生の悪化をアウトカムとする場合には，すでにアウトカムを発生している者を含める場合もある．検討するコホート（分母）のメンバーが関心のあるアウトカムを発生する可能性をもっている必要があることを意味しており，これはリスク集団（population at risk）といわれる．

図 3-4-2 に示したように，研究対象集団（コホート）を定義して，時間経過の後，関心のあるアウトカム（ここでは神経症状）が何件発生したかをカウントする．キノホルムの影響を検討する場合には，それぞれの群（コホート）の人数を分母，神経症状の発生件数を分子として発生割合を推定して比較することで，非曝露群に対する曝露群の効果との関連を検討することができる．この研究では，発生割合が推定されているが，曝露の状態が変更になることを考慮する場合には，第3章3「生物統計」で説明した人–年法（→p.129）により，曝露の期間を区分すれば発生率を求めることが可能となる．

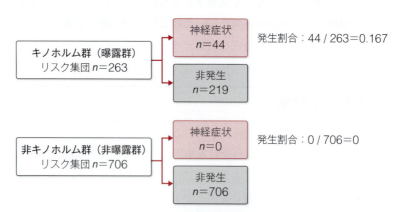

図 3-4-2 キノホルムとスモンとの関連を検討したコホート研究の概要
（文献2より作成）

G 研究に利用可能なわが国におけるデータベースの種類

　キノホルムと神経症状との関連を検討したコホート研究では，この研究のために病院の診療記録から必要なデータを収集して行われた．このように研究目的を達成するために必要なデータを収集して行う研究をプライマリデータ（一次データ）を用いた研究ということができる．最近では，医療費償還のための診療報酬明細書（レセプト）のデータを二次的に利用した研究も散見される．研究に特化してデータ収集したものではなく，別の目的で集められたデータを研究に利用するものである．わが国でもいくつかの医療情報データが利用可能になってきているので，これらの特徴について理解しておくことは，データベースを用いて行われる研究の理解を助けると考えられる．

　わが国で利用可能なデータベースとしては，主に大規模なデータベースと商業用データベースがあり，商業用データベースには医療機関単位のデータベースもある．詳細については，日本薬剤疫学会のウェブサイトに，一覧としてまとめたものが公開されている[3]．

1. 大規模データベース

　2011年度から2年間の試行期間の後，本格的な運用がされているものに厚生労働省が提供するレセプト情報・特定健診等情報データベース（National Database；NDB）がある．これには，わが国の全国民の医療費償還のため用いられたレセプトのデータが含まれている．わが国にとどまらず世界でも最大規模のデータベースの一つといえる．しかし，レセプトのデータベースなので，臨床検査値の情報が得られない点や，がん登録などのレジストリといったほかのデータベースとのリンクは不可能であるという限界がある．海外の医療費償還のためのデータベースを用いた研究の多くは，複数のデータ（医薬品に関するデータ，生死に関する統計データ，診療行為に関するデータなど）を目的に応じてリンクして情報を取得し，研究が行われている．

　病院単位のデータベースとして大規模なものには，MID-NET®（Medical Information Database Network）があり，これは国内の複数の協力医療機関が保有する電子カルテやレセプトなどの電子診療情報をデータベース化したものである．これは2018年4月より本格運用が開始されている．NDBでは，1人の患者が複数の医療機関（MID-NET®の協力医療機関かどうかによらず）に受診した場合，そのレセプトはNDBのデータベースに含まれるのに対し，MID-NET®ではこれに協力する医療機関のデータのみが含まれる点に留意する必要がある．さらに，NDBには臨床検査値のデータは含まれないが，MID-NET®には含まれるという違いがある．

2. 商業用データベース

いくつかの企業は，研究者などに向けてデータを商業的に提供している．NDBと同様に1人が複数の医療機関を受診してもレセプトデータが含まれる追跡可能なデータベースもあれば，グループの保険薬局の医薬品に関するデータのみが含まれるものまでさまざまである．前者は，後期高齢者が公費保険でカバーされるので高齢者が含まれていないデータベースである．また，NDBと同様に臨床検査値は含まれていない．後者は，グループの保険薬局の医薬品に関するデータのみが含まれるなど，各データベースの特徴に留意する必要がある．

商業用のデータベースの中にも，医療機関単位のデータベースがある．MID-NET®と同様に，レセプトに加え医療機関の検査値のデータを含むものを商業的に研究者などに提供している企業がある．データを提供する企業がカバーしない保険薬局や医療機関に患者が受診した場合のレセプトなどの情報は含まれないが，データを提供する医療機関における入院日や臨床検査値などのデータが利用可能な点は利点となる．

その研究に特化したデータ収集を行って研究（一次データを用いた研究）を行うのではなく，別の目的でデータが収集されたものを二次的に利用して研究が行われている場合には，利点と限界があるので各データベースの特徴を十分に考慮して情報を理解することが必要である．

H 海外でデータベースを用いて行われた研究の例

表3-4-2と表3-4-3に，カナダのオンタリオ州の複数のデータベースを利用してスタチンと糖尿病の新規発症との関連を検討したコホート研究の例を示した[4]．この研究では，複数のデータベースをリンクして情報を取得していることが**表3-4-2**からわかる．データベースを用いた研究では，アウトカムをどのように定義したかなどに十分注意する必要がある．なぜなら，レセプトデータに病名の記録をもつことが，実際にその疾患をもつことを必ずしも意味しない場合があるからである．この点においては，レセプトデータの病名の正確性に関する研究として別途行われることがある．詳細は，日本薬剤疫学会のウェブサイトに公開されている[5]．

表3-4-3には，各スタチン使用者の観察時間の合計（分母）当たりの糖尿病の発症数（分子），すなわち発生率が示されている．さらに，交絡因子を調整後のハザード比（hazard ratio；HR）が示されているが，これは各スタチン使用者集団（コホート）における特徴の違いが結果に与える影響を調整するものである．糖尿病の発生に関する各スタチンのHR比は比例しているという前提のもとで，Cox比例ハザードモデル（→p.134）を用いて得られた結果である．95％信頼区間（CI）に1.0が含

表 3-4-2 スタチンと糖尿病の新規発症との関連：データベースを用いて検討したコホート研究

	詳細
研究デザイン	後ろ向きコホート研究
研究対象集団（コホート）	カナダのオンタリオ州に住む 66 歳以上の高齢者
研究に用いたデータベース (database; DB)	以下の 5 つのデータベースをリンクしてコホートの特定，併存疾患の評価，アウトカムの特定が行われている
・Ontario Drug Benefit DB	スタチンの処方を確認
・Canadian Institute for Health Information discharge abstract DB	入院中の診断や検査，処置などを確認
・Ontario Health Insurance Plan DB	医師による診療報酬請求の情報の確認
・Ontario Registered Persons DB	人口動態統計情報の確認
・Ontario Diabetes DB	糖尿病の新規発症を確認

（文献 4 より作成）

表 3-4-3 スタチン別の糖尿病の発生率

スタチン	患者数	アウトカムの人数	発生率（/1000 人年）	調整後のハザード比（95% CI）
プラバスタチン	38,470	1,443	22.64	1.0（Reference）[1]
アトルバスタチン	268,254	15,261	30.70	1.22（1.15-1.29）
フルバスタチン	5,636	167	21.52	0.95（0.81-1.11）
ロバスタチン[2]	6,287	211	21.80	0.99（0.86-1.14）
ロスバスタチン	76,774	3,732	34.21	1.18（1.10-1.26）
シンバスタチン	75,829	3,727	26.22	1.10（1.04-1.17）

＊1：プラバスタチンを比較対照とする．
＊2：国内未承認．

（文献 4 より作成）

まれるかを確認することで，統計的に有意な違いがあるかを判断できるので，アトルバスタチンとロスバスタチン，シンバスタチンはプラバスタチンに比較して，糖尿病の発症リスクが高いことがわかる．

最近では，スタチンは糖尿病の発生リスクを増加させるが，この安全性に関する懸念が，心血管疾患の発生を抑えるといった有効性をしのぐものではないとする見解[6]が一般的になりつつあるような印象をもつが，スタチン使用中には患者の糖尿病のリスクを考慮して，適宜 HbA1c 値や血糖値などをモニターすることは必要であると考える．

症例対照研究（ケース・コントロール研究）

症例対照研究は，コホート研究を実施した場合の研究対象集団に相当するソース集団を起点に考えるとよく理解できるといわれる．ソース集団とは，症例対照研究

第3章 薬物治療と医薬品情報

を実施した場合に詳細な調査を行う症例（ケース）が発生する集団であり，対照（コントロール）を選択する集団である．コホート研究の場合には，ソース集団全体を研究対象のコホートとして設定する．コホート全体の人数を把握できるので，関心のあるイベントがどのくらい発生したかをカウントすれば，発生割合を推定することが可能である．一方，症例対照研究では，ソース集団の一部であるケースとコントロールについてのみ詳細な調査を行うので，コホート全体の人数に関する情報は通常，不明である．したがって，発生割合や発生率を求めることはできない．しかし，ケースにおける曝露ありと曝露なしの比（ケースの曝露オッズ）とコントロールにおける曝露ありと曝露なしの比（コントロールの曝露オッズ）を推定し，これらの比をとることで効果指標であるオッズ比（odds ratio；OR）を推定することができる．ORから，曝露とイベントとの関連を検討することが可能となる．コホート研究で得られる相対危険度の場合と同様に，ORが1の場合には曝露とイベントとの間に関連はなく，ORが1より大きい場合には曝露はイベントの増加と関連し，ORが1より小さい場合には曝露はイベントの減少と関連があると理解できる．

代表的な症例対照研究のデザインで検討された，サリドマイドと先天異常との関連を検討した例を**図3-4-3**に示した．サリドマイドは1957年に旧西ドイツで発売された催眠鎮静薬である．1950年代後半からこれまでほとんど報告されていなかった先天異常をもつ新生児の報告が増加していたことを踏まえ，調査が行われた．先天異常をもつ子ども（ケース）と先天異常をもたない子ども（コントロール）の母親から妊娠中の薬剤の使用歴などを調査することで情報を取得して実施された症例対照研究である．

症例対照研究で重要なことの一つは，ケースを見いだした集団からコントロールを選択することである．コントロールの選び方には，研究が終了した時点で非ケースの集団の一部をコントロールとして選択する場合や，コホート内症例対照研究

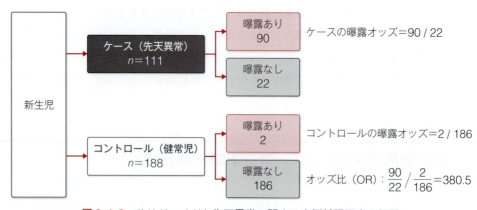

図3-4-3 サリドマイドと先天異常に関する症例対照研究の概要

（文献7より作成）

4 研究デザイン

（→ p.147）では，ケースが発生した時点におけるケース以外のケースとなり得る非ケースの集団からコントロールを選択する場合（risk set sampling や incidence density sampling と呼ばれる）などがある．さらに，症例対照研究の効率を高めるために，ケースの性別や年齢とコントロールの性別や年齢が同じになるようにマッチングしてコントロールを選択する個別マッチング（individual matching）や，最終的にケースの性別や年齢分布と等しくなるようにコントロールを選択する頻度マッチング（frequency matching）によってコントロールが選択されることも多い．症例対照研究のデザインを用いて報告される疫学研究の論文を吟味する際には，これらの点について適切と考えられるかを確認しながら情報を理解することが必要である．

J 症例対照研究で得られるオッズ比とコホート研究で得られるリスク比の関係

表 3-4-4 に示した症例対照研究で得られる OR とコホート研究で得られるリスク比の関係を理解するために，まず症例対照研究で得られる OR について考える．症例対照研究の場合，ソース集団から得られたケースとソース集団の非ケースの一部をコントロールとして選択する．したがって，コントロールは非ケースの一部なので，ここでは f（例えば，非ケース C や D の 10% を抽出する場合には，f = 0.1 となる）とおいた．ソース集団から得られたケースにおける曝露ありと曝露なしの比（ケースのオッズ）は，a / b となる．コントロールにおける曝露ありと曝露なしの比（コントロールのオッズ）は c / d となる．これらから OR は，表 3-4-4 に示したとおりとなり，最終的に OR ＝ ad / bc となる．

表 3-4-4 をもとにコホート研究のリスク比についてみる．ソース集団は曝露あり群（N1）と曝露なし群（N0）の 2 群から構成されていると考えると，曝露あり群におけるケースの発生割合は a / N1，曝露なし群における発生割合は b / N0 となる．

表 3-4-4　オッズ比とリスク比の関係

	曝露あり	曝露なし
ケース	a	b
コントロール	c ＝ C × f	d ＝ D × f
非ケース	C	D
ソース集団（コホート）	N1	N0

- 症例対照研究のオッズ比：(a / b)/(c / d) ＝ (a / c)/(b / d)
- コホート研究のリスク比：(a / N1)/(b / N0) ＝ (a / a＋C)/(b / b＋D)
  - ケースの発生がまれ（＝ケースの発生が少ない，a や b の数が少ない）だとしたら，
    ≈ (a / C)/(b / D)
- C＝c / f，D＝d / f とすると，(a / C)/(b / D) ＝ (a / c)/(b / d) ＝ オッズ比
  症例対照研究のオッズ比は，コホート研究のリスク比に近似

表 3-4-5　コホート研究・症例対照研究の長所・短所

	コホート研究	症例対照研究
長所	・複数のイベントについての検討が可能 ・発生割合や発生率の推定が可能 ・リスク比の推定が可能	・まれなイベントについての検討が可能 ・複数の曝露についての検討が可能 ・オッズ比の推定が可能
短所	・追跡が長期間にわたると，コホートの維持に労力やコストがかかる ・比較群における発生割合が低い場合には，大きなコホートを設定して検討する必要がある	・比較群における曝露の割合が低いものについては，効率的ではない ・発生割合の推定は困難

これらから，リスク比は（a／N1）／（b／N0）となる．曝露あり群と曝露なし群の分母は，それぞれ N1 ＝ a ＋ C（曝露あり群のケースと非ケース），N0 ＝ b ＋ D（曝露なし群のケースと非ケース）である．ここで，ケースの発生がまれであると仮定すると，N1 ≒ C，N0 ≒ D とみなすことができる．曝露あり群と曝露なし群の非ケースである C と D は，c／f，d／f とおける．このことから，リスク比は OR 比に近似することがわかる．OR 比を推定することは，コホート研究を行ったときのリスク比を推定することにほかならない．ただし，症例対照研究では，ソース集団に相当する N1 や N0 に関する情報がないので，発生割合やそれぞれの発生割合の比をとって得られるリスク比を直接推定することはできない．少し複雑かもしれないが，薬剤師国家試験でも出題されている（第 96 回問 71 など）．

コホート研究と症例対照研究の特徴について，**表 3-4-5** に示した．コホート研究は，一般的に研究を継続している間コホートを維持する必要があるので，それに多くのリソース（人や時間，金など）を要する．「F．コホート研究」（→ p.139）で述べたように，近年では研究に利用可能なデータベースがあるので，データベースを利用したコホート研究の場合には一次データを用いるコホート研究よりも効率的に研究を実施できる．コホート研究では，複数のイベントとの関連を検討できるのに対し，症例対照研究では稀な発生，つまり発生割合の低いイベントと曝露との関連を検討するときに効率的なデザインである．しかし，この場合にはケースを効率的に集められることが前提となる．

症例対照研究では，コントロールにおける曝露ありと曝露なしの比（コントロールのオッズ）を推定する．そのため，特に医薬品の使用との関連を検討する場合には，コントロールにおいてもある程度の使用が見込まれる医薬品でないと，症例対照研究のデザインを用いてもそれほど効率はよくならない．つまり，コホート研究を実施するのと変らない程度のサイズのサンプルサイズが，研究の実施に必要となる可能性がある．

今後増加するであろうデータベースを用いるコホート研究を行う場合には，すでにある既存データを二次的に研究に利用するので，追跡やコホートの維持のため多

くのリソースは必要ない．データベースを用いた研究は少ないリソースで実施可能であるが，特にわが国では現時点においては，データベースの情報で定義した疾患の正確性についての検討は十分に行われていない．データベースを用いる研究の中で定義された疾患が，実際の疾患の発生を意味しない可能性がある点に留意する必要がある．

K コホート研究と症例対照研究の特徴を併せもつ研究デザイン

1. コホート内症例対照研究（ネステッド・ケースコントロール研究）

　明確に定義された研究対象集団（コホート）の中で行う症例対照研究である．通常の症例対照研究の場合は，ケースとコントロールから曝露オッズを求め，その比をとって OR のみ推定可能であった．コホート内症例対照研究ではコホートが明確に定義されているので，全体の人数などが明らかであるため，症例対照研究の場合には推定できなかった発生割合や発生率の推定が可能となる．レセプトデータなどを用いた研究では，医薬品の使用者や疾患をもつコホートをデータベースの中で定義可能なので，コホート内症例対照研究の実施は比較的容易かもしれない．

1）コホート内症例対照研究の例

　代表的なものとしては，ゲフィチニブと間質性肺炎との関連を検討したコホート内症例対照研究がある（**図3-4-4**）．ゲフィチニブは，上皮成長因子受容体（epidermal growth factor receptor；EGFR）チロシンキナーゼ阻害薬として，世界に先駆けて2002年7月にわが国で販売が開始された抗悪性腫瘍薬である．ゲフィチニブは現在，

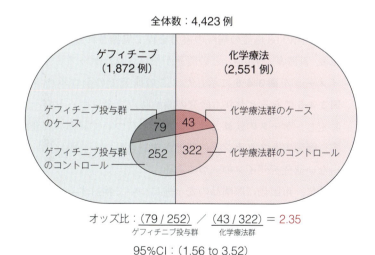

図 3-4-4　ゲフィチニブと間質性肺炎に関する症例対照研究
ケース：間質性肺炎発症，コントロール：間質性肺炎非発症
（文献 8 より改変）

*EGFR*遺伝子変異検査を行うことが推奨され，*EGFR*遺伝子変異陽性の手術不能または再発非小細胞肺がんに対する適応をもつ医薬品である．発売後，早期にゲフィチニブの使用による間質性肺炎の副作用が懸念され，急性肺障害や間質性肺炎についての緊急安全性情報が出され注意喚起がなされている．

図3-4-4には，この研究の全コホートとコホート内で実施された症例対照研究の症例数が明記されている．参考までに，ゲフィチニブ群と化学療法群における間質性肺炎の発生を検討したコホート研究と考えて発生割合を求めると，それぞれ0.042（＝79 / 1872）と0.017（＝43 / 2551）となる．これらから，リスク比は2.47（＝0.042 / 0.017）となりOR（＝2.35）とほぼ変わらないことがわかる．

2. ケース・コホート研究（case-cohort study）

通常，症例対照研究では，ケースとして1つのイベントを定義して曝露との関連が検討される．症例対照研究のデザインで複数のイベントとの関連を検討することは効率的ではないからである．複数のイベントとの関連を検討する場合，ケース・コホート研究のデザインであれば複数のイベントをケースとして定義し，曝露とイベントとの関連を検討することが可能である．

症例対照研究とは異なる特徴として，ケース・コホート研究では，研究の開始時点においてコホートを代表する一部をサブコホートとして選択する．例えば，コホート全体の5％相当を，サブコホートとして研究の開始時点で選択する．コホートからどのくらいのサブコホートを選択するかについては，検討するイベントの発生割合を踏まえて別途検討する必要がある．こうして選択したサブコホートを，症例対照研究のコントロールのように扱うことで，複数のイベントのコントロールとして利用する．したがって，このデザインは複数のイベントとの関連を検討できるという利点がある．

わが国の68施設の病院の協力を得て実施された，スタチンと複数のイベント（筋障害，肝障害，腎障害）との関連が検討されたケース・コホート研究の概要に関するイメージを図3-4-5に示した．この研究での全コホートは約7,000人であった．図3-4-5にあるとおり，研究の開始時点で全コホートの一部をサブコホートとして特定し，ケースの候補とサブコホートについて詳細な調査が行われ，筋障害，肝障害，腎障害とスタチンとの関連が検討された．一般には，それほど多く利用されていない研究デザインの一つである．

特に，市販後に医薬品の安全性について検討するために行うコホート研究や症例対照研究といった薬剤疫学研究では，交絡因子をはじめとする多くの結果に影響を与える因子によるバイアスを適切にコントロールする必要性は高いため，慎重に文献を吟味し医薬品情報の提供に活用することが必要である．

4 研究デザイン

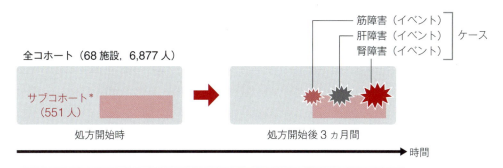

- 研究開始時にコホートの一部をサブコホートとして特定し，これを複数のイベントの評価に利用する．
- サブコホートとケースについてのみ，詳細な調査をする．この点は，コホート研究よりも効率的である．

図 3-4-5　ケース・コホート研究の例

（文献 9 より作成）

文献

1) Oxford Centre for Evidence-Based Medicine: OCEBM Levels of Evidence. 〈https://www.cebm.net/2016/05/Ocebm-levels-of-evidence〉（2019 年 9 月 19 日アクセス）
2) Tsubaki T, et al：Neurological syndrome associated with clioquinol. Lancet, 297：696-697, 1971.
3) 日本薬剤疫学会：薬剤疫学とデータベース TF, 2018. 〈http://www.jspe.jp/mt-static/FileUpload/files/JSPE_DB_TF_J.PDF〉（2019 年 7 月 17 日アクセス）
4) Carter AA, et al：Risk of incident diabetes among patients treated with statins：population based study. BMJ, 346：f2610, 2013.
5) 日本薬剤疫学会：「日本における傷病名を中心とするレセプト情報から得られる指標のバリデーションに関するタスクフォース」報告書, 2018. 〈http://www.jspe.jp/committee/pdf/validationtrr120180528.pdf〉（2019 年 7 月 17 日アクセス）
6) Newman CB, et al：Statin Safety and Associated Adverse Events：A Scientific Statement From the American Heart Association. Arterioscler Thromb Vasc Biol, 39：e38-e81, 2019.
7) 景山茂ほか 編：薬剤疫学の基礎と実践，第 2 版，医薬ジャーナル社，2016.
8) 厚生労働省：平成 18 年度第 1 回薬事・食品衛生審議会医薬品等安全対策部会安全対策調査会 資料（非小細胞肺癌患者におけるゲフィチニブ投与及び非投与での急性肺障害・間質性肺炎の相対リスク及び危険因子を検討するためのコホート内ケースコントロールスタディ，アストラゼネカ株式会社），平成 18 年 10 月 19 日．〈https://www.mhlw.go.jp/shingi/2006/10/dl/s1019-5d.pdf〉（2019 年 7 月 17 日アクセス）
9) Ooba N, et al：A propspective stratified case-cohort study on statins and multiple adverse events in Japan. PLoS One, 9：e96919, 2014.
10) 丹後俊郎ほか 編：新刊医学統計学ハンドブック，朝倉書店，2018.
11) 矢野栄二ほか 監訳：ロスマンの疫学，第 2 版，篠原出版社，2013.
12) 厚生労働省：医薬品・医療機器等安全性情報 No.355 参考資料（GPSP 省令の改正と製造販売後調査等について），2018. 〈https://www.mhlw.go.jp/content/11120000/000342780.pdf〉（2019 年 7 月 17 日アクセス）

第4章

医薬品業界で構築・提供される医薬品情報

1 製薬企業が取り扱う情報

A 新薬ができるまでに必要な情報

1. 医薬品研究開発の流れ

医薬品の研究開発は，①新薬候補物質（リード化合物）の探索・創製段階から，②in vitroや動物で検討する非臨床試験段階，③ヒトにおける臨床試験段階を経て，④承認申請段階の4段階からなる（**図4-1-1**）．医薬品はこれらの段階を経ることにより多くの情報が付加されることになる．

2. 医薬品の開発過程で収集される情報と承認申請資料

1）新薬の承認申請資料の構成

医薬品の製造販売には，国による承認が必要となる．当該物質が医薬品として品質，有効性および安全性を有して，一般に流通し，国民の医療・保健に使用されることについて適切であるかどうかの審査は，申請者（製薬企業）から提出された資料（承認申請資料）に基づいて行われる．新薬の製造承認申請資料で求められる情報を**表4-1-1**に示す．基本的にはこの資料の医薬品情報をもとに，添付文書が作成される．よって，これらは医薬品の基本情報といえる．

なお，「新薬」には，新しい有効成分を含有する場合（新有効成分含有医薬品）のほか，既存の医薬品に新たな効能・効果を追加する場合，既存の医薬品について剤形や投与経路を変更する場合など，いくつかの種類がある．これらのすべての新薬が**表4-1-1**に示したすべての資料の提出が必要となるわけではなく，申請する医薬品の種類により提出に必要な資料は異なる（**表4-1-2**）．

これら医薬品情報の製造販売承認に求められる情報は，大きく「物質に関する情報」「安全性に関する情報」「有効性に関する情報」および「使用方法に関する情報」

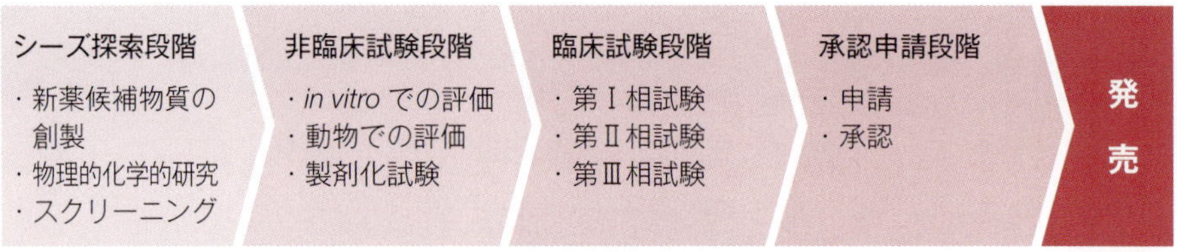

シーズ探索段階	非臨床試験段階	臨床試験段階	承認申請段階	発売
・新薬候補物質の創製 ・物理的化学的研究 ・スクリーニング	・in vitroでの評価 ・動物での評価 ・製剤化試験	・第Ⅰ相試験 ・第Ⅱ相試験 ・第Ⅲ相試験	・申請 ・承認	

図4-1-1 医薬品の研究開発の流れ

表 4-1-1　新医薬品の承認申請に必要な資料と概要

イ	起源又は発見の経緯及び外国における使用状況等に関する資料	1 起源又は発見の経緯 2 外国における使用状況 3 特性及び他の医薬品との比較検討等
ロ	製造方法並びに規格及び試験方法等に関する資料	1 構造決定及び物理的化学的性質等 2 製造方法 3 規格及び試験方法
ハ	安定性に関する資料	1 長期保存試験 2 苛酷試験 3 加速試験
ニ	薬理作用に関する資料	1 効力を裏付ける試験 2 副次的薬理・安全性薬理 3 その他の薬理
ホ	吸収, 分布, 代謝, 排泄に関する資料	1 吸収 2 分布 3 代謝 4 排泄 5 生物学的同等性 6 その他の薬物動態
ヘ	急性毒性, 亜急性毒性, 慢性毒性, 催奇形性その他の毒性に関する資料	1 単回投与毒性 2 反復投与毒性 3 遺伝毒性 4 がん原性 5 生殖発生毒性 6 局所刺激性 7 その他の毒性
ト	臨床試験の試験成績に関する資料	臨床試験成績
チ	法第五十二条第一項に規定する添付文書等記載事項に関する資料	添付文書等記載事項

（文献 1 より改変）

の 4 つに分類される．**表 4-1-1** の承認申請に必要な資料との関連性を**表 4-1-3** に示す．

2) コモン・テクニカル・ドキュメント

近年，医薬品開発の国際化が進む中，2001 年，日米 EU 医薬品規制調和国際会議（International Council for Harmonisation of Technical Requirements of Pharmaceuticals for Human Use；ICH）において，「コモン・テクニカル・ドキュメント（Common Technical Document；CTD（国際共通化資料）」に関するガイドラインが合意された．CTD とは，日米 EU の規制当局に提出される承認申請資料に関する共通の様式である．これにより，製薬企業は承認申請に関わる資料の重複を避け，安全な医薬品を迅速に提供することができる．また，この様式でまとめることで 3 地域のいずれかの規制当局にも受け入れられるメリットがある．わが国では，**表 4-1-1** に示した必要資料の内容は保持しつつ，資料の構成を CTD に調和させた．また，CTD を電子化したものを，eCTD と呼称する．

　CTD は次の 5 つの部（モジュール）で構成される．概念図を**図 4-1-2** に示す．第

表 4-1-2　医療用医薬品製造承認の申請の際に必要な提出書類

左 欄	イ 1 2 3	ロ 1 2 3	ハ 1 2 3	ニ 1 2 3	ホ 1 2 3 4 5 6	ヘ 1 2 3 4 5 6 7	ト	チ
(1) 新有効成分含有医薬品	○○○	○○○	○○○	○○△	○○○○×△	○○○△△△△	○	○
(2) 新医療用配合剤	○○○	×○○	○○○	○△△	○○○○×△	○○×××△×	○	○
(3) 新投与経路医薬品	○○○	×○○	○○○	○△△	○○○○○△	○○×△○△△	○	○
(4) 新効能医薬品	○○○	×××	×××	○××	△△△△△△	×××××××	○	○
(5) 新剤形医薬品	○○○	×○○	○○○	×××	○○○○△△	×××××××	○	○
(6) 新用量医薬品	○○○	×××	×××	○△△	○○○○△△	×××××××	○	○
(7) バイオ後続品	○○○	○○○	○△△	○××	△△△△△△	△○××△△△	○	○
(8) 剤形追加に係る医薬品（再審査期間中のもの） (8の2) 剤形追加に係る医薬品（再審査期間中でないもの）	○○○	×○○	△△○	×××	××××○×	×××××××	×	○
(9) 類似処方医療用配合剤（再審査期間中のもの） (9の2) 類似処方医療用配合剤（再審査期間中でないもの）	○○○	×○○	○○○	△△×	××××××	○△×××△△	○	○
(10) その他の医薬品（再審査期間中のもの） (10の2) その他の医薬品［(10)の場合あって，生物製剤等の製造方法の変更に係るもの］ (10の3) その他の医薬品（再審査期間中でないもの） (10の4) その他の医薬品［(10の3)の場合あって，生物製剤等の製造方法の変更に係るもの］	×××	×△○	××○	×××	××××○×	×××××××	×	○ 1)

注1) 右欄の記号及び番号は，表4-1-1に示す資料の記号及び番号を示し，原則として，○は添付を，×は添付の不要を，△は個々の医薬品により判断されることを意味するものとする．
注2) 右欄注の1)については下記のとおりであること．
　　1) 製造方法の変更又は試験方法の変更等，添付文書の記載に変更を生じない内容に関する申請に限り，原則として，チの資料の添付は要しない．

（文献1より転載）

表 4-1-3　製造販売承認に必要な医薬品情報の種類

情報の種類	概　要
物質に関する情報	名称，原薬の化学構造，物理化学的性質，製剤の組成 原薬や製剤の規格および試験方法（ロ） 安定性試験の成績（ハ）など
安全性に関する情報	非臨床試験で得られる毒性情報（ヘ）など 臨床試験で得られる有害事象・副作用（ト）など
有効性に関する情報	非臨床試験で効力を裏付ける薬理試験（ニ）や臨床試験の成績（ト）など 動物とヒトでの吸収，分布，代謝，排泄に関する情報（ホとト）
使用方法に関する情報	1〜3の情報をもとに効能・効果（適応症），用法・用量，使用上の注意が定められ，添付文書に記載される（チ）．

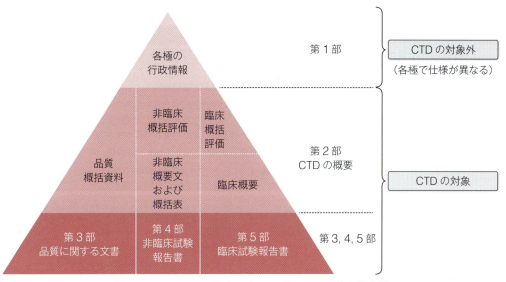

図 4-1-2　コモン・テクニカル・ドキュメントの概念図

(文献 2 より改変)

1 部は「申請書等行政情報及び添付文書に関する情報」、第 2 部は「CTD の概要」、第 3 部は「品質に関する文書」、第 4 部は「非臨床試験報告書」および第 5 部は「臨床試験報告書」である．第 1 部には，当該地域における承認申請書または添付文書（案）といった各地域に特異的な文書が含まれるため，CTD の対象外とされ，内容および様式は当該規制当局が規定することとなっている．後発医薬品の承認申請においても，2017 年 3 月より CTD 形式による提出が導入されている．

3) 医薬品の製造販売承認審査

　医薬品の製造販売の承認は厚生労働大臣によって行われるが，審査業務は実質的な部分を薬機法において厚生労働大臣から委託を受けた医薬品医療機器総合機構（PMDA）が行っている．したがって，申請者（製薬企業）が医薬品の承認審査申請を行う際は，PMDA に製造販売承認申請書と添付資料（CTD）を提出する必要がある．PMDA において承認申請書が受理されると，詳細な審査が行われ，審査報告書が作成される．その後，厚生労働省では，当該報告書をもとに薬事・食品衛生審議会に対して承認の可否などについて諮問を行い，了解が得られれば厚生労働大臣によって承認されることになる．

　当該医薬品の審査経過，評価結果などを取りまとめたもののうち，PMDA が作成したものを「審査報告書」といい，厚生労働省が作成したものを「審議結果報告書」という．一方，申請資料の最終版を承認取得者（製薬企業）が取りまとめたものは「申請資料概要」という．これらは PMDA のウェブサイトにて，医療用医薬品の承認審査情報として一般公開されている．

表 4-1-4　非臨床試験の分類

実施試験			目的・内容
薬理試験	効力を裏付ける薬理試験（薬効薬理試験）		期待される薬理学的特性（主作用）と作用機序の解明を目的として試験
	副次的薬理試験		主作用以外の作用（副次的薬理作用など）を明らかにするための試験
	安全性薬理試験*		治療用量以上およびそれ以上の曝露に関連した生理機能に対する潜在的な望ましくない薬力学的作用を検討する試験 コアバッテリー試験は，GLP 基準に従った実施が求められる
薬物動態試験			薬物の体内動態（吸収，分布，代謝，排泄等）を試験
毒性試験*	一般毒性試験	単回投与毒性試験	ヒトでの過量投与時の影響を予測するため，用量と毒性変化との関係を調べる
		反復投与毒性試験	臨床投与と同じ期間またはそれを超える期間実施 用量と毒性変化の内容を調べ，無毒性量を明らかにする ⇒臨床試験における初回投与量を設定する試験
	特殊毒性試験	遺伝毒性試験	体細胞や生殖細胞に遺伝子変化を引き起こす可能性を調べる DNA 損傷を検出する試験法，染色体異常や遺伝子突然変異を検出する試験法がある
		がん原性試験	哺乳類に長期間投与し，がん原性の有無を調べる 臨床で長期間（6ヵ月以上）投与するもの，がん原性が懸念されるものについて実施する
		生殖発生毒性試験	哺乳類の生殖・発生への影響を明らかにする
		局所刺激性試験，依存性試験など	

＊：GLP は安全性薬理試験の一部とすべての毒性試験（一般毒性，特殊毒性試験が対象．
医薬品等の製造販売承認申請の際に提出すべき書類のうち，動物による安全性試験データの信頼性を確保するために，試験実施施設が遵守しなくてはならない事項を定めたもの．

3. 開発過程で実施される試験の概要

表 4-1-1 の承認申請に必要な資料の中から開発過程で実施される主な試験として，非臨床試験，安定性試験および臨床試験を取り上げ，概説する．

1）非臨床試験

非臨床試験とは，スクリーニングで選定された新薬候補化合物（被験物質）の有効性と安全性を確認するために，ヒトを対象とした臨床試験に先立ち行われる試験である．実験動物や細胞などを用いる．非臨床試験は大きく薬理試験，薬物動態試験，毒性試験に分類される．このうち，医薬品の安全性に関する非臨床試験（安全性薬理試験（一部）と毒性試験）は「医薬品の安全性に関する非臨床試験の実施の基準（Good Laboratory Practice；GLP）」に従い実施される．臨床試験を開始する際の安全性の確保とヒトへの外挿性を検討する基礎情報を得る．非臨床試験の分類を表 4-1-4 に示す．

1-1）薬理試験

効力を裏付ける試験，副次的薬理試験，安全性薬理試験に分けられる．効力を裏付ける試験は薬効薬理試験とも呼ばれ，申請効能・効果を裏付けるための試験であ

る．疾患モデル動物や*in vitro*試験系などを用いて，被験物質が期待する治療標的に対して効力を有しているかどうかの評価，作用機序の解明，確認が行われる．副次的薬理試験は，期待しない治療標的に関する作用を検討するために行われる試験である．安全性薬理試験は，治療用量およびそれ以上の曝露に関連した被験物質の生理機能に対する潜在的な望ましくない薬力学的作用を検討する試験である．生命維持に重要な影響を及ぼす器官系（中枢神経系，心血管系，呼吸器系）における被験物質の作用を検討する試験は「コアバッテリー試験」といわれ，GLPに従った実施が求められている．

1-2) 薬物動態試験

動物を用いて被験物質の吸収，分布，代謝，排泄の体内動態を明らかにする試験である．被験物質の血中濃度推移，各種臓器・組織への分布や代謝経路および主な代謝酵素，排泄経路のほか，胎盤・胎児・乳汁中への移行性などについて調べる．これらのデータは，動物における毒性および薬理試験の設定に役立つのみならず，ヒトでの体内動態の予測，薬物間相互作用の検討において重要である．

1-3) 毒性試験

被験物質のヒトでの安全摂取量またはその毒性の種類を推定し，曝露に関する情報やほかの非臨床試験（薬理試験など）結果と併せてヒトへの健康影響を科学的に判定することを目的とする試験である．すなわち，ヒトに投与する前に，ヒトで発生する可能性のある副作用などを予測し，その発生の前兆となる指標を明らかにする上で重要な試験である．毒性試験は，GLPに基づいて実施する必要がある．

a) 一般毒性試験

単回投与毒性試験：被験物質を哺乳動物に単回（1回）投与したときに発現する毒性を質的・量的に解明することを目的とした試験である．

反復投与毒性試験：被験物質を哺乳動物に繰り返し投与したときに発現する毒性変化（標的器官）およびその徴候を，用量および時間との関連で把握することを目的とした試験である．明らかに毒性変化を起こす用量と毒性変化を起こさない最大用量〔無毒性量（No Observed Adverse Effect Level；NOAEL）〕を推定する．NOAELは第Ⅰ相試験において初めてヒトに投与する際の投与量設定の重要な情報となる．

b) 特殊毒性試験

遺伝毒性試験：被験物質が直接的または間接的に遺伝的な障害を引き起こす潜在性を有しているか否かを明らかにすることを目的とした試験である．細菌を用いる復帰突然変異試験（サルモネラの一種であるネズミチフス菌や大腸菌の変異株を用いた試験をAmes試験と呼ぶ），哺乳類培養細胞を用いる染色体異常試験，げっ歯類を用いる小核試験などの試験を組み合わせて評価する．

がん原性試験：薬物の化学構造，薬理作用，反復投与毒性試験成績などから，発がん性の疑いがある場合，および臨床での投与期間が長期にわたる場合（6ヵ月以上）について実施する．被験物質を哺乳類に長期間投与し，がん発生の有無を評価

することにより，ヒトにおける発がん性のリスクを予測評価することを目的とした試験である．

生殖発生毒性試験：被験物質の哺乳類の生殖・発生への影響（受胎能・初期胚発生，胚・胎児発生，出生児・母体機能など）を明らかにし，ヒトへのリスクを予測評価することを目的とした試験である．

その他の毒性試験

局所刺激性試験：皮膚や粘膜に適用される薬物の場合，適用部位への刺激性を検討する．予定される臨床適用経路で検討する．ほかの毒性試験の一部として行われることもある．

依存性試験：中枢作用を有する被験物質を対象に身体または精神依存性を明らかにする．

2）安定性試験

安定性試験は，医薬品の有効性および安全性を維持するために必要な品質の安定性を評価し，医薬品の貯蔵方法および有効期間の設定に必要な情報を得るために行う試験である．安定性試験には，長期保存試験，加速試験および苛酷試験の3種類がある．

長期保存試験：申請する貯蔵方法において，原薬または製剤の物理的，化学的，生物学的および微生物学的性質が，申請する有効期間を通じて適正に保持されることを評価する試験である．25℃・60％相対湿度，12ヵ月といった条件で長期間保存し，評価する．

加速試験：40℃・75％相対湿度のように少し厳しい環境下で医薬品を保存し，長期保存した場合の化学的変化を予測すると同時に，流通期間に起こり得る当該貯蔵方法からの短期的な逸脱の影響を評価するための試験である．

苛酷試験：流通の間に遭遇する可能性のある苛酷な条件における品質の安定性に関する情報を得るための試験であり，加速試験よりも苛酷な保存条件（温度，湿度，光）を用いて行う．

3）臨床試験

臨床試験は，ヒトを対象とした仮説（新しい治療法または薬物療法）を検証するために計画的に行われる試験である．そのうち，医薬品の製造販売承認申請のための必要なデータを収集するために行われる臨床試験である第Ⅰ相試験から第Ⅲ相試験までを「治験」と呼ぶ．治験はその目的から，主に安全性や体内動態を検討する「臨床薬理試験」，安全性を確認しながら有効性を検討する「探索的試験」，それまでに得られた有効性・安全性を確認する「検証的試験」に分類される．なお，医薬品の製造販売後にも試験〔製造販売後臨床試験（第Ⅳ相試験）〕が行われることがあるが，これは承認された適応症，用法・用量の範囲内で実施されるため，「治療的使用」と位置付けられており，治験には含まれない．目的による臨床試験の分類を**表4-1-5**に示す．また，第Ⅰ相試験から第Ⅲ相試験までの治験の分類を**表4-1-6**に示す．

表 4-1-5　目的による臨床試験の分類

試験の種類	試験の目的	試験の例
臨床薬理試験	・忍容性評価 ・薬物動態，薬力学的検討 ・薬物代謝と薬物相互作用の探索 ・薬理活性の推測	・忍容性試験 ・単回および反復投与の薬物動態，薬力学試験 ・薬物相互作用試験
探索的試験	・目標効能に対する探索的使用 ・次の試験のための用法・用量の推測 ・検証的試験のデザイン，エンドポイント，方法論の根拠を得ること	・比較的短期間の，明確に定義された限られた患者集団を対象にした代用もしくは薬理学的エンドポイントまたは臨床上の指標を用いた初期の試験 ・用量 - 反応探索試験
検証的試験	・有効性の証明 / 確認 ・安全性プロフィールの確立 ・承認取得を支持するリスク・ベネフィット関係評価のための十分な根拠を得ること ・用量 - 反応関係の確立	・有効性確立のための適切でよく管理された比較試験 ・ランダム化並行用量 - 反応試験 ・安全性試験 ・死亡率 / 罹病率をエンドポイントにする試験 ・大規模臨床試験 ・比較試験
治療的使用	・一般的な患者または特殊な患者集団および（または）環境におけるリスク・ベネフィットの関係についての理解をより確実にすること ・より出現頻度の低い副作用の検出 ・用法・用量をより確実にすること	・有効性比較試験 ・死亡率 / 罹病率をエンドポイントにする試験 ・付加的なエンドポイントの試験 ・大規模臨床試験 ・医療経済的試験

（文献 3 より転載）

表 4-1-6　治験の分類

ステージ	対象	主な目的と具体例
第Ⅰ相試験（Phase Ⅰ） ・主に臨床薬理試験 →治験薬をはじめてヒトに投与する段階	少数の健常者（志願者）（抗がん薬では患者）通常少数健常男子	・安全性および忍容性の推測 ・薬物動態を検討（ヒトにおける薬物代謝と薬物相互作用の探索も含む）
第Ⅱ相試験（Phase Ⅱ） ・主に探索的試験 →限られた数の患者を対象として，治験効果を探索するとともに安全性を検討	前期：少数の患者 後期：やや多い患者	・投与方法，投与量の予備的な検討 ・第Ⅲ相試験での至適用量の設定（適応症における用法・用量の設定）
第Ⅲ相試験（Phase Ⅲ） ・主に検証的試験 →第Ⅱ相の結果を検証（実際の治療に近い形での効果と安全性を確認）	多数の患者	・有効性・安全性の証明・確認 ・被験薬と標準薬（またはプラセボ）との比較試験

　臨床試験を行うに当たっては，ヒトを対象とする医学研究の倫理規範である「ヘルシンキ宣言」および「医薬品の臨床試験の実施の基準（Good Clinical Practice；GCP）」に基づいて実施される．ヘルシンキ宣言は，1964 年にヘルシンキにて開催された世界医師会総会で採択された，臨床試験のあり方について，人を対象とする生物医学的研究に携わる研究者に対する勧告のことであり，被験者の人権が何より

も優先される．また，すべての被験者から，治験に参加する前に，自由意思によるインフォームド・コンセントを得なければならない．治験について十分な説明がされ，被験者から文書による同意を取得する必要がある．

　GCPは，臨床試験において被験者の人権の保護，安全の保持および福祉の向上を図り，試験の科学的な質および成績の信頼性を確保することを目的に定められた基準である．治験および製造販売後臨床試験に関する計画，実施，モニタリング，監査，記録，解析および報告などに関する遵守事項が定められている．

3-1) 第Ⅰ相試験（Phase Ⅰ）

　臨床薬理試験が最も代表的な試験であり，非臨床試験の成績に基づき治験薬を初めてヒトに適用する段階である．少数の健康な志願者を対象としてヒトにおける安全性および忍容性の推測と薬物動態を検討する．なお，ヒトがどの程度の薬用量または発生した有害作用に耐えられ得るかを忍容性といい，毒性を指標に「Xmgまで忍容性が認められた」というように表現する．ただし，抗がん薬などのように毒性が高いものについては，患者を対象にする場合もある．

3-2) 第Ⅱ相試験（Phase Ⅱ）

　探索的試験が最も代表的な試験であり，治験薬を初めて患者に使用し，限られた患者について安全性と有効性および体内動態を検討する．第Ⅱ相試験の重要な目的は，第Ⅲ相試験で行われる試験の用法・用量を決定することである．

　前期第Ⅱ相試験：治験薬の対象となる疾患に罹患している少数の患者を用い，特に安全性に注意しながら治験薬の用法・用量と有効性の関係および薬物動態を検討する．

　後期第Ⅱ相試験：前期試験より多くの患者を用いて，治験薬の有効性と安全性の範囲をさらに明確にし，第Ⅲ相試験で実施する用法・用量の至適薬用量ならびに有効薬用量の範囲を決定する．

3-3) 第Ⅲ相試験（Phase Ⅲ）

　最も代表的なものとして検証的試験があり，治療上の有効性と安全性を多数の患者を対象にして検討する．同意を得た多数の患者で，対照薬との比較対照試験により確認する．対照薬には偽薬（プラセボ）や標準薬（アクティブプラセボ）が用いられる．この場合，ランダム化（無作為化）[1]や二重盲検法（double blind test）[2]を採用して，薬効評価に関わる変動を取り除くようにされている．通常，ランダム化二重盲検比較試験が行われる．比較試験において，被験薬の効果（または安全性）が対照薬よりも優れていることを示すための試験を「優越性試験」といい，被験薬が対照薬に劣らないことを示すための試験を「非劣性試験」という．

---

[1]：決定した対象者を治療群か対照群に偏り（バイアス）がないように割り付けるのがランダム割り付け．治療群と対照群の患者背景（条件）を同じにするために行う．

[2]：被験者のみならず治験を実施する医師ともにどちらの薬が投与されているかわからなくする方法．判断に先入観が入らないため，客観的に評価できる方法といわれている．

B　後発医薬品ができるまでに必要な情報

　後発医薬品（ジェネリック医薬品）は，先発医薬品の再審査期間と特許期間が満了した後に承認され，製造・販売される．先発医薬品と同一の有効成分を同一量含む同一投与経路の製剤で，原則として効能・効果，用法・用量は同一で，先発医薬品と同等の臨床的な治療効果が得られる医薬品である．ただし，先発医薬品が製剤特許を有している場合などは，後発医薬品は先発医薬品と異なる添加剤を使用することがある．また，剤形や適応症が異なる場合がある．しかし，近年では，有効成分のみならず，原薬，添加物，製法などが先発医薬品と同一である後発医薬品が登場している．これは，後発医薬品の製薬企業が，先発医薬品の製薬企業の許諾（Authorize）を受けて製造販売するため，オーソライズド・ジェネリック（Authorized Generic；AG）と呼ばれている．

1. 後発医薬品の製造販売承認申請に必要とする資料

　後発医薬品は，先発医薬品の有効性および安全性が一定の評価がなされた後に製造販売承認申請することになる．また，後発医薬品は先発医薬品と有効成分が同一であることから，原薬の物理化学的性質・安定性，毒性，薬理作用などの有効成分にかかるデータが免除されるなど，先発医薬品に比べて大幅に製造販売承認申請時の添付資料を簡素化できることになっている．通常は，申請する後発医薬品の「規格および試験方法」「安定性（加速試験）」「生物学的同等性」に関する資料のみが必要となる．このため，開発に要するコストも大幅に軽減され，先発医薬品に比べて薬価が低く設定されている．

　以下に，後発医薬品の製造販売承認申請時に必要となる3つの資料について概説する．

1）規格および試験方法
　原薬および製剤の規格および試験方法（性状，確認試験，純度試験，溶出試験，含量試験など）において，先発医薬品と同等であることを確認する．

2）安定性
　最終包装された状態で，通常の保存条件よりも厳しいレベル（40℃で，75％の相対湿度）で，6ヵ月間保存（「加速試験」）し，有効成分の含有量や不純物の程度などが「規格および試験方法」の範囲内であることを確認し，通常の保存条件下で3年間安定であるかを推測する．

3）生物学的同等性
　生物学的同等性試験は，先発医薬品に対する後発医薬品の治療学的な同等性を保証するために行われる試験である．通常，健康成人男子に先発医薬品（標準製剤），後発医薬品（試験製剤）をクロスオーバー法にて投与し，両製剤の血中濃度推移〔最

高血中濃度（maximum blood drug concentration；Cmax）や血中濃度－時間曲線下面積（area under the blood concentration-time curve；AUC）など）に統計学的に差がないことを確認する．生物学的同等性の判断基準を満たす場合に，両製剤は生物学的に同等と判断される．これにより，後発医薬品が先発医薬品と治療学的にも同等な製剤であると判断されることになる．生物学的同等性の評価方法は，「後発医薬品の生物学的同等性試験ガイドライン」に定められている．図4-1-3に後発医薬品における生物学的同等性試験の結果（仮想）を示す．

2. 品質再評価制度

1995年3月以前に承認申請された医薬品は，後発医薬品，先発医薬品を問わず品質規格として溶出試験は義務付けられていなかった．そこで，先発医薬品および後発医薬品の品質をより高めるために，内用固形製剤を対象に1997年2月より，溶出試験をベースにした「品質再評価」を実施し，溶出性が先発品と同等か否かの検証が行われている．

医療用医薬品品質情報集（通称：オレンジブック）には，品質再評価の結果が収載されており，溶出挙動の同等性が確認できた後発医薬品が収載されている．図4-1-4に後発医薬品における溶出試験の結果（仮想）を示す．

3. バイオ後続品（バイオシミラー）

バイオ医薬品は，遺伝子組み換え技術を応用し，動物または微生物がもつタンパク質（ホルモン，酵素，抗体など）を作る力を利用して製造される医薬品をいう．代表的ながんや血液疾患，自己免疫疾患など多くの難治性疾患に治療効果が確認されている．

バイオ後続品（バイオシミラー）とは，先発医薬品の特許が切れたあとに発売されるバイオ医薬品を指し，すでに承認を与えられているバイオテクノロジー応用医薬品（先行バイオ医薬品）と同等/同質の品質，安全性，有効性をもつ医薬品として，先行バイオ医薬品と異なる製造販売業者により開発された医薬品をいう．高額な先行バイオ医薬品に比べ，薬価が低く設定されているバイオ後続品は医療費軽減策の一つとして期待されている．

バイオ後続品は化学合成医薬品とは異なり，分子量が大きく複雑な構造をもっていることから，先行バイオ医薬品とバイオ後続品との有効成分の同一性を実証することは困難である．そのため，バイオ後続品の開発では，基本的には後発医薬品（化学合成医薬品の後発品）と同様の開発手法を適用することができない．そこで，バイオ後続品の承認申請では先行バイオ医薬品との比較による「同等性/同質性」の評価を行うことが要求されている．同等性/同質性とは，バイオ後続品の品質特性が先行バイオ医薬品と全く同じであるということを意味するのではなく，製品の類似性が高く，品質特性に何らかの差異があったとしても，最終製品の安全性には影響

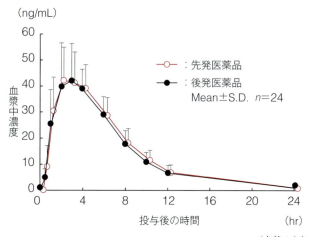

図 4-1-3 後発医薬品における生物学的同等性試験の結果（仮想）

先発医薬品（標準製剤）と後発医薬品 A を，健康成人男子にそれぞれ 1 錠（A として 10 mg）空腹時単回経口投与（クロスオーバー法）し，血漿中濃度を測定した．得られた薬物動態パラメータ（AUC，Cmax）について統計解析を行った結果，両剤の生物学的同等性が確認された．

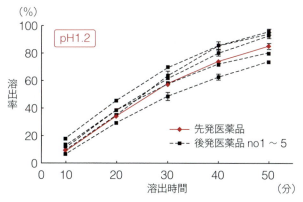

図 4-1-4 後発医薬品における溶出試験の結果（仮想）

消化管内の pH の変動（pH1.2〜6.8）を想定した液と水の 4 種類（pH1.2，4.0，6.8，水）の試験液で時間を追って薬物濃度を測定し，溶出挙動を調べ，先発品と同等であることを証明する．上図は pH1.2 の結果だが，他の pH についても同様の試験を行う．

表 4-1-7 医療用医薬品製造承認などの申請時提出データにおける先発医薬品，バイオ後続品，後発医薬品の比較

	起源発見の経緯・外国の状況などに関する資料			製造方法，規格試験方法などに関する資料			安定性に関する資料			薬理作用に関する資料			吸収，分布，代謝，排泄に関する資料						急性毒性，亜急性毒性，慢性毒性，催奇性その他の毒性に関する資料							臨床試験の試験成績に関する資料	添付文書等記載事項に関する資料
	イ			ロ			ハ			ニ			ホ						ヘ							ト	チ
	1	2	3	1	2	3	1	2	3	1	2	3	1	3	5	6			1	2	3	4	5	6	7		
	起源発見	外国状況	特性など	構造決定・物理化学	製造方法	規格試験	長期保存	苛酷試験	加速試験	効力裏付け	副次・安全	その他	吸収／分布	代謝／排泄	生物学的同等性	その他			単回投与	反復投与	遺伝毒性	がん原性	生殖発生	局所刺激	その他	臨床試験の試験成績	添付文書記載事項
新有効成分含有医薬品（先発医薬品）	○	○	○	○	○	○	○	○	○	○	○	△	○	○	×	△			○	○	○	△	○	△	△	○	○
バイオ後続品（バイオシミラー）	○	○	△	○	○	○	△	△	△	○	×	×	△	×	○	△			○	×	○	×	△	△	△	○	○
後発医薬品（ジェネリック医薬品）	×	×	×	○	○	○	○	×	○	×	×	×	×	×	○	×			×	×	×	×	×	×	×	×	○

○：必要，×：必要なし，△：個々の医薬品により判断

（文献1より作成）

を及ぼさないであろうことが十分に保証できることを意味する．理化学試験，生物活性試験，さらに非臨床試験・臨床試験データを組み合わせることで判定される．バイオ後続品の製造販売承認申請に必要とする資料としては，後発医薬品では求められていない非臨床試験（効力を裏付ける薬理試験，毒性試験など）ならびに臨床試験〔薬物動態の同等性／同質性の検証試験および有効性に関する同等性／同質性の検証試験（安全性も含め）〕が必要となる．**表 4-1-7** に医療用医薬品製造承認などの申請時提出データにおける先発医薬品，バイオ後続品，後発医薬品の比較を示す．

文献

1) 厚生労働省：医薬品の承認申請について．薬食発1121第2号，平成26年11月21日．
2) 厚生労働省：新医薬品の製造又は輸入の承認申請に関し承認申請書に添付すべき資料の作成要領について．医薬審発第899号，平成13年6月21日．
3) 医薬品医療機器総合機構：臨床試験の一般指針，1998.〈https://www.pmda.go.jp/files/000156372.pdf〉（2019年7月22日アクセス）
4) 厚生労働省医政局経済課：後発医薬品の推進と今後の展望─行政の立場から．月刊薬事, 52：1443-1450, 2010.
5) 医薬品医療機器総合機構：〈https://www.pmda.go.jp〉（2019年7月22日アクセス）
6) バイオシミラー協議会：〈https://www.biosimilar.jp/〉（2019年7月22日アクセス）
7) 高安義行ほか：バイオ後続品（バイオシミラー）の開発と今後の展望．日薬理誌, 147：303-309, 2016.

2 製薬企業が市販後に提供・構築する情報

　医薬品が承認・市販されるまでには，新規物質の探索，非臨床試験，臨床試験の過程を経る．探索によって選ばれた新医薬品候補化合物は動物などを使用した非臨床試験（薬物動態試験，薬理学的試験，毒性試験など）が行われる．この試験により，ヒトを対象とした臨床試験の前に候補化合物の有効性と安全性が確認される．次に，非臨床試験の成績に基づき，ヒトを対象とした臨床試験が行われる．臨床試験は，少数の健常者を対象に安全性，忍容性，薬物動態が検討される第Ⅰ相試験（Phase Ⅰ），少数の患者を対象に安全性，有効性，体内動態が検討される第Ⅱ相試験（Phase Ⅱ），第Ⅱ相試験までに得られた成績に基づき，多数の患者を対象に有効性と安全性が検討される第Ⅲ相試験からなる．医薬品の承認審査は医薬品医療機器総合機構（PMDA）で行われ，基準に適合していることが確認された後，厚生労働大臣の製造販売承認が与えられる．その後，薬価基準申請を行い，薬価基準が収載されると製造販売される．このような医薬品の開発過程を経ることで，有効性，安全性など多くの情報が得られる．しかし，臨床試験は100〜1,000人程度の患者を対象に実施されたにすぎず，また患者の病態，年齢などの背景も限られていることなどから，製造販売が開始された時点での有効性や安全性の情報には限界がある．これを「5つのToo」という（図4-2-1）.

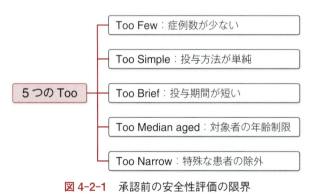

図4-2-1　承認前の安全性評価の限界

（文献1より作成）

A　ファーマコビジランス

　ファーマコビジランス（医薬品安全性監視）は，世界保健機関（World Health Organization；WHO）により「医薬品の有害な作用又は医薬品に関連する諸問題の検出，評価，理解及び予防に関する科学と活動」と定義されている．従来は医薬品モニタリングに焦点が当てられていたが，それだけでは医薬品の安全性を確保することができないとし，医薬品の開発から市販後までを通じて，ベネフィット・リスクを把握・評価し，リスクマネジメントを行うことをいう．市販後の安全性監視計画（副作用報告，市販後調査など）を立案し，リスク最小化の方策を決定するものとして，近年，ファーマコビジランスの重要性が高まっている．

B　市販後調査

　医薬品の臨床試験終了段階では安全性情報には限界があるため，日常診療で多くの患者に使用された後の情報の収集が重要となり，市販後調査（post marketing surveillance；PMS）が義務化されている．具体的な内容は「医薬品の製造販売後の調査及び試験の実施の基準に関する省令」（good post-marketing study practice；GPSP省令）と「医薬品，医薬部外品，化粧品，医療機器及び再生医療等製品の製造販売後安全管理の基準に関する省令」（good vigilance practice；GVP省令）に記載されており，市販直後調査制度，副作用報告制度，再審査制度，再評価制度などがある．

1. 市販直後調査制度

1）定義

　市販直後調査は市販後調査の一部であり，製造販売業者等が，販売開始から6ヵ月間において，医薬品の適正使用をうながし，重篤な副作用の発生などの情報を迅速に把握するため，市販後の安全対策の中で最も重要な制度として2001（平成13）年10月から施行された．従来は「医薬品の市販後調査の基準に関する省令」（good post-marketing surveillance practice；GPMSP省令）を施行していたが，2005（平成17）年4月よりGVP省令が施行されている（図4-2-2）．

2）目的

　新医薬品の販売開始直後において，医療機関に対し確実な情報提供，注意喚起等を行い，適正使用に関する理解をうながすとともに，重篤な副作用および感染症（以下「副作用等」という）の情報を迅速に収集し，必要な安全対策を実施し，副作用等の被害を最小限にすることを主な目的とする[2]．

> （市販直後調査）
> 第10条　処方箋医薬品の製造販売業者は，市販直後調査（医薬品の販売を開始した後の六箇月間，診療において，医薬品の適正な使用を促し，規則第二百二十八条の二十第一項第一号イ，ハ（1）から（5）まで及びト並びに第二号イに掲げる症例等の発生を迅速に把握するために行うものであって，医薬品リスク管理として行うものをいう．以下この条において同じ．）を行う場合にあっては，総括製造販売責任者又は安全管理責任者に次に掲げる業務を行わせなければならない．
> 　一　その行う市販直後調査ごとに，医薬品リスク管理計画書に基づき，次に掲げる事項を記載した実施計画書（以下「市販直後調査実施計画書」という．）を作成すること．
> 　　イ　市販直後調査の目的
> 　　ロ　市販直後調査の方法
> 　　ハ　市販直後調査の実施期間
> 　　ニ　その他必要な事項
> 　二　市販直後調査の実施のために必要があると認めるときは，市販直後調査実施計画書を改訂すること．
> 　三　市販直後調査実施計画書を作成し，又は前号の規定により改訂した場合は，市販直後調査実施計画書にその日付を記載し，これを保存すること．
> 2　処方箋医薬品の製造販売業者は，総括製造販売責任者がその業務を行う事務所に市販直後調査実施計画書を備え付けるとともに，市販直後調査を行うその他の事務所にその写しを備え付けなければならない．
> 3　処方箋医薬品の製造販売業者は，製造販売後安全管理業務手順書等，医薬品リスク管理計画書及び市販直後調査実施計画書に基づき，安全管理責任者に市販直後調査を行わせるとともに，第一項に規定する業務のほか，次に掲げる業務を安全管理責任者に行わせなければならない．
> 　一　市販直後調査が適正かつ円滑に行われているかどうか確認すること．
> 　二　市販直後調査の実施に関する記録を作成し，これを保存すること．
> 4　処方箋医薬品の製造販売業者は，製造販売後安全管理業務手順書等，医薬品リスク管理計画書及び市販直後調査実施計画書に基づき，安全管理実施責任者に，市販直後調査のうち規則第九十七条各号に掲げる業務を行わせる場合にあっては，安全管理実施責任者にその記録を作成させ，文書により安全管理責任者へ報告させるとともに，安全管理責任者にこれを保存させなければならない．
> 　　　（平二五厚労令二六・平二六厚労令八七・一部改正）

図4-2-2　医薬品，医薬部外品，化粧品，医療機器及び再生医療等製品の製造販売後安全管理の基準に関する省令（厚生労働省令第135号）

3）実施方法

　製造販売業者は，当該医薬品を使用する医療機関に対し，適正な使用に努めるとともに，関係が疑われる重篤な副作用および感染症が発現した場合には，速やかに当該製造販売業者に報告を依頼することが原則となっている．納入開始後2ヵ月間は，おおむね2週間以内に1回の頻度で，その後もおおむね1ヵ月以内に1回の協力依頼を行い，市販直後調査期間終了後2ヵ月以内に，市販直後調査実施計画書とともに，市販直後調査報告書をPMDA安全部に提出する必要がある．PMDAでは市販直後調査の対象品目を公開しており，審査報告書，審査結果報告および申請試料概要を閲覧することができる[3]．

2. 副作用報告制度

　医薬品，医療機器などの製造販売業者は，承認を受けた医薬品，医療機器などに

表 4-2-1　医薬品副作用報告制度の報告期間

	重篤性		国内	外国
使用上の注意から予測できない（未知）	死亡		15日＋FAX等	15日
	重篤		15日	15日
	非重篤		未知・非重篤副作用定期報告	―
使用上の注意から予測できる（既知）	死亡		15日	―
	重篤	既承認医薬品と有効成分が異なる医薬品で承認後2年以内	15日	―
		市販直後調査により得られたもの	15日	―
		上記以外	30日	―
	非重篤		―	―
発生傾向が使用上の注意等から予測できないもの	重篤（死亡を含む）		15日＋FAX等	15日
発生傾向の変化が保健衛生上の危害の発生又は拡大のおそれを示すもの	重篤（死亡を含む）		15日＋FAX等	15日

（文献4より転載）

ついて，「当該品目の副作用その他の事由によるものと疑われる疾病，障害又は死亡の発生，当該品目の使用によるものと疑われる感染症の発生その他医薬品，医薬部外品，化粧品，医療機器又は再生医療等製品の有効性及び安全性に関する事項で厚生労働省令で定めるものを知ったときは，その旨を厚生労働省令で定めるところにより厚生労働大臣に報告しなければならない」（薬機法第68条の10）という企業報告制度がある．この制度は1967（昭和42）年に行政指導による副作用報告制度として施行され，1980（昭和55）年には薬事法の改正に基づき報告することが義務化された．副作用の重篤性の程度により，15日または30日以内に厚生労働大臣に報告しなければならない（**表4-2-1**）．

また，「薬局開設者，病院，診療所若しくは飼育動物診療施設の開設者又は医師，歯科医師，薬剤師，登録販売者，獣医師その他の医療関係者は，医薬品，医療機器又は再生医療等製品について，当該品目の副作用その他の事由によるものと疑われる疾病，障害若しくは死亡の発生又は当該品目の使用によるものと疑われる感染症の発生に関する事項を知った場合において，保健衛生上の危害の発生又は拡大を防止するため必要があると認めるときは，その旨を厚生労働大臣に報告しなければならない」（薬機法第68条10の2）という医療関係者からの報告制度もある．この制度は1967（昭和42）年に医薬品副作用モニター制度として始まり，2003（平成15）年には医薬品・医療機器等安全性情報報告制度として薬事法制化された．

副作用報告と安全対策の流れを**図4-2-3**に示した．PMDAは製造販売業者から報告された国内の副作用報告と，医療機関等から厚生労働省およびPMDAへ報告された副作用または副作用反応例のうち，PMDAが調査を実施した報告を公開している[5]．

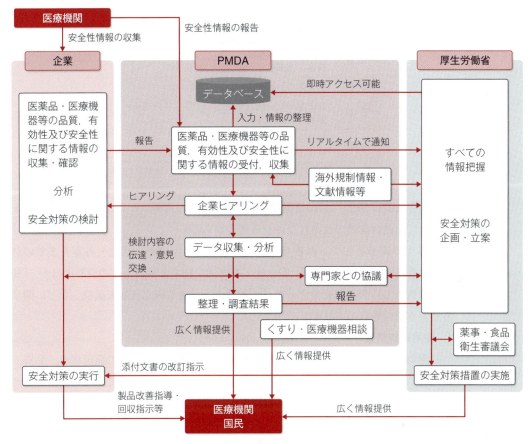

図 4-2-3 副作用報告と安全対策の流れ

(文献 6 より転載)

3. 再審査制度

　新医薬品について承認後，一定期間が経過した後に，製造販売業者が有効性，安全性等に関する情報を，実際に医療機関で使用されたデータから収集し，再度確認する制度である（薬機法第 14 条の 4）．

　新医薬品として，厚生労働大臣が製造販売の承認の際に指示したものであるが，再審査期間は原則として表 4-2-2 に示したように行われる．

　再審査の流れを示す．製造販売後調査管理責任者は医薬品リスク管理計画（RMP），使用成績調査実施計画書または製造販売後臨床試験実施計画書を作成・提出し，営業部門等に実施を依頼する．調査実施後のデータを集計・解析し，報告書を作成する．再審査申請試料の作成・申請を行い，GPSP 適合に関して調査を受ける．また，再審査期間終了前には，安全性定期報告といわれる中間報告を提出する．安全性定期報告とは，製造販売後調査などにより得られた結果を定期的に報告する制度で，承認後 2 年間は半年ごとに，それ以降の再審査期間中は 1 年ごとに厚生労働省へ報告する義務がある．再審査の結果により，「承認の取り消し」「効能効

表 4-2-2 主な再審査期間

期間	新医薬品の種類
10年	希少疾病用医薬品 長期の薬剤疫学的調査が必要なもの
8年	新有効成分医薬品
6年	新医療用配合剤（新規性により4年もある） 新投与経路医薬品
4年	新効能・効果医薬品 新用法・用量医薬品

（文献7より転載）

果の削除または修正」「特に措置なし」のいずれかの措置になるが，「特に措置なし」の場合でも添付文書の改訂はなされる場合がある．

再審査申請書として，再審査申請品目の概要，開発から承認・再審査までの経緯，製造販売後調査等の概要，安全性・有効性に関する検討などの資料のほか，「使用成績調査」，「製造販売後データベース調査」，「製造販売後臨床試験」などに関する資料が添付される（詳細は p.101 参照）．

1）使用成績調査

日常の診療において，医薬品の副作用による疾病等の種類別の発現状況，品質，有効性，安全性に関する情報を検出，確認する調査である．医薬品等を使用する者の条件を定めることなく行う「一般使用成績調査」，小児，高齢者，妊産婦，腎機能障害または肝機能障害を有する者，医薬品を長期に使用する者，その他医薬品を使用する者の条件を定めて行う「特定使用成績調査」，特定の医薬品を使用する者の情報と当該医薬品を使用しない者の情報とを比較することによって行う「使用成績比較調査」がある．

2）製造販売後データベース調査

2018（平成30）年度より，厚生労働省と PMDA が構築を進めてきた医療情報データベース「MID-NET®」（Medical Information Database Network）の運用が開始され，MID-NET® を利用した際の再審査および再評価の申請書に添付する資料の信頼性を確保するため，新たに「製造販売後データベース調査」の定義が設けられた．これは，診療録等の情報を電子計算機を用いて検索できるように体系的に構築したものであり，MID-NET® を用いて，医薬品の副作用による疾病等の種類別の発現状況，品質，有効性，安全性に関する情報を検出，確認する調査である[8]．

3）製造販売後臨床試験

臨床試験，使用成績調査，製造販売後データベース調査の成績に関する検討を行った結果，得られた推定などを検証し，または診療においては得られない情報を収集するため，承認された用法・用量，効能・効果に従い行う試験である．「医薬品の臨床試験の実施の基準に関する省令」（good clinical practice；GCP 省令）に遵守して行わなければならない．

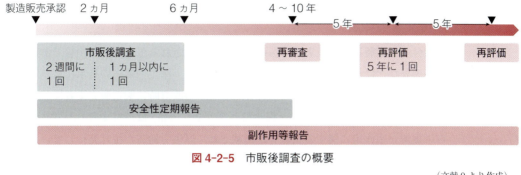

図 4-2-5　市販後調査の概要

（文献 9 より作成）

4. 再評価制度

　すでに承認されている医薬品について，現時点の医学・薬学の学問水準から品質，有効性および安全性を見直す制度であり，品質を再評価する品質再評価と有効性・安全性を再評価する薬効再評価がある．厚生労働大臣が再評価対象の医薬品を公示したときは，対象医薬品について，厚生労働大臣の再評価を受けなければならない．

　品質再評価は溶出試験の規格がなかった 1995 年以前に承認されたすべての医薬品について，再確認を行う制度である．薬効再評価は医療用医薬品を 5 グループに分け，5 年ごとに評価を行う定期的再評価や，緊急的な問題などが発生した場合，有用性について評価を行う臨時の再評価がある．

　再評価の結果，「承認の取り消し」，「効能効果等の削除または修正」，「特に措置なし」，のいずれかの措置となる．

　ここまでに述べた市販後調査の概要を図 4-2-5 にまとめた．

C　製造販売業者が提供する情報

　「副作用報告制度（→ p.167）」の項目で述べたように，医薬品，医療機器などの製造販売業者は，承認を受けた医薬品，医療機器などについて，当該品目の副作用その他の事由によるものと疑われる疾病，障害又は死亡の発生，感染症の発生，有効性，安全性に関する事項で厚生労働省令で定めるものを知ったときは，その旨を厚生労働大臣に報告しなければならない（薬機法第 68 条の 10）．このような医薬品の適正使用や副作用情報を提供する方法として，前述のように PMDA より審査報告書，審査結果報告，副作用報告，医薬品リスク管理計画などの情報を公開したり，各製造販売業者のウェブサイトなどを通して情報を提供したりする方法がある．そのほか，添付文書の改訂情報，緊急安全性情報，安全性速報などの方法がある．

1. 添付文書の改訂

添付文書は製造販売業者から医療関係者に提供される最も重要な情報であり，市販後調査などにより，安全対策が得られた場合は，厚生労働省の指示により「使用上の注意」の改訂がなされる．「使用上の注意」の改訂時に製造販売業者はお知らせ文書として発行する．「医薬品・医療機器等安全性情報」は添付文書の改訂や企業からの重篤な副作用に関する情報等が掲載され，厚生労働省が毎月発行している．医薬品安全対策情報（DSU）は，「使用上の注意」の改訂や製造販売業者の自主改訂などの添付文書の改訂情報が掲載され，日本製薬団体連合会が毎月発行している．

2. 緊急安全性情報（イエローレター）

緊急に安全対策上の措置をとる必要がある場合，厚生労働省の指示，または製造販売業者の自主決定などにより製造販売業者が発行する．

3. 安全性速報（ブルーレター）

緊急安全性情報に準じ，一般的な使用上の注意の改訂情報よりも迅速な安全対策措置をとる場合，厚生労働省の指示，または製造販売業者の自主決定などにより製造販売業者が発行する．

文献

1) Rogers AS：Adverse drug events：identification and attribution. Drug Intell Clin Pharm, 21：915-920. 1987.
2) 厚生労働省医薬局：医薬品・医療用具等安全性情報 No.170, 2001.〈https://www.mhlw.go.jp/houdou/0109/h0927-3a.html〉（2019年7月19日アクセス）
3) 医薬品医療機器総合機構：市販直後調査に関する情報.〈http://www.pmda.go.jp/review-services/drug-reviews/review-information/p-drugs/0006.html〉（2019年7月18日アクセス）
4) 内閣府：第1回 特定保健用食品の表示許可制度専門調査会 議事録，配布資料〔資料6 薬事法に基づく医薬品の副作用報告について（概要）（厚生労働省提出資料）〕，2011年2月28日.〈https://www.cao.go.jp/consumer/history/01/kabusoshiki/tokuho/doc/110228_shiryou6.pdf〉（2019年7月18日アクセス）
5) 医薬品医療機器総合機構：副作用が疑われる症例報告に関する情報. https://www.pmda.go.jp/safety/info-services/drugs/adr-info/suspected-adr/0005.html（2019年7月18日アクセス）
6) 医薬品医療機器総合機構：安全対策業務の概要.〈https://www.pmda.go.jp/safety/outline/0001.html〉（2019年7月18日アクセス）
7) 内閣府：第1回 特定保健用食品の表示許可制度専門調査会 議事録，配布資料〔資料5 再審査制度・再評価制度について（厚生労働省提出資料）〕，2011年2月28日.〈https://www.cao.go.jp/consumer/history/01/kabusoshiki/tokuho/doc/110228_shiryou5.pdf〉（2019年7月18日アクセス）
8) 厚生労働省：医薬品・医療機器等安全性情報 No.355, 2018.〈https://www.mhlw.go.jp/content/11120000/000307752.pdf〉（2019年7月19日アクセス）
9) 中村 仁ほか：医薬品の開発. In：折井孝男 編，医薬品情報学，改訂3版，南山堂，2014.
10) 医薬品医療機器総合機構.〈https://www.pmda.go.jp/〉

3 レギュラトリーサイエンス

A レギュラトリーサイエンスの黎明

　レギュラトリーサイエンスの概念は，1987年に国立衛生試験所（現在の国立医薬品食品衛生研究所）の副所長であった内山充博士が，労働組合の機関紙である「衛試支部ニュース」に掲載した所員向けのコメントが始まりとされている[1]．そこでは，「私は当所の仕事を regulatory science と称している．」という一文で始まり，「科学ではない規制はわれわれの仕事ではない」と締めくくられている．なお，国立医薬品食品衛生研究所は医薬品，食品，環境（空気，水）などの厚生労働省の行政を支える研究を実施している厚生労働省直轄の研究機関である．

　当初，レギュラトリーサイエンスは，われわれの身の回りの物質や現象について，その成因や機構，量的と質的な実態，および有効性や有害性の影響を，より的確に知るための方法を編み出す科学であり，ついでその成果を用いてそれぞれを予測し，行政を通じて国民の健康に資する科学とされた．また，当時の厚生白書平成2（1990）年度版の記載には，人間の立場に立った科学技術のコンダクターとしての役割をもつ科学とまとめられている．レギュラトリーサイエンスの対象は，医薬品に限らず，食品，生活環境など人間生活の広い分野に関わるものである．

B レギュラトリーサイエンスの浸透

　1993年には，日本薬学会第113年会で第1回レギュラトリーサイエンス討論会が開催され，レギュラトリーサイエンスという言葉が一般の表舞台に出た．現在も容易に閲覧可能な資料として，1993年の衛生試験所報告（衛研報告）に，「レギュラトリーサイエンスとは」[2]という一文と，「レギュラトリーサイエンス討論会の背景と目標」[3]という論説が記されている．「レギュラトリーサイエンスとは」では，「レギュラトリーサイエンスとは，科学技術の所産を，人間との調和の上で最も望ましい姿に調整するための科学である．」とし，さらに「"レギュレーション"は，『調整』，『調節』および『規制』という意味をもつ言葉である．レギュレーションを適切に行うためには，それを支える研究活動が常時行われていなければならず，既存の基礎科学にも応用科学にもない，予測し評価することを最終目的とする独自の価

値観を持つ分野で，研究内容は『評価科学』であり，実践の立場では『行政科学』となる」と記載されている．この「行政科学」は後に「規制科学」と称されるようになる．評価科学は，実測データに基づいて評価を行うことが重要であるため，ウェットな研究活動であるべきで，他方，規制科学は評価科学の実践にむけてのドライな研究活動といえる．図 4-3-1 に，科学と評価科学，規制科学の関係を示した．

本来，科学は疑問に答え（基礎科学）希望を与えるもの（応用化学）であり，これらが最終的には人と社会に役立つものであることが望まれる．次の段階で，これらの科学を真に人と社会に役立つように調整するのが評価科学であり，新しい物質や技術などのリスクとベネフィットを予測，評価し，科学者としての責任を自覚しつつ，適切に推進していくことが必要であり，またそれでも結果としてもたらされる可能性のある不測の事態（リスク）を未然に防止し，安全を確保することも重要である．さらに，ここまでの段階で深められた科学をもとに，科学技術を実際に適用するために規制科学が登場する．ここでは，研究者と規制担当者とは，相互に連絡を取りながら科学技術の正しい理解に基づく適切なルールを制定し，科学を実際の生活の場に定着させる橋渡しをすることになる．

また，「レギュラトリーサイエンス討論会の背景と目標」では「レギュラトリーサイエンスの用語は，単純に『行政施策の裏付けとなる科学』と受け取られがちであるが，限りなく発展する科学技術の恩恵をうけている現代社会の中で，新たに重要性を増しつつある『科学と人間との調和』を得るための新しい概念として理解してほしい」と記載されており[3]，これを広義の定義として忘れてはならない．

科学
- 疑問（真理の探究：基礎科学）と希望（新技術：応用科学）
- 究極目的は「人と社会」に役立つもの

評価科学（ウェットな研究活動）
科学技術が人と社会に役立つための研究
- 研究者は，個々人と社会のリスク・ベネフィットを予測，評価し，
- 責任を持って適切に進歩・発展させる
- 不測の事態（リスク）を未然に防止し，安全を確保する手法を確立する

規制科学（ドライな研究活動）
科学技術を実践・適用にむけて調整
- 研究者・規制担当者は，科学技術の正しい理解に基づく
- 適切なルールを制定し，科学を生活の場へ橋渡しをする

図 4-3-1　科学と評価科学，規制科学の関係

C 医薬品におけるレギュラトリーサイエンス

　医薬品のレギュラトリーサイエンスというと，承認審査の基準や方法を科学的に取り扱うことと捉えられていることが多い．しかし，医薬品の承認の範疇である，新薬の創製から承認，市販後対策にとどまることなく，医薬品が市販されて医療の場に供給された後も，それぞれの当事者がさまざまな事象について科学的に適切な評価を行い，正しくマネジメントを行うこともレギュラトリーサイエンスに含まれている[4]．

　図 4-3-2 に示すように，医薬品の創製では，そのシーズの探索，リード化合物の選択，非臨床試験，製剤設計，臨床試験，承認審査，市販後安全対策，医師や薬剤師による適正使用等のすべての段階において，レギュラトリーサイエンスの果たす役割は大きい．

　新薬開発においては，各段階でベネフィット（有効性）とリスク（安全性）を科学的見地に基づいて評価・判断することが重要であり，一定品質の医薬品を安定的に供給するための製法や製剤的な検討も経験や科学的な知識に基づいて適切に確立する必要がある．承認申請後，適切な審査を経て承認されると市販され，市販後は承認申請時には経験されたことのない多様な患者に投与されるため，予期されていなかった副作用が起こるリスクを慎重に調査することが必要である．もし，新たなリ

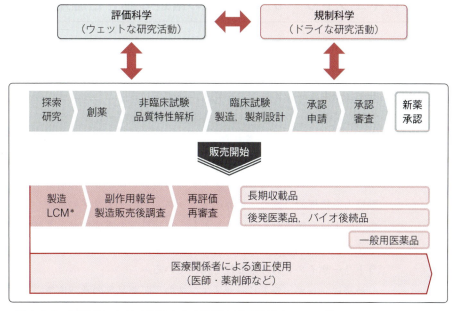

図 4-3-2　医薬品における開発から市販後の適正使用までのレギュラトリーサイエンス
＊：Life Cycle Management（剤形・含量追加）

スクが発生した場合には，原因を明らかにし，対策を講じなければならない．

新薬の臨床上の有効性・安全性が確立され，特許が切れた時点で後発医薬品やバイオ後続品が開発され，承認，販売される．後発医薬品や，バイオ後続品の承認申請では，それぞれに新薬と同等の治療効果を保証するためのガイドラインが作成されており，ガイドライン設定に当たっては，有効性評価の手法を新薬よりも簡略化するリスクと，経済的ベネフィットを比較してバランスが考慮されている．その品質管理の手法も，新薬の情報を参考に科学的なデータに基づき，重要なポイントを押さえられるように設定される必要がある．

薬剤師等の医療当事者が行わなければならない評価・判断は，ときには人の命に関わることであるため，信頼できる適切な医薬品情報や，患者背景に関する情報を迅速に収集し，薬理学，薬物動態学，さらに製剤学，有機化学，物理化学等の基盤となる科学的な知識をもとに，経験に導かれる判断力を駆使し，迅速に対応しなくてはならない．得られる客観的な事象（データ）から，さらに起こり得る事態を予測し，最良と思われる選択肢を評価・判断していくことがレギュラトリーサイエンスである．

また，市販後の新薬の適正使用のためには，医薬品の開発段階や市販後調査などで得られた品質，有効性，安全性に関わる情報を医療の場に伝達することが必要であり，それによって，医薬品や疾病，患者の病態に応じた医薬品の適正管理が可能となる．

D　レギュラトリーサイエンスの最近の動きと適用の基本姿勢

最近のわが国におけるレギュラトリーサイエンスの動きとして，内閣府は2011（平成23）年の第4期科学技術基本計画で，「ライフイノベーション推進のために，レギュラトリーサイエンスを充実，強化させる」とした．その後，厚生労働省から2015（平成27）年6月に「国際薬事規制調和戦略〜レギュラトリーサイエンス　イニシアティブ〜」が出された[5]．その中では，「医薬品・医療機器等の品質・有効性・安全性について，適切・迅速に，予測・評価・判断する科学としてレギュラトリーサイエンスを推進し，アジアをはじめとする世界に発信して国際規制調和・国際協力を積極的に進め，世界のドラッグ／デバイスラグの解決，国際社会の保健衛生の向上に一層貢献していく」とし，規制科学の重要性が示されている．

また，諸外国においても，EMA[6]やFDA[7]などが，医薬品行政におけるレギュラトリーサイエンスの重要性を掲げている．

最後に，レギュラトリーサイエンスの，医薬品等の承認申請にとどまらない，より広い適用を期待しつつ，多方面に適用するための考え方を**図4-3-3**にまとめる[8]．

レギュラトリーサイエンスの適用対象
評価・判断が決め手になるあらゆる分野
　例）　医薬品，医療，食品，農業，化学物質，新技術，新規物質

目 的
安全性，有効性，品質確保，リスクアセスメントなど
科学技術の成果が，真に役に立つ形で人と社会に提供されるように評価し判断（決断）する

方 法
対象分野により評価基準はそれぞれに独自に設定する必要がある
各領域で評価の方法と根拠（データー）の開発，および価値基準の設定
予測の確度は根拠データの信頼性に大きく依存する

結 果
予測，評価による最適の判断（決定）が可能となった場合に，評価過程が実績となる

図 4-3-3　レギュラトリーサイエンス適用の考え方

（文献 8 より作成）

文献

1) 内山　充：全厚生職員労働組合国立衛生試験所支部ニュース，272：1987.
2) 内山　充：レギュラトリーサイエンスとは―レギュラトリーサイエンス関連記事掲載の始めに当たって―．衛生試験所報告，111：139，1993.〈http://www.nihs.go.jp/library/101-136/111(1993).pdf〉（2019 年 7 月 23 日アクセス）
3) 内山　充：レギュラトリーサイエンス討論会の背景と目標．衛生試験所報告，111：140-141，1993.〈http://www.nihs.go.jp/library/101-136/111(1993).pdf〉（2019 年 7 月 22 日アクセス）
4) 内山　充：レギュラトリーサイエンスの理念と特色．医薬ジャーナル，48：59-61，2012.
5) 厚生労働省：国際薬事規制調和戦略～レギュラトリーサイエンスイニシアティブ～，2015 年 6 月 26 日．
6) European Medicines Agency：Regulatory Science to 2025.〈https://www.ema.europa.eu/en/about-us/how-we-work/regulatory-science-2025〉（2019 年 9 月 18 日アクセス）
7) U.S. Food and Drug Administration：Advancing Regulatory Science〈https://www.fda.gov/science-research/science-and-research-special-topics/advancing-regulatory-science〉（2019 年 9 月 11 日アクセス）
8) 内山　充：第 4 回レギュラトリーサイエンス学会学術大会（2014 年 9 月 5 日）特別講演「Regulatory Science の将来展望」．レギュラトリーサイエンス学会誌，5，81-92，2015.

第5章

薬剤師による医薬品情報の評価・構築・提供

1 医薬品情報の信頼性・科学的妥当性の評価

A 医薬品情報を評価する必要性と求められる場面

　薬剤師が患者の治療適正化に参画していく上では，医薬品や薬物治療に関する情報（医薬品情報）を収集し，収集した情報を評価するステップは欠かすことができない．医薬品情報の情報源にはさまざまなものがある．インターネットの普及により，入手できる情報量も膨大である．それらの中には不確かな情報や妥当性が担保されていない情報も多く含まれており，医薬品情報の質を評価する必要性はますます高くなっている．

　医薬品情報の評価は，医療施設における医薬品の管理や適正使用を推進する上でも不可欠である．病院や薬局における新薬や後発医薬品，バイオ後続品の採用・選択は，薬剤師が担うべき重要な業務であり，医薬品を多面的に評価する必要がある（p.202，第6章「1．医薬品の採用・選択」参照）．すなわち，医薬品の有効性と安全性の評価に加えて，品質や安定供給，利便性，薬剤経済学的な評価，医療安全上の評価が行われる．さらには，診療ガイドラインでの位置付けや医療施設の特性も考慮される．このほか，がん薬物療法のレジメン審査，適応外使用の評価，医療機関や地域でのフォーミュラリー策定においても医薬品の評価が必要となる．

B 医薬品情報を評価する心構えと求められる能力

　医薬品情報を評価し，臨床に適用するまでの一連のプロセスは，薬剤師による薬学的ケアの実践に不可欠である．医薬品情報の評価は患者ケアの質に直結していることを認識し，薬剤師は常に公平かつ公正に情報の信頼性と科学的妥当性を評価しなければならない．そのためには，適切な情報源を選択して情報を検索し，目的に合致した情報を収集する能力，医薬品情報を適切に評価する能力が求められる．さらに，評価した情報の臨床への適用可能性を検討する能力も身に付けておく必要がある．

1. 適切な情報源の選択

　適切な情報源の選択と情報検索は，質の高い医薬品情報を収集するための重要な

1 医薬品情報の信頼性・科学的妥当性の評価

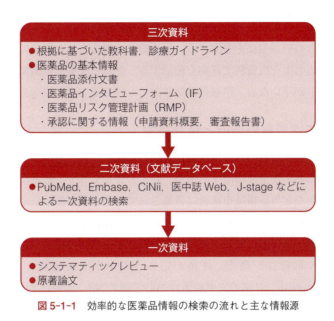

図 5-1-1　効率的な医薬品情報の検索の流れと主な情報源

ステップである．情報を検索する際には，情報収集の目的に合わせて入手する情報の詳細度や網羅性，求められる迅速性を明確にして検索範囲を決定するとよい．

検索対象となる情報には，その加工度に応じて一次資料，二次資料，三次資料がある（p.30，第2章「2．医薬品の情報源」参照）．情報を検索する際には，原則として三次資料（要約された情報）から一次資料（加工度が低く詳細な情報）へと段階的に情報源を選定して検索していく（**図 5-1-1**）．各資料の特徴と使い分けを目的別に整理して自らの環境で利用可能な情報源を確認しておく（p.31・32，**表 2-2-1・表 2-2-2** 参照）．特にインターネットでアクセスできる信頼性の高い情報源に精通しておくと，効率的に情報の検索と収集を行うことができる．

2．三次資料の評価

三次資料が情報検索の第一ステップとして用いられる理由は利便性にある．医薬品の基本的な情報を収集する場合も，適切な三次資料を活用すると効率よく情報を入手できる．個々の医薬品に関する情報収集では，医薬品添付文書や医薬品インタビューフォーム（IF），医薬品リスク管理計画（RMP）が基本となる（詳細は第2章参照）．これらの文書は適時改訂されるので，最新版であることを確認した上で利用する．個々の医薬品の評価では，承認に関する公開情報〔申請資料概要，審査報告書（p.152，第4章「1．製薬企業が取り扱う情報」参照）〕も重宝する．医薬品の開発段階で実施された非臨床試験や臨床試験はそれぞれ GLP（good laboratory practice）や GCP（good clinical practice）に準拠しており，データの質は高い．これらの資料はいずれも医薬品医療機器総合機構（PMDA）のウェブサイトから入手可能である．一方で，教科書や総説，診療ガイドラインなどの三次資料の多くは専門家によって執

181

筆されている．公正かつ中立な立場で作成されているかどうかを評価するために著者の利益相反を考慮する．三次資料は要約された情報であることに留意し，必要に応じて一次資料で詳細を確認する．さらに医薬品に関する知見は更新されるスピードが早いため，情報の利用時点における適切性に注意を払う．

3. 二次資料の評価と情報検索

　三次資料のみでは目的に合致した情報に行き着かないことも多い．とりわけ，医薬品の安全性に関する情報，特定の背景を有する患者に対する使用，適応外での使用などの情報は市販後に蓄積されてくることが多い．そのような場合，適切な文献データベースを利用することで最新の知見を含めた情報を収集できる．文献データベースごとに収載されている分野や学術雑誌の種類やレコード数が異なる．網羅性や即時性が高く，評価が定まっている文献検索システムとして，PubMedやEmbase，日本の文献検索においてはCiNii，医中誌Webなどがある（p.30，第2章「2. 医薬品の情報源」参照）．PubMed，CiNiiは無料で利用できる．これらの文献検索システムを上手に活用することで，質の高い臨床研究論文を入手することが可能になる（**図5-1-2**）．文献データベースの検索では，シソーラスを利用すると精度の高い検索が可能になる．シソーラスは同義語や同意語を体系的に関連づけ，1つの用語に置き換えるための辞書としての役割がある．自由語で検索を行った場合も，シソーラスのキーワードであればマッピング機能により自動的に同義語や同意語も検索語として用いられる．複数のキーワードが存在する場合には，検索式（AND，OR，NOT）を用いて検索を実行するとよい．さらにフィルター機能により，研究デザイン〔メタアナリシス，ランダム化比較試験（RCT）など〕を選択して検索を行うことでエビデンスレベルの高い論文を収集できる．なお，PubMedは論文の検索品質などの向上を目指して，機械学習アルゴリズムに基づく新しいソート機能などを搭

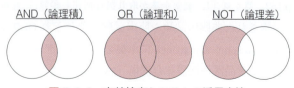

図5-1-2　文献検索システムの活用方法

載した新システムへリニューアルされている（2019年9月現在："PubMed Labs"で公開中）．近年，欧州を中心に学術論文のオープンアクセス化が進んでおり，インターネットで全文を閲覧できる学術雑誌や機関リポジトリが増えている．オンラインで全文閲覧可能な論文の場合，文献検索システムやGoogle Scholarからもリンクをたどることができるので，積極的に活用したい．

4. 一次資料の評価

1) 学術論文，学会抄録の評価

学術論文はインパクトファクターや論文査読（ピアレビュー）の有無が信頼性の目安となる．インパクトファクターは，ある学術雑誌に掲載された論文の過去2年間の総被引用回数を過去2年間の当該雑誌に掲載された総論文数で除した数で表される．被引用率は，信頼性評価における重要な要素の1つではあるが，学術雑誌の評価であり，掲載されている論文の直接的な評価ではない点に留意する．学会抄録は，新規の情報が得られることも多いが，信頼性を判断するための情報が少ないため，注意を要する．

2) 臨床研究に関する学術論文の評価

査読のある学術論文では一定の信頼性は確保されているものの，その研究成果を臨床に適用する際には，個々の学術論文（特に，臨床研究結果を報告したもの）の批判的吟味を実践することになる．図5-1-3に臨床研究の研究デザインとその特徴をフローチャート形式でまとめた．各臨床研究デザインの詳細は，第3章「4. 研究デ

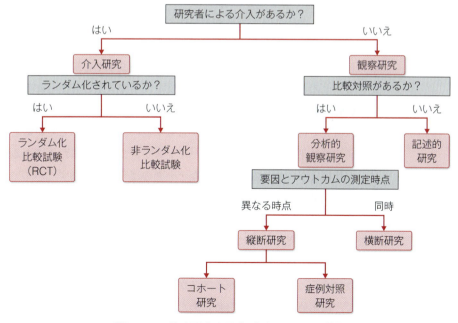

図5-1-3 臨床研究の研究デザインとその特徴

表 5-1-1 学術論文の批判的吟味のための9の質問

① 臨床に関連した研究であるか
  ・医学的な知見が追加されたか
  ・研究目的は実践に即しているか
② リサーチクエスチョンに即した研究デザインか
  ・適切な実験的デザインまたは観察的デザインが使用されているか
  ・以前の研究デザインから改善されたか
③ 被験者のリクルート方法と選定方法は明確に説明されているか
  ・被験者はどのようにリクルートされ選定されたか
  ・研究目的に即した被験者か
④ 研究方法は適切に説明されているか
  ・ランダム化方法や観察方法は説明されているか
  ・バイアスを減らすための方法はとられているか
⑤ 患者ケアに関連した評価指標か
  ・臨床に関連したアウトカムか
  ・アウトカムの測定タイミングと測定方法は説明されているか
⑥ 統計学的解析方法は研究に適しているか
  ・リサーチクエスチョンに適したサンプルサイズか
⑦ 主な研究成果は何か
  ・重要な研究成果は統計学的に有意であるか
  ・その影響はどの程度か
  ・研究成果は臨床的根拠や既報と一致しているか
⑧ 研究の限界はあるか
  ・研究成果に影響するサンプルデザインや研究デザイン，解析手法に限界はあるか
⑨ 研究成果はどのように臨床現場に適用できるか
  ・研究成果を他の集団に一般化できるか
  ・研究成果を実践に取り入れるべきか

(文献1より作成)

ザイン」(p.136) を参照されたい．

　臨床研究に関する論文の批判的吟味を行う際に確認するポイントを**表 5-1-1**に示した．研究デザインによらず利用できる内容となっており，数多くの学術論文の中から目的の論文を絞り込む段階においても，**表 5-1-1**の視点を念頭に置きながら論文を選定すると，より妥当性の高い論文を入手できると考えられる．

3）偶然誤差とバイアス

　臨床研究で得られる結果は，必ずしも"真の結果"を示しているとは限らない．臨床研究の結果には，偶然誤差とバイアスが含まれているためである．偶然誤差とは，偶然によって生じるランダムなデータのばらつきを指す．バイアスとは，偶然ではない何らかの原因により生じるデータの系統誤差のことであり，選択バイアス，情報バイアス，交絡がある（**図 5-1-4**）．偶然誤差は症例数を増やすことで小さくなり，偶然誤差が十分に小さいと結果の信頼性（精度）が高いと評価される．バイアスについては，得られたデータのバイアスが小さいほど結果の科学的妥当性が高いといえる．研究結果にバイアスが生じる可能性が高いと結果の解釈は困難になるので，臨床研究の実施や解析にあたってはバイアスを小さくする工夫が重要である．バイアスを小さくする工夫として，被験者の割り付け時のランダム化，割り付

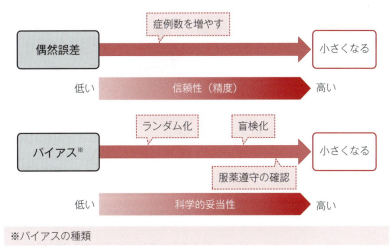

図 5-1-4 臨床研究における偶然誤差とバイアスを小さくする工夫

けられた治療内容の盲検化,服薬遵守の確認などが挙げられる.

4)内的妥当性の評価

論文の批判的吟味では,情報の内的妥当性の評価(信頼性と科学的妥当性を評価)と外的妥当性の評価(一般化可能性の評価)を行う(p.118,第3章「2. EBM」も参照).内的妥当性の評価では,研究デザインや対象者の割り付けや抽出,統計解析などにおいて偶然誤差やバイアスを排除する方法が適切に講じられ,確実に実施されたかを評価する(p.136,第3章「4. 研究デザイン」参照).

研究デザインの信頼性を評価する方法としてエビデンスレベルがある(図5-1-5).この分類では「システマティックレビューやメタアナリシス」のエビデンスレベルが最も高く,「専門家の意見」が最も低いとされる.RCTはメタアナリシスの次にレベルの高いデザインとされる.RCTでは被験者が各群にランダムに割り付けられるため,割り付けバイアスが解決されている.RCTをはじめとする実験的な介入試験に比べると,非実験的な観察研究のエビデンスレベルは低くなる.観察研究にはコホート研究や症例対照(ケースコントロール)研究がある.症例集積報告や単一の症例報告はさらにその次のレベルである.

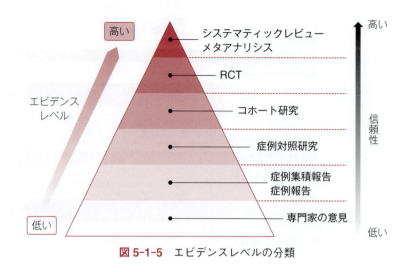

図 5-1-5　エビデンスレベルの分類

5. 臨床への適用可能性の評価

1) 外的妥当性の評価

　外的妥当性とは，得られた研究結果がどの程度一般化可能な情報であるかを指す．内的妥当性が高い情報であっても，眼前の患者や所属している医療機関の状況にそのまま適用できるかどうかは吟味する必要がある．外的妥当性を評価する際には，研究結果の対象者と眼前の患者と異なるところはどこか，それは許容されるかどうかを慎重に判断することになる．このことは学術論文に限らない．承認された効能・効果や用法・用量ではもとになった臨床試験（治験）はどのような選択基準・除外基準で選定された被験者を対象として行われたか，診療ガイドラインでは推奨されている治療方法の根拠となっている臨床研究は，どのような研究デザインでどのような被験者を対象として実施されているかどうかなどを，研究方法の詳細を確認して評価する．

　実際に，患者に情報を適用する場合には，「情報（エビデンス）」だけでなく，「医療者の専門性・経験」「患者の価値観」「患者の臨床的状況と環境」を考慮した上で患者とのコミュニケーションを通じて意思決定することになる（p.118，第 3 章「2. EBM」の手順で行う）．

C　有効性の評価

1. 有効性の評価に活用できる医薬品情報

　医薬品の有効性情報は，承認された効能・効果に対しては添付文書や IF，承認に関する情報が基本となる．IF を用いて，臨床試験（第Ⅰ相から第Ⅲ相）の概要［臨床

成績の項]，や効能・効果を裏付ける薬理作用および作用機序［薬効薬理に関する項目］の情報を得ることができる．これらの情報の詳細は，申請資料概要や審査報告書および公表文献で確認できる．

市販後には，適応外の疾患や症状に医薬品が使用されることがある．欧米では使用が認められているが，国内では承認されていない効能・効果などについては，適応外使用の医療上の必要性と公知申請の妥当性（科学的根拠に基づき医学薬学上公知であること）が認められると，臨床試験（治験）の全部または一部を新たに実施することなく承認される．公知申請の要望が出された医薬品の情報は，PMDA のウェブサイトで公開されており，諸外国での承認状況や公表文献の情報を確認できる．該当医薬品の使用にあたってはこれらの情報を評価した上で適正に使用することが重要である．このほかにも，医療現場ではさまざまな適応外使用が行われる．これらの妥当性については，一次資料を入手して内的妥当性および外的妥当性を慎重に評価する．

2. 有効性情報の評価：RCT

医薬品の有効性の評価では，RCT が実施されることが多い．図 5-1-6 に RCT の被験者フローチャートと主な評価ポイントをまとめた．フローチャートでは，ソース集団からの被験者の組み入れ，各群（被験薬群，対照薬群）への割り付け，追跡の流れ，試験終了者数などが示されている．

以下に RCT の批判的吟味のポイントを述べる．

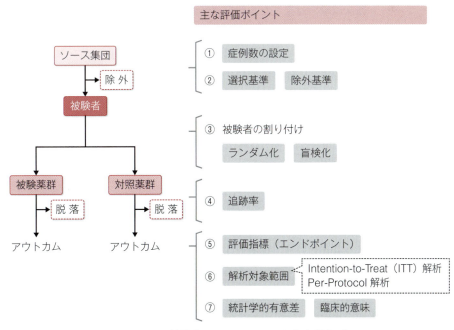

図 5-1-6　RCT の被験者フローチャートと主な評価ポイント

1) 症例数の設定（図5-1-6①）

想定される差を検出するために十分な症例数が設定されているかを確認する．症例数の設定が適切でない場合，統計学的有意差を示せない場合がある（p.123，第3章「3. 生物統計」参照）．

2) 被験者の選択基準・除外基準（図5-1-6②）

被験者の選定では，対象疾患の診断方法の適切性，疾患重症度，年齢，合併症の有無，併用薬の有無などの選択基準または除外基準を評価する．これは外的妥当性を評価する際にも重要なポイントとなる．

3) 被験者の割り付け（ランダム化，盲検化）（図5-1-6③）

各群（被験薬群，対照薬群）の被験者背景が大きく異なっていると，結果に影響を及ぼす可能性がある．このため，被験者が各群にランダム（無作為）に割り付けられているか，それにより被験者の背景が両群でほぼ同様になっているかを確認する．被験者の背景に差があるときは，統計的に調整されているかを確認する（p.136，第3章「4. 研究デザイン」参照）．さらに，二重盲検化（詳細はp.138，第3章「4. 研究デザイン」の「C. 盲検化」参照）されたRCTでは観察バイアスも解決されるためより妥当性が高くなる．

4) 追跡率（図5-1-6④）

追跡が適切に行われたかを確認する．試験途中での脱落例や中止例が多い場合，ランダム化して割り付けた2群間の被験者背景のバランスが崩れる可能性がある．脱落した理由によっては，試験結果の評価に影響を及ぼす可能性がある点に留意する．

5) 評価指標（エンドポイント）（図5-1-6⑤）

臨床試験の対象となる薬を評価するための指標である．客観的かつ評価者間で再現性のある指標を用いることが望ましい．治療によって本来達成したいアウトカムを真のエンドポイントと呼ぶ．主要評価項目では真のエンドポイントが評価されることが望ましいが，長期間にわたる臨床試験が困難であることも多く，代用のエンドポイントが用いられる場合がある．それ自体が臨床上のベネフィットとならなくても，治療上のアウトカムを予測し得る指標として設定される場合もある．追跡期間がその薬のエンドポイントを正しく評価するために，十分な期間が設定されていたかも重要である．

6) 解析対象範囲（図5-1-6⑥）

ランダム化が解析時にも維持されていることを確認する．Intention to Treat（ITT）解析は，被験者が服薬を遵守したかどうかにかかわらず，割り付けられた群で解析されることをいう．脱落例は全例を無効例として解析する．一方で，不的確例や脱落例を含めなくても十分な追跡率が確保されている場合は，Per-Protocol解析が行われる場合も多い．その場合も，ITT解析を実施し，結果が変わらないことを確認するとよい．

7）統計学的有意差と臨床的意味（図 5-1-6 ⑦）

症例数が多いと，わずかな差であっても統計学的な有意差を検出可能である．統計学的な有意差は，両群の差が偶然ではない確率が高いことを示すものの，臨床的に意味がある差であるかどうかは示していない．したがって，被験薬群と対照薬群との間に認められた差は，臨床的にどの程度意味をもつかを検討することが重要である．両群の差の臨床的な意味を，治療必要数（number needed to treat；NNT）として評価することがある．NNT は 1 人を治療するために何人に治療する必要があるかを表す数値であり，NNT が小さいほど臨床的な意味が大きいと考えられる．NNT の算出法は第 3 章「3．生物統計」（p.123）を参照されたい．

3．有効性情報の評価：同等性試験と非劣性試験

同等性試験と非劣性試験は，2 種の医薬品の有効性を比較する際に実施される試験である．医薬品間の同等性を検討する同等性試験では，あらかじめ結果の 95％信頼区間（CI）がどの範囲に入れば臨床的に同等といえるかを設定しておく（95％ CI の両側に対するマージン：同等性マージンと呼ぶ）．一方で，非劣性試験は被験薬が比較する薬より臨床的に少なくとも劣っていないことを検討する．95％ CI の片側に対するマージン（非劣性マージン）を設定しておく．どちらも予め設定したマージンに 95％ CI が含まれているかを評価する試験である（**図 5-1-7**）．

なお，同種同効薬，後発医薬品間での有効性の比較・評価ポイントは，第 6 章「1．医薬品の採用・選択」（p.202）も参照されたい．

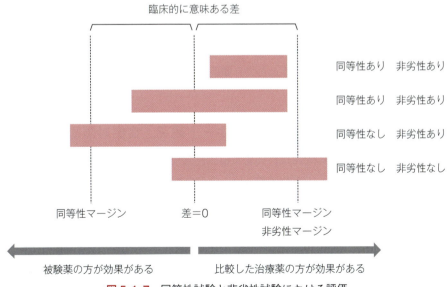

図 5-1-7 同等性試験と非劣性試験における評価

D 安全性の評価

1. 安全性の評価に活用できる医薬品情報

医薬品の安全性情報には，新薬の承認申請までに主に製薬企業において蓄積される情報と市販後に使用される中で蓄積される情報がある．主に医薬品の基本情報（**図5-1-1**）を活用して入手できる（p.30，第2章「2. 医薬品の情報源」参照）．IFでは，「臨床成績」や「安全性（使用上の注意など）に関する項目」で，安全性薬理試験や第Ⅱ相試験や第Ⅲ相試験での副作用発現状況（頻度，重症度，時期，転帰など；用量別，長期投与，対照群との比較）を確認できる．「非臨床試験に関する項目」では，各種毒性試験の結果を確認できる（詳細はp.81，第2章「6. インタビューフォーム」参照）．これらの情報の詳細は，申請資料概要や審査報告書および公表文献に掲載されている．RMP（p.97，第2章「7. 医薬品リスク管理計画」参照）は，医薬品ごとのリスクとその対応策が1つの文書に集約されており，市販後にも随時更新される．安全性検討事項（重要な特定されたリスク，重要な潜在的リスク，重要な情報不足）は根拠となる情報とともに目を通しておきたい．

2. 医薬品と有害事象の因果関係の評価

薬剤師は前述の安全性情報を活用し，個別症例に対する医薬品の安全性評価を実施するほか，医療機関で使用される医薬品の安全性評価（採用時，採用後適時）を実施することが求められる．前者では，副作用が疑われる症例の個別評価が重要である．副作用には，用量に関係するタイプ（薬理作用で説明可能なもの），用量に関係しないタイプ（アレルギーなど），遅発性のタイプ，離脱反応など，さまざまなタイプがある．個別症例の副作用判定アルゴリズムとして，因果関係の可能性を点数で表す定量的な評価指標が提唱されており，代表的なものとしてNaranjoスコアが知られている（**表5-1-2**）．医薬品の安全性情報と副作用判定アルゴリズムを用いた有害事象の評価を行うことで，眼前の患者に対する副作用マネジメントの質を向上できると考えられる．

3. 安全性情報の評価：コホート研究，症例対照研究

医薬品の安全性に関する臨床研究では，倫理的な問題からRCTなどの臨床試験（介入研究）の実施は難しい．このため，医薬品の安全性は，研究者が介入しない観察研究（コホート研究やケースコントロール研究）で評価されることが多い（**図5-1-8**）．曝露（医薬品）とアウトカム（有害事象）の発症リスクを検討する場合，コホート研究では，ある対象コホートを医薬品への曝露の有無で曝露群と非曝露群に分け，ある一定期間経時的に観察し，有害事象の発生を比較する（**図5-1-8**中段）．一方，症例対照（ケースコントロール）研究では，有害事象の発生の有無によ

表 5-1-2 副作用判定アルゴリズム（Naranjo スコア）

	はい	いいえ	不明
副作用と結論づけた報告がすでにあるか？	＋1	0	0
その有害事象は被疑薬が投与された後に発生したか？	＋2	－1	0
その有害反応は薬剤の中止，あるいは拮抗薬の投与後に改善したか？	＋1	0	0
その有害反応はその薬剤の再投与後に再度発生したか？	＋2	－1	0
その反応を起こし得た他の原因（その薬剤以外）があるか？	－1	＋2	0
その反応は，プラセボを投与したときに再度発生したか？	－1	＋1	0
その薬剤が血液中（または他の体液中）に中毒域の濃度で検出されたか？	＋1	0	0
その反応は，用量を増したとき増悪したか？また，用量を減じたとき軽減したか？	＋1	0	0
その患者は，過去に同じ薬剤または類似薬の曝露で同様の反応を起こしたことがあるか？	＋1	0	0
その有害事象は客観的根拠により確認されたか？	＋1	0	0

副作用の可能性の分類：
合計点が9点以上　definite（明らか），5～8点　probable（おそらく），1～4点　possible（可能性あり），0点以下　doubtful（疑わしい）

（文献2より転載）

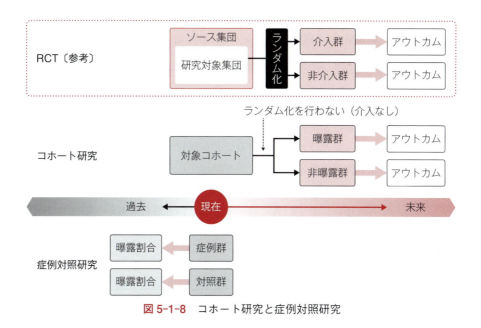

図 5-1-8　コホート研究と症例対照研究

り，有害事象が発生した者（ケース）と発生しなかった者（コントロール）に分け，過去に遡ってある医薬品への曝露歴を両群で比較し，医薬品と有害事象との因果関係を推測する（**図 5-1-8** 下段）．

表 5-1-3　コホート研究と症例対照研究の長所・短所の比較

研究デザイン	長　所	短　所
コホート研究	・発生率に関する情報が得られる ・1つの曝露に対して多くのアウトカムを検討できる	・まれなアウトカムの検出に向かない（膨大な症例数，もしくは長期間の観察を要する） ・背景因子と曝露の間の関連制御が困難である
症例対照研究 （ケースコントロール研究）	・1つのアウトカムに対して多くの疑わしい要因を検討できる ・まれなアウトカムと曝露の関係を探索するのに効率的である	・後ろ向き研究のため，曝露とアウトカムの因果関係が明確でない ・適切な対照群の選択が必要となる ・曝露情報の調査法によっては，妥当性に問題がある（思い出しバイアスが起きる可能性）

　コホート研究と症例対照研究の長所・短所を**表 5-1-3**にまとめた．これらの論文の批判的吟味にあたっては，**表 5-1-1**が参考になる．このほか，コホート研究論文の批判的吟味では，追跡はどの程度適切に行われたか，重要な時間の経過による影響（加齢ほか）を考慮した解析がなされているか，曝露因子以外で観察結果に影響を与える可能性のある因子はないかなどの評価も重要である．症例対照研究においても，対照群の選択の適切性，バイアスがどのように生じているか，得られた結果は交絡による見かけのものではないかなどを慎重に評価する．

　第3章「4. 研究デザイン」（p.136）に，具体例に基づき各デザインの特徴が述べられているので参照にされたい．

4. 安全性情報の評価：症例報告，症例集積報告

　症例報告や症例集積報告では，通常，症例の患者に出現した有害事象が医薬品に起因するかどうかを評価することが難しい．しかしながら，これらは医薬品と有害事象の因果関係に関する仮説を提起する上で重要な情報となる．症例報告の論文では，前述のNaranjoスコア（**表 5-1-2**）などを用いて，因果関係の確からしさを評価するとよい．論文の著者らが考察している場合も多い．臨床で適用する場合には，外的妥当性にも留意する．

文献

1) Aparasu RR, et al: Principles of Research Design and Drug Literature Evaluation. Jones & Bartlett Learning, 2014.
2) Naranjo CA, et al：A method for estimating the probability of adverse drug reactions. Clin Pharmacol Ther, 30：239-245, 1981.
3) 津谷喜一郎ほか訳：CONSORT 2010 声明　ランダム化並行群間比較試験報告のための最新版ガイドライン．薬理と治療，38：939-947，2010.
4) 上岡広晴ほか訳：疫学における観察研究の報告の強化（STROBE声明）：観察研究の報告に関するガイドライン．臨床研究と疫学研究のための国際ルール集，pp202-209，ライフサイエンス出版，2008.

2 患者・医療スタッフへの情報管理

　医薬品情報の収集・評価・再構築（加工）・提供の流れを，図 5-2-1 に示した．本項では，患者・医療スタッフへの医薬品情報の，再構築（加工）と提供について概説する．

A 医薬品情報の再構築（加工）

　医薬品情報の収集・評価・再構築（加工）・提供は薬剤師の必須業務であり，薬剤師が収集した医薬品情報は正しい方法で評価した後，ニーズに合わせて再構築（加工）し，適切な方法を用いて提供する必要がある．そして，収集された情報は，誰に対して提供されるのか，すなわち情報を提供する「対象」を明確化して再構築（加工）しなければ，正しく伝えることはできない．

　医薬品情報を提供する「対象」としては，大きく①患者と②医師や看護師などの医療従事者に分けられる．また，情報提供の方法として，A 個別に情報を提供する場合と，B 網羅的に広く情報を提供する場合では，再構築（加工）の方法が全く違ってくる．主な医薬品情報について，特徴ごとに大別した（表 5-2-1）．

　ここでは，医療機関（病院や保険薬局など）の薬剤師が主体的に再構築（加工），提

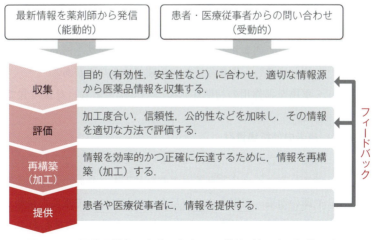

図 5-2-1　医薬品情報の収集・評価・再構築（加工）・提供の流れ

表 5-2-1　薬剤師が提供する医薬品情報の分類

方　法	対　象 ①患者へ	対　象 ②医療従事者へ
A 個別に	薬剤情報提供文書 退院時薬剤情報提供書（病院） 口頭での提供 　　　　　　　　　　　　など	報告書 電子メール 電子カルテ（病院） 口頭での提供 　　　　　　　　　　　　など
B 網羅的に	緊急安全性情報（イエローレター） 安全性速報（ブルーレター） 患者向け指導資材（くすりのしおり®） 　　　　　　　　　　　　など	緊急安全性情報（イエローレター） 安全性速報（ブルーレター） 院内通達 製品回収に関する情報 DIニュース（企業・病院） 院内採用医薬品集（病院） 　　　　　　　　　　　　など

供する情報について概説する．なお，添付文書やインタビューフォームなど，医療従事者が自ら収集できる情報については，この概説からは省略する．

1. 患者が必要とする医薬品情報

　患者が必要とする医薬品情報は，主に薬の使用方法，作用，副作用，使用上の注意などであるが，その他にも，日常的な健康管理の方法や疾患に関する基礎知識，サプリメントなど，多くの情報が挙げられる．以下に，提供される情報の主な例を示す．

1） **薬剤情報提供文書**（図 5-2-2）

　特徴：当該患者が使用している薬の情報のみをピックアップした説明文書．剤形写真，用法・用量，効能・効果，副作用，相互作用，使用上の注意などが示されている．

　情報の加工上の注意点：

・全体的にやさしくわかりやすい表現を用いる．専門用語を多用しない．

・治療目的により示す薬効が異なる場合があるため，必要に応じて説明内容を医師と協議し，患者背景などを確認する必要がある．

・重篤な副作用の初期症状については，患者自身が自覚できるような表現にする．

2） **患者向け指導資材**

　特徴：患者が病気や薬に関する理解を深めることを目的に，主に製薬企業から提供される．イラストを多用するなど工夫されわかりやすく構成されており，病気や薬の効果，使用方法，相互作用などについて重要な情報がまとめてある．大きさや枚数はさまざまで，1枚のものや小冊子の資材もある．

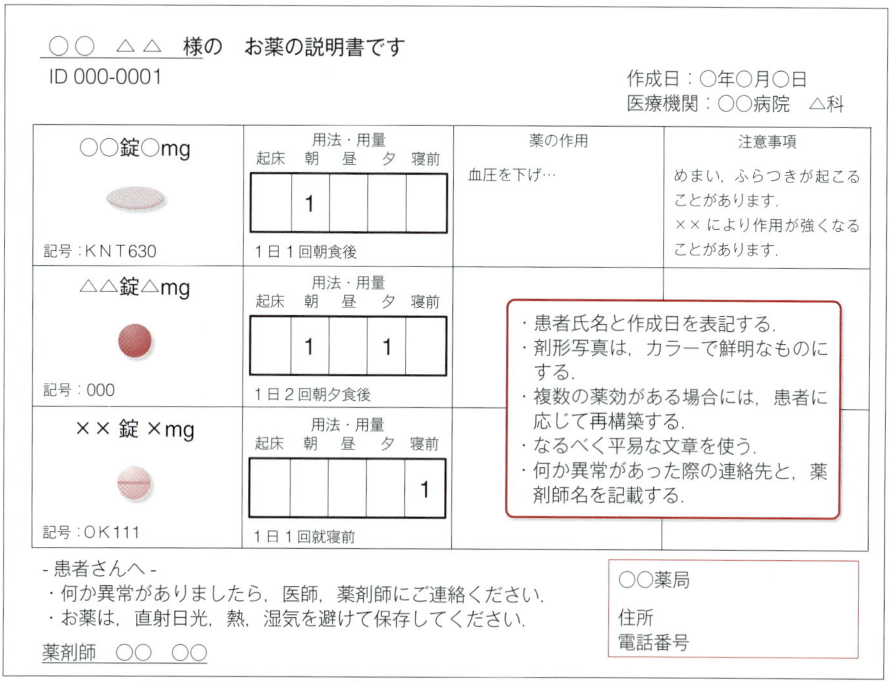

```
┌─────────────────────────────────────────────────────────────┐
│  ○○  △△  様の  お薬の説明書です                            │
│  ID 000-0001                    作成日：○年○月○日         │
│                                 医療機関：○○病院  △科     │
│ ┌──────────┬──────────────┬──────────┬──────────────┐     │
│ │ ○○錠○mg │   用法・用量  │ 薬の作用 │   注意事項   │     │
│ │          │起床 朝 昼 夕 寝前│          │              │     │
│ │   ●      │      1       │血圧を下げ…│めまい,ふらつきが起こる│ │
│ │ 記号:KNT630│  1日1回朝食後 │          │ことがあります.│     │
│ │          │              │          │××により作用が強くなる│ │
│ │          │              │          │ことがあります.│     │
│ ├──────────┼──────────────┼──────────┴──────────────┤     │
│ │ △△錠△mg │   用法・用量  │ ・患者氏名と作成日を表記する.│   │
│ │          │起床 朝 昼 夕 寝前│ ・剤形写真は,カラーで鮮明なものに│
│ │   ●      │    1    1    │   する.                       │   │
│ │ 記号:000 │  1日2回朝夕食後│ ・複数の薬効がある場合には,患者に│
│ │          │              │   応じて再構築する.            │   │
│ ├──────────┼──────────────┤ ・なるべく平易な文章を使う.    │   │
│ │ ××錠×mg │   用法・用量  │ ・何か異常があった際の連絡先と,薬│
│ │          │起床 朝 昼 夕 寝前│   剤師名を記載する.           │   │
│ │   ●      │          1   │                                │   │
│ │ 記号:OK111│  1日1回就寝前│                                │   │
│ ├──────────┴──────────────┼──────────────────────────┤     │
│ - 患者さんへ -                  │ ○○薬局                  │     │
│ ・何か異常がありましたら,医師,薬剤師にご連絡ください.│住所    │     │
│ ・お薬は,直射日光,熱,湿気を避けて保存してください.│電話番号│     │
│ 薬剤師  ○○  ○○              │                          │     │
└─────────────────────────────────────────────────────────────┘
```

図 5-2-2　薬剤情報提供文書

情報の加工上の注意点：

・製薬企業から提供されるものなので基本的に加工はできないが，患者によっては資材の内容のみでは不十分な場合があるので，注意して使用する．

2. 医療従事者が必要とする医薬品情報

医療従事者が求める医薬品情報には，採用薬，同種・同効薬，用法・用量，禁忌，高齢者や小児への薬用量，妊婦・授乳婦への投与の可否，薬剤の配合変化などの情報が挙げられる．以下に主な例を示す．

1) DI ニュース（図 5-2-3）

特徴：厚生労働省や医薬品医療機器総合機構（PMDA），製薬企業からの各種情報をもとに，主に病院内の医療従事者への定期的な医薬品情報の提供を目的に発行される情報誌．主に医薬品情報業務（DI 業務）に従事する薬剤師が作成している場合が多い．

情報の加工上の注意点：

・医療従事者が必要としている情報を中心に構成する．
　例：院内採用・削除医薬品の情報，添付文書の改訂情報，新薬の情報，医薬品に関するトピックスの情報，薬剤部の業務体制のお知らせ（年末年始など）．
・情報量が多いため，レイアウトを工夫し，項目ごとに要点がわかりやすい形式にする必要がある．

第5章 薬剤師による医薬品情報の評価・構築・提供

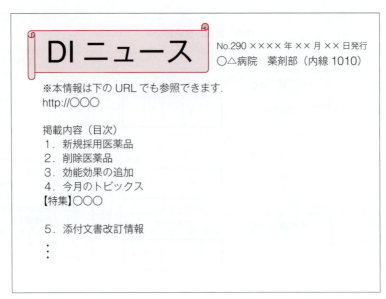

図 5-2-3　DI ニュース

　　・提供方法は各医療機関による（配布，掲示，院内 LAN，ウェブサイトへの掲載など）．
2）院内採用医薬品集（病院）
　　特徴：病院内で採用されている医薬品の情報（主に添付文書情報）をまとめた冊子．
　　情報の加工上の注意点：
　　・採用薬が常に更新されるようなシステムが望ましく，タイムリーに改訂する必要がある．
　　・提供方法は各医療機関による（院内 LAN，配布など）．

B　医薬品情報の提供

　医薬品情報を提供する際の媒体には，書面，ウェブサイト，口頭などがある．それぞれの媒体の特徴と注意点についてまとめた．

1. 情報提供の媒体の特徴と注意点

1）書面で配布
　　例：薬剤情報提供文書，患者向け指導資材，DI ニュース，院内採用医薬品集など
　　特徴：重要な情報を，効率的に提供することができる．提供された情報が書面として残るため，薬剤情報などは，薬とともに提供することにより患者が持ち帰ってから何度も確認できる．必要に応じて冊子にできるので，多くの情報を提供できる．

注意点：
・ペーパーレス化が進んでいるため，ウェブ環境が整っている場合には，DIニュースや院内採用医薬品集などは，書面での配布を減少させる傾向にある．

2) 書面で掲示

例：PMDA医療安全情報（**図5-2-4**），緊急安全性情報（イエローレター），安全性速報（ブルーレター），包装・外観・販売名などの変更のお知らせなど

特徴：重要な情報を多くの人の目にとどまる場所に掲示することにより，広く知らせることができる．

注意点：

・移動中に目にすることが多いため，情報量が多すぎないことが重要である．

・レイアウトやデザインを工夫し，要点が一目瞭然で読者にわかるようにする．

・常に新しい情報に更新するよう心がける必要がある．

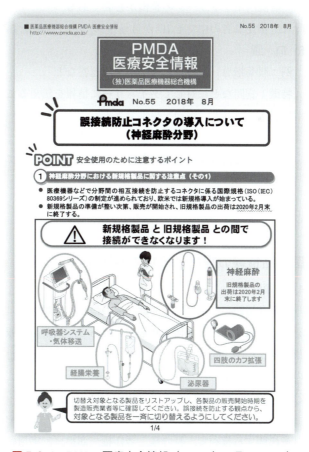

図 5-2-4　PMDA 医療安全情報（2018年8月，No.55）

3）ウェブサイト等に掲載

例：DI ニュースなど

特徴：医療機関にウェブサイトが整備されている場合，再構築した医薬品情報を医療機関内および医療機関外に向け発信（掲載）する場合も多い．薬剤師の活動を社会的に認知させるためにも有用である．

注意点：

・不特定多数の人が閲覧できるため，誤った情報を掲載した場合も広く拡散してしまい，訂正が伝わらない危険性がある．

4）院内 LAN で配布（病院）

例：添付文書改訂の情報，DI ニュースなど

特徴：近年，病院内の医療従事者への情報の周知には，主に院内 LAN が使用されている．大量の情報を電子媒体で迅速に提供でき，医療従事者しか閲覧できないためセキュリティに優れている．

注意点：

・病院内ネットワークの整備が必要である．
・医療従事者の中でも ID が付与された人のみ閲覧することができる．

5）口　頭

例：服薬指導，問い合わせに対する返答など

特徴：質問などに対してタイムリーに情報を伝えることができる．情報を伝えたい相手と対面し，情報を提供できる．

注意点：

・提供した情報が残らないため，重要な情報の場合は書面と併用することが望ましい．
・迅速さを求めるあまり，確実でない情報を伝えてしまわないよう，注意を払う必要がある．

2. 医薬品情報の提供に際しての注意点

1）信頼性

医薬品情報の提供に際しては，その情報の信頼性を，薬剤師としての責任をもち正しく吟味することが何よりも重要である．医薬品情報の信頼性については，主に第 5 章「1. 医薬品情報の信頼性・科学的妥当性の評価」（→ p.180）で言及しているので，参照していただきたい．

2）知的財産権（知的所有権・無形財産権）

知的財産権とは，発案・発明，ソフトウェア，企業や商品のブランドなど無形の財産に関する権利で，特許権，著作権，商標権，実用新案権，意匠権などの総称である．

薬剤師自らが再構築し提供する医薬品情報については，「著作権」が最も考慮すべ

き知的財産権であると考えられる．DIニュースやその他の医薬品情報を再構築する際，書籍や原著論文などの研究成果などから情報を収集した場合には，その書籍や原著論文の著作権を侵害しないよう，適切に引用し出典を示す必要がある．

適切に出典を示すことによりエビデンスが明確となり，その医薬品情報の信頼性が高まる．著作権と引用に関しては，文化庁が作成した「著作権テキスト～初めて学ぶ人のために～2019年度」[1] を参照していただきたい．

3）守秘義務

患者に医薬品情報を伝える際には，プライバシーを保護する配慮が重要である．例えば，薬局のお薬お渡し口にパーティションを設置したり，状況によっては個室で説明を実施したりすることも必要であろう．法律としては，「個人情報の保護に関する法律（個人情報保護法）」が2003（平成15）年5月に成立し，2005（平成17）年4月に全面施行された．2004（平成16）年12月には「医療・介護関係事業者における個人情報の適切な取扱いのためのガイドライン」[2] が策定され，個人情報に関する医療関係事業者のあり方についてまとめられた．これは，個人情報保護法の対象となる病院，診療所，薬局，介護保険法に規定する居宅サービス事業を行う者等の事業者等が行う個人情報の適正な取扱いの確保に関する活動を支援するためのガイドラインであり，厚生労働大臣が法を執行する際の基準となるものである．

また，2017（平成29）年5月30日施行の改正個人情報保護法では「要配慮個人情報」「匿名加工情報」が新たに定義された．法律上の，個人情報・要配慮個人情報・匿名加工情報の定義について**表 5-2-2**に示した．なお，服薬歴や疾患の情報だけでなく，喫煙歴なども要配慮個人情報に含まれる．なお現在は，個人情報保護法の改正と同時に，「医療・介護関係事業者における個人情報の適切な取扱いのためのガイダンス（平成29年4月14日通知，同年5月30日適用）」[3] が適用されており，上記「ガイドライン」は廃止されている．

表 5-2-2　法律上の個人情報・要配慮個人情報・匿名加工情報の定義

情報の名称	定　義
個人情報 （第2条第1・2項）	・生存する個人に関する情報であって，氏名，生年月日その他の記述等により特定の個人を識別することができるもの（他の情報と容易に照合することができ，それにより特定の個人を識別することができることとなるものも含む） ・以下①若しくは②の個人識別符号が含まれるもの 　① 特定の個人の身体の一部の特徴を電子計算機のために変換した符号 　② 対象者ごとに異なるものとなるように役務の利用，商品の購入又は書類に付される符号
要配慮個人情報 （第2条第3項）	・人種，信条，社会的身分，病歴，前科，犯罪被害の事実等，その取扱いによっては差別や偏見を生じるおそれがあるため，特に慎重な取扱いが求められる記述等を含む個人情報
匿名加工情報 （第2条第9項）	・個人情報に適正な加工を施し，特定の個人を識別できず・復元できないようにした情報

［個人情報保護法〔2017（平成29）年5月30日施行〕より作成］

個人情報に関する認識が甘い場合，薬剤師としての信頼を失うばかりでなく，法律的に罰せられる可能性もあるため，正しい配慮を行う必要性がある．

患者や医療従事者に対してよりよい医薬品情報を提供するためには，情報を提供した結果得られた問題点を収集・検討し，検討した結果を情報の収集や評価にフィードバックすることが重要である（**図 5-2-1**）．

薬剤師による効率的で質の高い DI 業務により，各施設での医薬品の適正使用を推進し，薬物治療を受けているすべての患者が個々の状況に合わせて適切な医療が受けられるよう，高い倫理観と知識・技能をもち貢献しなければならない．

文献

1) 文化庁長著作権課：著作権テキスト～初めて学ぶ人のために～2019 年度．〈http://www.bunka.go.jp/seisaku/chosakuken/seidokaisetsu/pdf/r1392388_01.pdf〉（2019 年 9 月 5 日アクセス）
2) 厚生労働省：医療・介護関係事業者における個人情報の適切な取扱いのためのガイドライン，2004．〈https://www.mhlw.go.jp/topics/bukyoku/seisaku/kojin/dl/170805-11a.pdf〉（2019 年 7 月 18 日アクセス）
3) 厚生労働省：医療・介護関係事業者における個人情報の適切な取扱いのためのガイダンス，2017．〈https://www.mhlw.go.jp/file/06-Seisakujouhou-12600000-Seisakutoukatsukan/0000194232.pdf〉（2019 年 9 月 14 日アクセス）

第6章

薬剤師業務と医薬品情報

1 医薬品の採用・選択

A 病院で医薬品を採用するまでのプロセス

1. 適正な医薬品の供給と管理の意義

　安全で有効な薬物療法は，優れた新規医薬品（新薬）が適切なタイミングで臨床に提供されることによりもたらされる．新薬が市場に登場することによって，薬物治療の対応できる範囲が大きく広がる．製薬企業は開発時のデータを集約し，医薬情報担当者（medical representative：MR）などを通じて，新薬として医師，薬剤師などの医療従事者に提供する．多くの病院で，薬物治療，薬剤業務の適正化と医薬品の購入から供給までの流れを円滑にするために薬事委員会が設置されている．医師は，診療に必要な新薬の採用申請を薬事委員会に対して行う．申請に応じて薬事委員会は，申請資料を評価し医薬品の有効性，安全性のみならず，使用性，経済性，品質などについて既採用品との比較を含めて評価した上で採否を決定する．医療機関などで保険診療に用いられる医療用医薬品として官報に告示されている（薬価基準に収載されている）品目は約16,000程度（2019年7月現在）ある．個々の医療機関においてそのすべてが使用されることはなく，採用する医薬品は，医療機関の規模，経営状況，来院する患者の背景，その他種々の条件に応じて決定される．

　医薬品管理は，購入管理，在庫管理，供給管理および使用管理に分けられる．薬剤師は薬剤部内の薬剤管理のみならず，病院全体における適正な医薬品管理を監視する医療従事者であり，医薬品管理の見地から，新薬の採用と削除に積極的に関与する必要がある．また，地域住民に対して医薬品を適正に供給するとともに，緊急時に備えた適正在庫を維持することも重要である．

2. 病院における医薬品の採用プロセス

　病院における医薬品の採用プロセスの例を**図6-1-1**に示す．新薬の承認状況は，医薬品医療機器総合機構（PMDA）のウェブサイトより確認できる．医薬品は，厚生労働省での製造販売承認と薬価収載を経て発売される．製薬企業が，製造販売承認が行われていない新薬の情報提供を医療機関へ行うことは違法である〔医薬品，医療機器等の品質，有効性及び安全性の確保等に関する法律（薬機法）第68条「承認前の医薬品，医療機器および再生医療等製品の広告の禁止」〕．したがって，一般に製造販売承認から薬価収載の間に新薬についてヒアリングが行われる場合が多い．製造販売

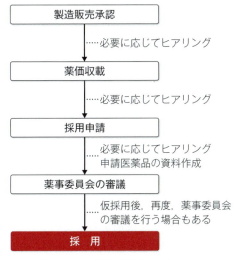

図 6-1-1 医薬品採用のプロセス

　承認後，製薬企業は医療機関に対して情報提供を開始するために，病院スタッフに対してヒアリングの申し込みを行う．新薬に関するヒアリングでは，その医薬品の発売時の情報資材〔医療用医薬品添付文書，医薬品インタビューフォーム（IF），医薬品リスク管理計画（RMP），医療用医薬品製品情報概要（製品情報概要），文献など〕が提出される．当該医薬品に関して情報提供を行ってよいか協議し，ヒアリングでの質問に対する製薬企業からの回答を得て情報提供の許可を与える．ヒアリングを行っていない医薬品は，情報提供を行うことができない．

　MR は許可された医薬品について，医師・医局に対して情報提供を開始する．新薬による治療を必要とする症例がある場合，使用を希望する医師や診療科は，薬事委員会に対して採用申請を行う．薬事委員会は審議を経て採否を決定する．その後，薬価収載され発売となったことを確認後，MR の宣伝（プロモーション）が開始される．薬価収載前のヒアリングの資材は「薬価基準未収載」などとなっており，発売時に「薬価収載」とされた情報資材に作り直されるため，発売時の情報資材の提出を求める必要がある．

3. 薬事委員会

　病院では，入院患者に使用できる医薬品は基本的には院内採用薬品に限られる．医師はその中からどの医薬品を使用するかの意思決定を行う．院内採用薬品は，一般に院内の薬事委員会により管理される．

　個々の医療機関では，薬剤業務の適正化を目的に薬事委員会を設置し，医薬品の採用ならびに削除について審議する．薬事委員会は，施設によっては薬事審議会，

薬事審議委員会などと呼ばれる．委員の数と構成は病院の規模と組織に応じて異なるが，通常，薬事委員会は病院長，病院内の医師〔各診療部（科）長を含む〕，薬剤師，看護師，臨床検査技師，リスクマネジャー，医事担当職員，購入担当職員などから構成される．**表6-1-1**に薬事委員会の主な業務をまとめた．

薬事委員会は定期的に開催され，採用申請があった医薬品について有効性，安全性，利便性，価格，診療上の必要性と位置付け，診療ガイドラインへの収載，製剤上の優位性，（既採用品の）同種・同効薬との比較，複数規格，製薬企業から提供される情報量，品質，安定供給の確認，経営上の問題，取り扱い上の規制，施設内での副作用情報の収集と対応，製造販売後調査の充実，医療費抑制の観点からの経済性などを検討し採用の可否を決定する．新薬の採用に関しては，主に使用する診療科（医師）が申請理由を説明する．提出された申請書以外に，添付文書，インタビューフォームなどさまざまな医薬品情報を資料として薬事委員会が開催される．

なお，新薬採用と併せて，採用品目数の増加を防ぐために採用医薬品の削除を検討する場合もある．既存の同種・同効薬との比較，使用量のデータ，薬物療法における相対的な位置付けなどを検討し，必要性が低い医薬品を削除する．その他，施設内で実施される製造販売後の各種調査に関する事項，安全性情報の収集・評価と対応などに関する審議が行われる．安全性・有用性に問題がなく，施設内での使用が見込める新薬であり，一増一減が守られていれば「採用」となることが多いが，不十分な場合は「採用保留」「申請の差し戻し」「不採用」となることがある．

問い合わせや資料作成のための事務局が薬剤部に置かれることも多い．その場合，薬剤師は事前に審査に求められる薬物療法上必要な医薬品情報を収集・評価し，既存の同種・同効薬との比較資料，採用申請品目，削除予定品目など，審議に関する資料も準備して薬事委員会に提供する．一般に申請書類の作成は採用申請す

表6-1-1 薬事委員会の主な業務

- 医薬品の新規採用および使用中止の可否
- 医薬品の購入に関すること
- 採用している同種・同効薬の整理
- 医薬品の適正使用に関すること
- 医薬品の副作用情報（安全性情報）に関すること
- 製薬企業が行う製造販売後調査に関すること
- 院外処方で使用される医薬品の採用可否
- 院内製剤に関すること
- 病院医薬品集，院内製剤集，約束処方集などの作成
- 在庫医薬品の活用やデッドストック防止に向けた協議
- 後発医薬品導入に関すること
- 保険薬価収載以外の医薬品使用に関すること
- 医薬品の回収やトラブルについての対応
- 医薬品費削減を目的とした協議
- 臨床検査薬品に関すること
- その他

る医師が行うが，不備がないように事前に薬剤師と打ち合わせしながら作成する場合も多い．特に院内採用申請に合わせて削除する医薬品の選定には，処方状況の確認など，薬剤師の関与が必要とされる場合も多い．

4. 院外採用医薬品申請

院外処方箋に限り処方できる医薬品は，院外採用医薬品として申請される．院外採用医薬品として承認されたものは入院患者に使用する予定がないため，院内では院外採用医薬品の購入は行わないことが一般的である．

5. 臨時採用医薬品申請

明らかな新規性があり，使用患者および使用期間限定の医薬品や臨床研究用に使用する医薬品などを院内で使用しなければならない場合がある．その場合は，臨時採用医薬品として申請され，常時在庫を置かず，院内での使用患者がいる場合のみ購入する．

6. 審議結果の通知から処方開始まで

薬事委員会で「採用」と承認された医薬品は，購入の準備を進めていく．1）施設内への採用連絡，2）電子カルテ，処方オーダリングシステムへの登録，3）医薬品の購入（院内採用や臨時採用），4）保険薬局への連絡などの準備がある．新薬の基本的情報（用法・用量，適応，薬価など），新規採用・削除の情報，安全使用のための重大な副作用や相互作用の報告，さらには製造販売業者から提供される製造販売中止に関する情報，包装・表示・形態・名称の変更に関する情報，製品回収に関する情報を提供する．それぞれの施設で医薬品集，在庫表あるいはオーダリングシステムなどによって周知を図っている．

新規採用する品目に関しては，どのような薬剤（品名，相互作用，副作用，使用上の注意など）であるか周知することによって事故や過誤の防止に努め，削除については事前に十分に伝達し，診療上のトラブルを防ぐ．また，新規採用医薬品の情報は診療報酬算定に関わる医事課，購入に関わる資材課にも提供する．

薬剤師は薬物療法ならびに施設内の医薬品流通について最も知識のある職種であり，この一連の流れの中で中心的に機能しなければならない．

7. 試用採用（仮採用）

院内採用を行った医薬品は適切に処方され，安全に使用されているか評価されなければならない．そこで，「試用採用（仮採用）」という採用方式を設けている場合がある．例えばある医薬品を院内採用する場合，まず「仮採用」し，6ヵ月後に使用結果報告を薬事委員会に行う．これらの報告をもとに薬事委員会で再評価し，「仮採用」から「本採用（採用）」とする．

8. 医薬品採用後

1）評価（採用品目の見直し）

　採用医薬品の品目数は適正でなければならない．品目数が少なければ治療に支障が出てくる可能性がある．また，品目数が多ければ薬物治療の選択肢は増え，きめ細かい治療となるが，薬品管理，安全管理の観点からは好ましくない．適正な品目数を維持するため新規採用に伴い同種・同効薬を削減したり，定期的に使用頻度の低い医薬品をリストアップし，不必要なものを削除したりする．

2）医薬品集の作成と更新

　病院で採用している医薬品の内容をまとめた医薬品集は，医師，薬剤師およびその他の医療従事者の業務に役立つ．薬事委員会は，病院医薬品集，院内製剤集，約束処方集などを編集および作成する．院内ネットワークや電子カルテシステムを用いて最新の添付文書をオンライン版院内医薬品集として提供している施設もある．

9. 保険薬局における医薬品の採択・選択

　すべての医療機関からの処方箋を応需する可能性があるからといって，保険薬局がすべての医療用医薬品を採用することは現実的ではない．保険薬局は，応需する医療機関の院内採用医薬品，院外採用医薬品などから，採用医薬品を絞り込み，来局者が必要とする医薬品の種類と数量を把握し，地域の実情に即した適切な医薬品管理に努める必要がある．処方箋に記載された先発医薬品を後発医薬品に変更する可能性もあるため，対応する後発医薬品の評価・採用も必要となる．在庫のない医薬品が処方された場合は「薬局間における医療用医薬品の譲受・譲渡に関するガイドライン」[1]に基づいて近隣の保険薬局間で分割販売したり，薬剤師会が運営する医薬品備蓄センターを利用して対応する．

B　同種・同効薬，後発医薬品の選び方

1. 評価に用いる情報源

　新薬，同種・同効薬，後発医薬品の評価に利用される代表的な医薬品情報源を**表 6-1-2**にまとめた．主な情報には添付文書，IF，製品情報概要，審査報告書，RMP，使用上の注意の解説，患者向医薬品ガイド，薬のしおり，製薬企業が作成する患者に向けた説明書などがある．

　医薬品適正使用情報の基本的な要約情報は添付文書であり，警告，禁忌，適応，用法・用量，副作用，相互作用，および改訂情報などが活用される．医療現場では添付文書に記載された情報では不十分な場合がある．

　IFは，日本病院薬剤師会が策定した記載要領をもとに添付文書などの情報を補完

表 6-1-2　新薬評価に利用される代表的な医薬品情報源

- 医療用医薬品添付文書
- 医薬品インタビューフォーム（IF）
- 医療用医薬品製品情報概要（製品情報概要）
- 新医薬品承認審査概要（SBA）
- 審査報告書
- 医薬品リスク管理計画（RMP）
- 使用上の注意の解説
- 患者向医薬品ガイド
- 薬のしおり
- 製薬企業が作成する患者に向けた説明書
- 配合変化表
- 関連文献
- 医薬品医療機器総合機構（PMDA）ウェブサイト（新薬の承認に関する情報）
- MRからの情報

し，薬剤師などの医療従事者にとって日常業務に必要な医薬品の品質管理のための情報，処方設計のための情報，調剤のための情報，医薬品の適正使用のための情報，薬学的な患者ケアのための情報などが集約された総合的な個別の医薬品解説書である．新医薬品承認審査概要（summary basis of approval；SBA）は，新薬の効能・効果，用法・用量など薬機法に定める承認事項や，承認の根拠となった非臨床試験および臨床試験などのデータの概要，評価，取り扱い，使用上の注意とその設定根拠などについてコンパクトな形に厚生労働省が取りまとめたものである．添付文書を補完するものとして，製品情報概要が製薬企業により作成されている．これらの資料は，詳細な有害事象発生率など，原薬や製剤の安定性，貯蔵方法，分割や粉砕の可否など保管管理や調剤に直接影響する情報を含んでおり，薬事委員会での審査に役立つ．

また，製薬企業が提供する資料のみならず，大規模臨床試験の原著論文，PMDAウェブサイトに公開されている医薬品の審査報告書などを吟味する必要性がある．

2. 審査にあたっての比較・評価のポイント（表6-1-3）

1）有効性と安全性の評価

有効性，安全性，用量反応試験などの評価は，第Ⅱ相試験，第Ⅲ相試験，大規模臨床試験の臨床データを中心に行う．添付文書やインタビューフォームでの評価のほか，既存の同種・同効薬と作用機序，作用の強さ，作用時間，奏効率などを比較評価する．同種・同効薬が臨床で使用されている場合には，これらの臨床データと新薬の治験データを比較する．同種・同効薬のない新薬は非臨床試験データ，薬理作用，作用機序や薬物動態などの知見も含めて治験データを評価する．臨床試験デザインがランダム化比較試験であるか，優越性試験，同等性（非劣性）試験である

表 6-1-3　医薬品の採用を検討する際に考慮すべき事項（例）

医薬品の評価	非臨床試験に関する問題点	非臨床試験での特徴的な有害事象，PK/PDでの注意点
	臨床エビデンス（有効性）の評価	臨床試験のエビデンスレベル ランダム化比較試験，二重盲検試験，非劣性試験
	臨床エビデンス（安全性）の評価	臨床試験のエビデンスレベル 有効性と安全性のバランス，安全域 海外での有害事象発生状況 副作用発現時の対処方法
	薬物動態に関する評価	吸収，分布，代謝，排泄
	新規性	薬理作用，適応症，剤形
	品質・剤形などの適合性	
	経済性（価格の高低）	医薬品価格，先発医薬品間の薬価差
	診療上の必要性と位置付け	診療ガイドラインへの収載状況 対象患者に関する項目 海外での評価，海外の添付文書との相違点 海外での発売状況 医師の使用経験による評価 患者からの評価 特殊な使用方法の問題点
	医療安全性	名称類似，外観類似，操作性，包装や識別コードなどの見読性
	調剤に関する項目	使用性，利便性 保存条件の制約
	服薬に関する項目	
	製薬企業から提供される情報量	医薬品リスク管理計画（RMP）の評価 患者教育に関する項目 製造販売後調査の充実
既存医薬品との位置付け（違い）	同種同効薬との比較	薬理作用が類似し同じ効能効果をもつ医薬品の採用状況 対象患者（禁忌）や併用薬剤（併用禁忌）の制限の類薬との比較 有効性，安全性，使用性，経済性および品質について類薬との比較 剤形や投与経路，投与回数について類薬との比較
	複数規格	
	品質	
	安定供給の確認	
	取扱上の規制	名称や外観の類似性で問題となる採用薬
後発医薬品の評価	先発品との比較	品質 生物学的同等性 情報量 効能・効果（将来，効能・効果がそろえられる予定の有無） 添加物の違い 包装や識別コードの見読性
	安定供給	製薬企業の問題，卸業者の問題，供給遅延の可能性
	他施設での採用実績	
	製薬企業の情報提供体制	MR，学術部門の体制，ウェブサイト
薬剤経済学的評価	薬剤経済分析	費用対効果分析
医薬品の管理に関する項目	ハイリスク薬の取り扱いの必要性	
医薬品採用の際に考慮する内部のルール	処方者の制限（診療科・診療医限定など） 投与対象患者数 投与対象年齢層 製造販売開始後経過時間 試用期間の設定	
	院内採用品目数	採用品目数上限（一増一減など），採用医薬品の削除
	同種・同効薬の採用に関する制限	
	クリニカルパスとの整合性 がんレジメンとの整合性 治験受け入れの際の審査	
	採用取消基準	処方頻度の少ない医薬品

かなども重要なポイントである．非劣性試験では，基準薬の臨床的評価を行うことも重要である．安全性については，有害事象の頻度，重大性，用量依存関係などについて検討し，同種・同効薬と比較する．有効性と安全性のバランスを総合的に評価することになる．臨床試験は症例数が少ないこと，投与期間が短いこと，併用薬が少ないことなどから実際にその薬剤が臨床で使用される状況での有効性や安全性とは異なる．したがって，採用後の市販後調査，市販後臨床研究の実施体制が重要となる．

2）薬剤経済学的評価

わが国の医療費支払い方式は，これまで出来高払いが基本とされていた．薬価差（薬剤の仕入れ価格と公定価格の差）が病院経営の原資として期待されるため，医薬品採用時に，臨床的評価とともに，病院の経営的なメリットが考慮される一面があった．近年，医療費適正化が重要な政策課題とされる中で，診断群分類別包括評価（diagnosis procedure combination；DPC）が導入され，医療機関には効率的なコストを抑えた医療の実践が求められてきている．欠品が生じることは望ましくないが，過剰な在庫は品質の低下や期限切れによる廃棄処分を引き起こし，病院の損失となる．したがって，病院の財務会計における棚卸資産の増大（流動資産の固定化，キャッシュフローの悪化）をもたらす．採用品目の適切な抑制策を講じることで，医薬品在庫金額が削減され病院経営は改善する．

医薬品管理業務は，病院薬剤師が関与しなければならない基本的なコストマネジメント業務である．新薬の採用に，「臨床エビデンス」のみならず「経済エビデンス」を検討する必要が生じてきている．

今後，薬剤師は，製薬企業から提供される「経済エビデンス」を評価し，医薬品採用や患者に対する薬剤選択の場面で薬剤経済学を活用する必要がある．

3）医療機関としての医薬品採用ルール

医療安全や経済的な理由から，一定の方針のもとに採用品目を適正数に保つために，定期的に見直しを行っている施設は多い．多くの施設では，新薬採用に伴い重要度の低い医薬品を削除，同一成分の重複採用の禁止など，採用医薬品の増加防止策をとり，必要に応じて採用医薬品の整理を実施している．不要在庫の削減，医薬品を保管する収納スペースや管理運用コスト，医薬品流通に関わる労力の軽減，リスクマネジメントの立場から，採用医薬品の種類や品目数は適正に保たれるべきである．このような施設内の医薬品管理の現状も医薬品の採用に影響を及ぼす．

ハイリスク薬において，同一の成分を含有する複数の規格を採用し在庫を抱えることは，経済面からも安全面からも望ましくない．異なる商品名で同一有効成分を含む商品として，先発医薬品と後発医薬品の場合と，複数の製薬企業が共同で新薬を販売する時点で別の商品名をつける場合（いわゆる先発医薬品が2品目以上存在する併売）がある．複数規格の採用，同種・同効薬の採否に考慮すべきである．そのほか，がんレジメン審査との兼ね合い，クリニカルパスに導入する医薬品の選定，治

験受け入れの際の審査など，各種院内ルールを考慮した採否の評価が必要な場面は多い．

市販直後調査や全例調査，処方者や処方施設が制限されている医薬品もある．承認条件の中でも特に流通や処方に関するルールが厳しい医薬品は，ルール遵守のために病院が負担するコストも踏まえて，医療機関としての採否を検討する必要もあるだろう．

医薬品の市販後の安全性や適正使用への社会的関心と規制上の要求は年々高まっており，医薬品採用の決定には，医薬品の価格（薬価，納入価）という病院経営視点のみならず，QOL（quality of life）などの患者アウトカムに対する効果，費用対効果，医療安全，社会的視点からの評価が重要視されるようになってきている．長期的かつ医療費全体への影響を含めて検討するために，今後，費用対効果分析に基づく医薬品採用の必要性が増すものと考えられる．

3. 後発医薬品

後発医薬品は一般に研究開発に要する費用が低く抑えられることから，先発医薬品に比べて薬価が安くなっている．患者負担の軽減や医療保険財政の改善の観点から，後発医薬品採用に向けた社会的圧力が強まり使用促進に向けたさまざまな政策がとられており，コストを考慮して後発医薬品の採否を検討する必要性が増している．

後発医薬品は同一の有効成分でも効能・効果が異なる場合や，製剤方法が異なる場合，先発医薬品と異なる添加剤を使用している場合があるため，服薬のしやすさが異なる場合がある．先発医薬品を後発医薬品やバイオ後続品に採用変更する場合には，先発医薬品との製剤学的な同等性のほか，安定供給が図れるか，医薬品情報提供の体制が整っているかなども考慮しなければならない．

4. バイオ後続品（バイオシミラー）

バイオ後続品は，先行バイオ医薬品と同等／同質の品質，安全性，有効性をもつ医薬品である．バイオ後続品は，先行バイオ医薬品開発メーカーとは異なるメーカーにより，先行バイオ医薬品とは異なる細胞基材，遺伝子発現構成体，培養・精製工程，製剤化工程を用いて製造される．そのために，①構造・組成，②物理的化学的性質，③生物学的性質，④免疫学的性質，⑤不純物などについて明らかにすることが求められる．また，先行バイオ医薬品との比較試験（糖タンパク質における糖鎖プロファイルなど）や工程管理試験，規格および試験法など，品質管理方法の確認が求められる．

5. 薬価基準制度

わが国の医療制度は国民皆保険制度を採用しており，すべての国民が何らかの公

的な保険制度に加入している．そのため新薬の価格は公定価格として決定され，厚生労働大臣が定める薬価基準に，薬価および保険診療に使用できる医薬品がまとめられている．薬価は，中央社会保険医療協議会において薬価算定基準に基づき評価・算定・了承され薬価基準に収載される．薬価基準で定められた薬価は，実際の販売価格を調査し定期的に改定される．薬価算定基準の新薬の薬価算定方式は，①類似薬効比較方式（Ⅰ），②類似薬効比較方式（Ⅱ），および③原価計算方式に大別され，類似薬効比較方式（Ⅰ）の補正加算として画期性加算，有用性加算（Ⅰ），有用性加算（Ⅱ），市場性加算（Ⅰ），市場性加算（Ⅱ），小児加算，および先駆け審査指定制度加算がある．2016（平成28）年度薬価制度改革では，後発医薬品の薬価算定は，新薬として収載された先発医薬品の薬価に0.5を乗じた額（内用薬について銘柄数が10を超える場合は，0.4を乗じた額）を薬価とされた．後発医薬品がすでに収載されている場合は，最低価格の後発医薬品と同価格とされた．長期収載品から後発医薬品へのシフト（置き換え）をうながすため，通常の市場実勢価格に基づいた引き下げとは別に，「後発医薬品への置き換え率に着目して，長期収載品の価格を更に引き下げる」基準が厳格化されてきており，後発医薬品の使用促進が行われている．

文献

1) 日本薬剤師会ほか：薬局間における医療用医薬品の譲受・譲渡に関するガイドライン，2017．〈https://www.nichiyaku.or.jp/assets/uploads/pr-activity/170403_2.pdf〉（2019年8月30日アクセス）

2 処方箋と処方監査・調剤

　処方とは，医師が特定の患者の疾患に対し投薬の必要性を判断し，適切な医薬品の選定ならびに分量および用法・用量，そして使用期間を定める一連の行為である．また処方箋は医師がその患者の治療に必要な医薬品を交付するため文書化したものであり，薬剤師への情報伝達手段として重要な役割を担う文書である．その内容は医薬品情報などをもとにした適切なものでなければならないが，不十分である場合，治療効果が得られないばかりか重大な副作用へ繋がる可能性もある．薬剤師は医薬品情報を扱う第一人者であり，常に膨大な医薬品情報の中から必要な情報を収集・評価・加工・提供し，適切な処方設計への支援，提案などを行う必要がある．また調剤での処方監査，薬剤の調製，調製された薬剤の監査において，処方箋の形式や記載内容を確認し，疑義が生じた場合には最新の医薬品情報などをもとに疑義照会を行い，処方の適正化を図り，医薬品の有効性，安全性などを確保しなければならない．薬剤師の第一の任務である調剤業務は，薬剤師法において下記に示す法的根拠により薬剤師固有の「調剤権」が規定されており，薬剤管理指導業務および病棟薬剤業務とともに薬剤師の重要な役割となっている．薬剤師法での調剤に関する法令を以下に示す．

薬剤師法

（薬剤師の任務）

第1条　薬剤師は，調剤，医薬品の供給その他薬事衛生をつかさどることによって，公衆衛生の向上及び増進に寄与し，もつて国民の健康な生活を確保するものとする．

（調剤）

第19条　薬剤師でない者は，販売又は授与の目的で調剤してはならない．ただし，医師若しくは歯科医師が次に掲げる場合において自己の処方せんにより自ら調剤するとき，又は獣医師が自己の処方せんにより自ら調剤するときは，この限りでない．（業務独占の規定）

　一　患者又は現にその看護に当たつている者が特にその医師又は歯科医師から薬剤の交付を受けることを希望する旨を申し出た場合

　二　医師法（昭和23年法律第201号）第22条各号の場合又は歯科医師法（昭和23年法律第202号）第21条各号の場合

> （調剤の求めに応ずる義務）
> 第21条　調剤に従事する薬剤師は，調剤の求めがあつた場合には，正当な理由がなければ，これを拒んではならない．
>
> （処方せんによる調剤）
> 第23条　薬剤師は，医師，歯科医師又は獣医師の処方せんによらなければ，販売又は授与の目的で調剤してはならない．
> 2　薬剤師は，処方せんに記載された医薬品につき，その処方せんを交付した医師，歯科医師又は獣医師の同意を得た場合を除くほか，これを変更して調剤してはならない．
>
> （処方せん中の疑義）
> 第24条　薬剤師は，処方せん中に疑わしい点があるときは，その処方せんを交付した医師，歯科医師又は獣医師に問い合わせて，その疑わしい点を確かめた後でなければ，これによつて調剤してはならない．
>
> （情報の提供及び指導）
> 第25条の2　薬剤師は，調剤した薬剤の適正な使用のため，販売又は授与の目的で調剤したときは，患者又は現にその看護に当たつている者に対し，必要な情報を提供し，及び必要な薬学的知見に基づく指導を行わなければならない．

　上記の薬剤師法に定められている「調剤の求めに応ずる義務」（薬剤師法第21条），「処方せん中の疑義」（薬剤師法第24条），「情報提供及び指導」（薬剤師法第25条の2）の3つの義務は，薬剤師による調剤業務の柱であり，また薬剤師には調剤において医師とは独立した機能と責任があることを示している．

A　処方箋と医薬品情報

　医薬品は情報をもつ化学物質であり，情報を伴わなければ単なる化合物にすぎず，情報を伴い初めて医薬品として適正使用され効果が示される．処方薬の選択や調剤などに必要となる医薬品情報源には，製薬企業，厚生労働省からの情報，また学会，学術論文，診療ガイドラインなどが挙げられる．その中で製薬企業の各製品情報である添付文書，インタビューフォーム（IF），製品情報概要，新医薬品の使用上の注意の解説，適正使用情報（適正使用ガイドなど）などは，薬剤師業務のバックグラウンドとなる基本情報である．このような医薬品情報の中で最も基本となり法的根拠をもつ文書は添付文書である．しかし，この公的文書は要約文であり情報量

表 6-2-1　調剤に必要な医薬品情報源

- 医薬品添付文書（製薬企業発行）
- 医薬品インタビューフォーム（製薬企業発行）
- 新医薬品の「使用上の注意」の解説（製薬企業発行）
- 医薬品製品情報概要（製薬企業発行）
- 適正使用ガイド・適正使用情報など（製薬企業発行）
- 患者向医薬品ガイド（製薬企業発行）
- 審査報告書（医薬品医療機器総合機構作成）
- 申請資料概要（製薬企業作成）
- 重篤副作用疾患別対応マニュアル（厚生労働省発行）
- 医薬品・医療機器等安全性情報（厚生労働省発行）
- 医薬品安全対策情報（DSU）（日本製薬団体連合会発行）
- 緊急安全性情報（イエローレター）（製薬企業発行）
- 安全性速報（ブルーレター）（製薬企業発行）
- お知らせ文書（製薬企業発行）
- くすりのしおり®（製薬企業発行）

には限界があるため，補完情報と併せて確認し遵守していく必要がある．**表 6-2-1** に添付文書を補完する情報源を示す．また厚生労働省からの情報には，医薬品医療機器総合機構（PMDA）のウェブサイトがあり，各医薬品の基本情報のほか，医薬品・医療機器安全性情報，医薬品安全対策情報（DSU），そして医薬品リスク管理計画（RMP）などの有効性，安全性に関する情報，また申請資料概要や審査報告書など医薬品開発に関する情報も閲覧可能であり有用な情報源である．診療ガイドラインは，現時点での科学的根拠となる臨床論文などをもとに国内の各種学会や研究会などの専門家により作成され，現在利用可能な治療法（保険適用）において最も有効性，安全性において信頼できる「標準治療」が推奨されている．診療ガイドラインのデータベースである Minds では，ガイドラインの評価基準である AGREE Ⅱ により評価，選定し，情報のデータベース化を図りウェブ上で提供している．**表 2-2-3**（p.33）に医薬品情報業務に利用できる書籍例を記載しているが，現在はウェブ上での検索システムをもとにした医薬品情報の検索，収集が主流であり，今後さらにそれらの情報処理に関する薬剤師のスキル向上が求められる．**表 2-2-2**（p.32）に，利用できる代表的なウェブサイト例を示す．

1. 処方箋の種類

処方箋の種類には，「保険処方箋」「一般処方箋」「麻薬処方箋」などがある．

1）保険処方箋

医療保険が適用される処方箋であり「医師法施行規則第21条」（以下，医施則第21条），「保険医療機関及び保険医療養担当規則第23条」（以下，療担則第23条）により定められた様式が規定されている．

2）一般処方箋

医療保険が適用されない私費による診療を受けた場合の処方箋であり，記載事項

表 6-2-2　院内処方箋と院外処方箋の記載事項

処方箋の種類	院内処方箋 処方箋	院内処方箋 麻薬処方箋	院外処方箋 保険処方箋	院外処方箋 麻薬処方箋
患者の住所	×	省略可	×	○
患者氏名，年齢，性別	○	○	○	○
医薬品名，分量，用法・用量	○	○	○	○
処方箋の交付年月日	○	○	○	○
処方箋の使用期間	×	×	○	○
病院・診療所の名称，所在地または医師の住所	省略可	省略可	○	○
処方医の記名押印，署名	○（押印は省略可）	○	○	○
麻薬施用者免許書番号	×	○	×	○
保険者番号	×	×	○	○
被保険者証の記号・番号	×	×	○	○

は，医施則第21条および歯科医師法施行規則第20条による記載事項のみとなる．

3）麻薬処方箋

　麻薬を処方する場合は，本来，通常の処方箋でよいが，その他の記載事項として「患者住所」「麻薬施用者免許証番号」（麻薬及び向精神薬取締法第27条第6項，同施行規則第9条の3）が必要であるため，「麻薬処方箋」と称し独立の処方箋により運営している施設が多い（ただし，院内処方の場合，「患者住所」「処方箋の使用期間」「麻薬診療施設の名称，所在地」は省略可）．

・医師の資格と麻薬処方箋：医師は保険診療において，都道府県知事に保険医としての申請を行い，厚生労働大臣の定める医薬品（薬価基準に収録されている医薬品）を投与する．麻薬処方の場合，保険医である以外に麻薬施用者免許証を有している者のみが行える．

2. 院内処方箋と院外処方箋

　特定の病院，診療所，クリニックなどでのみ使用可能な処方箋を「院内処方箋」というが，医療施設において外来処方箋に「院内処方箋」と「院外処方箋」がある場合，院外処方は「保険処方箋」である．使用期限は交付日を含めて4日以内であるが，特殊な事情によりこれを超えた日から調剤を受ける場合には，別途処方箋に使用期間の記載が必要になる．調剤後の処方箋は，薬剤師法第27条により「調剤済み」となった日から3年間の保存義務がある．**表6-2-2**に「院内処方箋」と「院外処方箋」の記載事項の相違点を示す．

B 経口剤・外用剤の調剤

1. 調剤の基本的な流れと医薬品情報

　薬剤師が処方箋に基づく調剤を行う場合に必要となる情報には，医薬品の有効性，安全性に関する情報および患者情報などが挙げられる．**図6-2-1**に調剤の基本的な流れと各過程で関わる医薬品情報を示す．医師により①処方箋が発行され，薬剤師による②処方箋受付，③処方箋監査，④薬袋・薬剤情報提供書などの作成，⑤薬剤の調剤，⑥調剤薬監査，⑦服薬指導・薬剤交付となる．現在，診療現場での処方箋の発行においては，電子カルテや処方オーダリングシステムの導入に伴い，薬歴や患者情報などの収集，管理，また検査，投薬などのオーダーにおいても大幅な効率化が図られている．しかし，手書き処方による内容の判読困難や記載漏れなどが改善される一方，入力時の選択ミスやミスタッチなどによる新たな問題が生じており，医薬品名入力時などには3文字以上の入力の指導などが行われている．

2. 処方箋の記載事項と監査・疑義照会

　処方箋受付後，薬剤師は常に最適な薬物治療が行えるよう，処方箋の記載事項および処方内容について，最新の医薬品情報をもとに有効性，安全性および経済性などの観点から監査を行う．

1) 形式上の確認

　①**処方箋記載事項**：処方箋記載事項については，「医施則第21条」，「歯科医師法施行規則第20条」，「療担則第23条」より**表6-2-3**に示す事項を記載しなければならない．

　さらに公費負担の場合は，公費負担者番号および公費負担医療の受給者番号，麻薬処方箋の場合は，上記に加え麻薬使用者の免許証番号と患者の住所を記載しなければならない．上記「処方箋記載事項」に記載不備がないか確認を行う（**図6-2-2**）．

2) 処方内容の確認

　①**医薬品名**：医薬品名は処方箋に記載される医薬品の名称であり，薬価基準に収載されている品名を使用する．処方上の記載において，1. 商標または一般名（略名，略号は不可），2. 剤形，3. 含量（濃度）は，調製を行う上で薬剤を特定すべき3要素であり必須の記載項目である．

　②**分量**：分量は処方箋に記載される薬剤1回分の単位投与量であり，1日投与量は1日の分量の合計になる．その1日の分量に投与日数を乗ずると投与総量になり用量と等しくなる．経口剤においては，最少基本単位である1回量（現在，1日量から1回量記載への移行期間であり，1回量と1日量を併記する）の記載が基本であり，単位（錠，カプセル，g，mg，mLなど）と合わせて記載するが，内服用滴剤，外用剤，注射剤は投与総量，頓服薬については1回分量を記載する．また散剤および液剤に

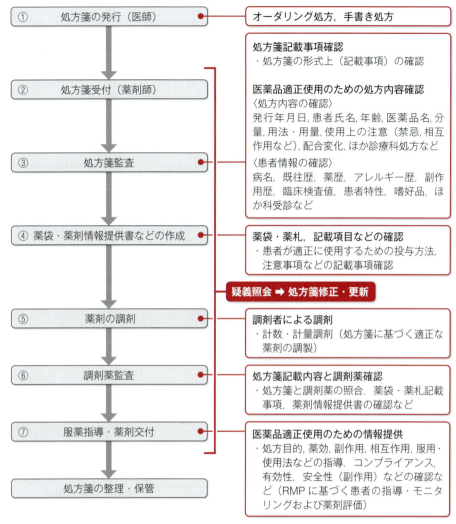

図 6-2-1　調剤業務の基本的な流れと医薬品情報

表 6-2-3　処方箋記載事項

- 患者氏名
- 年　齢（生年月日）
- 医薬品名
- 分　量
- 用法・用量
- 発行（交付）年月日
- 使用期間
- 病院もしくは診療所の名称および所在地または医師の住所
- 処方医の記名押印または署名
- 保険者番号
- 被保険者証・被保険者手帳の記号・番号

第6章 薬剤師業務と医薬品情報

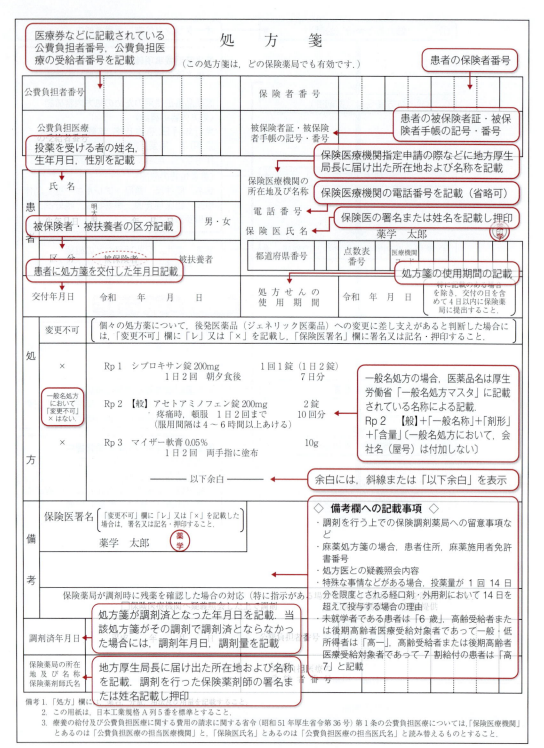

図 6-2-2 処方箋の記載事項

ついては，製剤量（原薬量ではなく製剤としての重量）を記載することを基本とする[1]．分量は添付文書の用法・用量に基づくが，「年齢，症状により適宜増減」の有無や「適宜増量」「適宜減量」などの制限的な表現がある薬剤（**表 6-2-4**，**表 6-2-5**），また1つの薬剤で複数の適応症を有するものでは，適応症ごとに投与量が異なる場合もあり注意を要する（**表 6-2-6**）．

　　　　小児薬用量：医薬品の開発過程において，小児における臨床試験はほとんど行われていないため十分な情報はなく，成人を対象とした臨床試験により承認され

表 6-2-4　添付文書の用法・用量に制限的表現が記載される薬剤例

制限的表現	一般名（製品名）	
「適宜増減」の記載なし	アジスロマイシン水和物（ジスロマック®） アログリプチン安息香酸塩（ネシーナ®） ニカルジピン塩酸塩（ペルジピン®） リナグリプチン（トラゼンタ®）	アレンドロン酸ナトリウム水和物（フォサマック®） ジゴキシン（ジゴシン®） ニルバジピン（ニバジール®）
「適宜増減」の記載あり	エナラプリルマレイン酸塩（レニベース®） L-カルボシステイン（ムコダイン®） ファモチジン（ガスター®）	エプラジノン塩酸塩（レスプレン®） ビフィズス菌（ビオフェルミン®） プロブコール（シンレスタール®）
「適宜増量」	イソソルビド（イソバイド®） クラリスロマイシン（クラリス®）	
「適宜減量」	アンピロキシカム（フルカム®） ゲムシタビン塩酸塩（ジェムザール®） セツキシマブ（アービタックス®） ラムシルマブ（サイラムザ®）	オキサリプラチン（エルプラット®） ゲンタマイシン硫酸塩（ゲンタシン®） フェノフィブラート（リピディル®）

表 6-2-5　添付文書に制限的な表現での分量記載例 （糖尿病治療薬）

分　類	一般名（製品名）	開始量または維持量	最高投与量
スルホニルウレア薬	グリクラジド（グリミクロン®錠）	開始量：1日40 mg	160 mg/日
	グリベンクラミド（オイグルコン®錠）	1日1.25～2.5 mg	10 mg/日
	グリメピリド（アマリール®錠）	開始量：1日0.5～1 mg	6 mg/日
グリニド系薬剤	ナテグリニド（スターシス®錠）	1回90 mg，1日3回	120 mg/回
	レパグリニド（シュアポスト®錠）	開始量：1回0.25 mg，1日3回	1 mg/回
ビグアナイド系薬剤	ブホルミン塩酸塩（ジベトス錠）	開始量：1日100 mg	150 mg/日
	メトホルミン塩酸塩（メトグルコ®錠）	開始量：1日500 mg	2,250 mg/日
α-グルコシダーゼ阻害薬	ボグリボース（ベイスン®錠）	1回0.2 mg，1日3回	1回0.3 mg
	ミグリトール（セイブル®錠）	1回50 mg，1日3回	1回75 mg
DPP-4阻害薬	アナグリプチン（スイニー®錠）	1回100 mg，1日2回	200 mg/回
	シタグリプチンリン酸塩水和物（ジャヌビア®錠，グラクティブ®錠）	1回50 mg，1日1回	100 mg/日
	テネリグリプチン臭化水素酸塩水和物（テネリア®錠）	1回20 mg，1日1回	40 mg/日
チアゾリジン系薬剤	ピオグリタゾン塩酸塩（アクトス®錠）	1回15～30 mg，1日1回	45 mg/日
SGLT2阻害薬	イプラグリフロジン L-プロリン（スーグラ®錠）	1回50 mg，1日1回	100 mg/日
	エンパグリフロジン（ジャディアンス®錠）	1回10 mg，1日1回	25 mg/日
	ダパグリフロジンプロピレングリコール（フォシーガ®錠）	1回5 mg，1日1回	10 mg/日
	ルセオグリフロジン水和物（ルセフィ®錠）	1回2.5 mg，1日1回	5 mg/日

表 6-2-6 適応症により用量が異なる医薬品例

一般名	適 応	用 量
アスピリン	血小板凝集抑制	81～100 mg/日, 最大 300～324 mg/日
	解熱, 鎮痛	1～4.5 g/日
アマンタジン塩酸塩	脳梗塞後遺症	100～150 mg/日
	パーキンソン症候群	初期量 1 日 100 mg/日, 1 日 300 mg/日まで
	A 型インフルエンザウイルス感染症	100 mg/日（高齢者および腎障害のある患者では投与量の上限を 1 日 100 mg/日）
アルファカルシドール	慢性腎不全, 骨粗鬆症	0.5～1.0 μg/日
	副甲状腺機能低下症, その他のビタミン D 代謝異常に伴う疾患	1.0～4.0 μg/日
カルベジロール	本態性高血圧症（軽症～中等症）, 腎実質性高血圧症	10～20 mg/日
	狭心症	20 mg/日
	虚血性心疾患または拡張型心筋症に基づく慢性心不全	投与開始 2.5 mg/日, 維持量 1 回 5～20 mg/回
	頻脈性心房細動	投与開始 5 mg/日, 最大投与量 1 日 20 mg/日
酸化マグネシウム	制酸薬	0.5～1 g/日
	緩下薬	2.0 g/日
ジピリダモール	狭心症, 心筋梗塞, その他の虚血性心疾患, うっ血性心不全	75 mg/日
	血栓・塞栓の抑制	300～400 mg/日
	尿タンパク減少目的	300 mg/日
スルピリド	胃・十二指腸潰瘍	150 mg/日
	うつ病	150～300 mg/日, 最大 600 mg/日
	統合失調症	300～600 mg/日, 最大 1,200 mg/日
バラシクロビル塩酸塩	単純疱疹	1,000 mg/日
	帯状疱疹, 水痘	3,000 mg/日
ペニシラミン	関節リウマチ	100～300 mg/日, 最大 1 日 600 mg/日
	ウイルソン病	1,000 mg/日
メキシレチン塩酸塩	頻脈性不整脈（心室性）	300 mg/日投与開始, 効果が不十分な場合 450 mg/日まで
	糖尿病性神経障害に伴う自覚症状（自発痛, しびれ感）の改善	300 mg/日, 300 mg/日を超えて投与しない

た添付文書の用法・用量をもとに，換算式や換算表などより用量を算出している．小児に適した用量設定は，主に成人量を基準に，年齢，体重，体表面積から補正を行うが，その換算式には年齢を基準とした Augsberger II 式，von Harnack 表，Young 式，体重を基準とした Clark 式，体表面積を基準とした Crawford 式がある．その中で体表面積に基づいて求める方法が最も理論的に優れているが，算出は煩雑であるため，計算が簡便で薬用量が体表面積から算出した値とよく一致する Augsberger II 式が広く用いられている（**図 6-2-3**）．

高齢者薬用量：高齢者では成人に比べ，血清アルブミン減少，肝機能・腎機能低下〔肝薬物代謝能低下，糸球体濾過速度（glomerular filtration rate；GFR）低下〕，体

$$小児用量 = \frac{年齢 \times 4 + 20}{100} \times 成人用量$$

図 6-2-3　Augsberger Ⅱ式

表 6-2-7　高齢者に初期投与量・最高投与量などの制限のある主な医薬品例

一般名	製品名（規格）	開始用量（初期投与量）	上限（最高投与量）
シルデナフィルクエン酸塩	バイアグラ®錠（25, 50 mg）	1回 25 mg, 1日 1回	
セラトロダスト	ブロニカ®錠（40, 80 mg）	40 mg/日[*1]	
ゾピクロン	アモバン®錠（7.5, 10 mg）	1回 3.75 mg[*1]	—
ゾルピデム酒石酸塩	マイスリー®錠（5, 10 mg）	1回 5 mg	
ラマトロバン	バイナス®錠（50, 75 mg）	100 mg/日[*1]	
アマンタジン塩酸塩	シンメトレル®錠（50, 100 mg）		1日 100 mg[*2]
エスゾピクロン	ルネスタ®錠（1, 2, 3 mg）		1回 2 mg
エチゾラム	デパス®錠（0.25, 0.5, 1 mg）		1日 1.5 mg
スボレキサント	ベルソムラ®錠（10, 15, 20 mg）		1回 15 mg, 1日 1回
トリアゾラム	ハルシオン®錠（0.125, 0.25 mg）		1回 0.25 mg
フルトプラゼパム	レスタス®錠（2 mg）	—	1日 4 mg
フルニトラゼパム	サイレース®錠（1, 2 mg）		1回 1 mg
メキサゾラム	メレックス®錠（0.5, 1 mg）		1日 1.5 mg
リルマザホン塩酸塩水和物	リスミー®錠（1, 2 mg）		1回 2 mg
ロルメタゼパム	エバミール®錠（1 mg）		1回 2 mg
アルプラゾラム	コンスタン®錠（0.4, 0.8 mg）	1回 0.4 mg, 1日 1〜2回	1日 1.2 mg
タクロリムス	プログラフ®カプセル（0.5, 1 mg）	1回 1.5 mg[*3], 1日 1回	1回 3 mg[*3], 1日 1回
バルデナフィル塩酸塩水和物	レビトラ®錠（5, 10, 20 mg）	1回 5 mg, 1日 1回	1回 10 mg, 1日 1回
ミルナシプラン塩酸塩	トレドミン®錠（12.5, 15, 25, 50 mg）	1日 25 mg	1日 60 mg

*1　「用法・用量に関連する使用上の注意」の記載
*2　A型インフルエンザウイルス感染症
*3　関節リウマチ

内水分量の減少などを考慮し，目安として50歳より1歳加齢ごとに1％ずつ減じ，60歳で10％，70歳で20％減ずるという方法や，70歳以上で成人用量の2/3〜3/4の量に減ずる方法などがある．添付文書での高齢者の薬用量については，「用法・用量」および「用法・用量に関連する使用上の注意」に，初回投与量（開始用量）や最高投与量など制限的な記載のある薬剤があり十分な確認が必要である（**表6-2-7**）．

③ **用法・用量**

処方箋中の用法は，個々の患者に対し医薬品を有効かつ安全に使用するための使用方法に関する注意事項であり，①服用回数・日数，②服用時点，③投与量，④投与経路・部位の4項目がある．医薬品には，特性上，投与方法に注意が必要な薬剤が多数存在する．投与において注意が必要な用法，また特殊な用法例を**表6-2-8**，**表6-2-9**

表 6-2-8　用法に注意を要する医薬品例

服用回数	服用時期	薬効	一般名
1ヵ月1回	食間（空腹時）起床時	骨粗鬆症治療薬	イバンドロン酸ナトリウム水和物，リセドロン酸ナトリウム
1週1回	食間（空腹時）起床時	骨粗鬆症治療薬	アレンドロン酸ナトリウム水和物，リセドロン酸ナトリウム
1日1回	朝食前	抗結核薬	リファンピシン
	昼食前	食欲抑制薬	マジンドール
	夕食後	HMG-CoA還元酵素阻害薬	シンバスタチン，プラバスタチンナトリウム，フルバスタチンナトリウム
	就寝前	催眠導入薬	ゾピクロン，トリアゾラム，ブロチゾラム
		下剤	センノシド
1日2回	朝・昼後	利尿薬	トリクロルメチアジド，フロセミド
	朝・夕食後または就寝前	H_2受容体拮抗薬	ファモチジン，ラニチジン塩酸塩
	朝・夕食直後	非ステロイド性消炎鎮痛薬	スリンダク
		抗真菌薬	イトラコナゾール
1日3回	食前	アルドース還元酵素阻害薬	エパルレスタット
		制吐薬	ドンペリドン，メトクロプラミド
	食前または食間	漢方製剤	葛根湯など
	食直前	α-グリコシダーゼ阻害薬	アカルボース，ボグリボース，ナテグリニドなど
		グリニド系薬	ナテグリニド，ミチグリニド，レパグリニド
	食直後	消化酵素製剤	サナクターゼ配合薬
		EPA製剤	イコサペント酸エチル
1日5回		抗ウイルス薬	アシクロビル（成人投与）

表 6-2-9　特殊な用法の医薬品例

一般名	製品名	用法・用量
アジスロマイシン水和物	ジスロマック®SR成人用ドライシロップ	空腹時，単回経口投与で効果（感受性菌に対して有効な組織内濃度）1週間持続．
オセルタミビルリン酸塩	タミフル®カプセル	1日2回，5日間経口投与．
アレンドロン酸ナトリウム	フォサマック®錠，ボナロン®錠	起床時に十分量（約180 mL）の水とともに経口投与する．なお，服用後少なくとも30分（イバンドロン酸ナトリウム：60分）は横にならず，水以外の飲食ならびにほかの薬剤の経口摂取も避けること〔本剤は水以外の飲料（カルシウム，マグネシウムなどの含量の特に高いミネラルウォーターを含む），食物およびほかの薬剤と同時に服用すると，本剤の吸収を妨げることがあるため，起床後，最初の飲食前に服用する〕．
イバンドロン酸水和物	ボンビバ®錠	
ミノドロン酸水和物	ボノテオ®錠，リカルボン®錠	
リセドロン酸ナトリウム水和物	アクトネル®錠，ベネット®錠	
テガフール・ギメラシル・オテラシルカリウム配合カプセル剤	ティーエスワン®配合カプセル	1日2回，28日間連続経口投与後，14日間休薬．これを1コース期間として投与を繰り返す（臨床検査値異常など安全性に問題なければ休薬期間を短縮できるが，少なくとも7日間は休薬する）．
メトトレキサート	リウマトレックス®カプセル	関節リウマチ：通常，1週間単位の投与量6 mgを1回または2～3回に分割投与．分割投与する場合，初日から2日目にかけて12時間間隔で投与．1回または2回分割投与の場合は残りの6日間，3回分割投与の場合は残りの5日間は休薬．これを1週間ごとに繰り返す．適宜増減するが1週間単位の投与量として16 mgを超えない．
ラニナミビルオクタン酸エステル水和物	イナビル®吸入粉末剤	単回吸入

に示す．用量は薬剤の投与総量を意味し，薬剤師が調製すべき量である．1日の分量に投与日数を乗ずれば，その処方の投与総量になる．点眼剤，軟膏剤のように製剤の包装単位から分割が難しく，1回量や1日の分量が記載困難な場合には投与総量で記載する．投与期間は医師が予見できる必要期間に従ったものでなければならないが，添付文書に期間制限の記載がある薬剤もある．新薬では薬価基準収載の翌月の初日から1年間は，原則，1回14日分が限度であり，また医療用麻薬，向精神薬などでは，厚生労働大臣により，成分，剤形ごとに投与日数が1回14日分，30日分または90日分を限度に定められている（**表6-2-10**）．

④ 薬物相互作用

医薬品を併用することにより，当該医薬品または併用薬の薬理作用の増強・減弱，副作用の増強，新しい副作用の出現，原疾患の増悪などが生じることがある．これらを薬物相互作用という．薬物相互作用には，薬力学的相互作用（薬理学的相互作用）と薬物動態学的相互作用がある．薬力学的相互作用は，同一または異なる薬物受容体で生じるものがあり，効果が減弱される場合を拮抗作用，効果が増強される場合を協力作用と称し，協力作用は相乗作用と相加作用に分類される．一方，薬物動態学的相互作用は，併用薬の影響により薬物の吸収（absorption），分布（distribution），代謝（metabolism），排泄（excretion）であるADMEに変化が生じ，臨床上注意が必要となる相互作用である．ADMEに関する相互作用は薬物相互作用の半数以上を占め，添付文書の「相互作用」の根拠となる情報が「薬物動態」などへ記載されることが比較的多い．また相互作用が関連する投与上の注意事項は「重要な基本的注意」などへ記載され，併せて確認が必要である．添付文書での「相互作用」の記載は，臨床上での注意する組み合わせの危険度から，「併用注意（併用に注意すること）」と「併用禁忌（併用しないこと）」に分類され，医薬品同士の相互作用以外に食品や健康食品などにおいても必要性があれば記載される．**表6-2-11**に飲食物・嗜好品との相互作用例を示す．

⑤ 警告，禁忌

「警告」「禁忌」は添付文書の「使用上の注意」の項目の中でも，特に重要度が高く冒頭へ記載されており，十分に情報を把握するとともに注意を払う必要がある．「警告」は，致死的または極めて重篤かつ非可逆的な副作用が発現する場合，また副作用が発現すると極めて重大な事故に繋がる可能性がある場合に赤枠，赤字で記載され，1頁目上部右角には赤帯が付されるため「警告」設定の有無がほかの添付文書と容易に区別できる．「禁忌」は，患者の症状，原疾患，合併症，既往歴，家族歴，体質，併用薬剤からみて投与すべきでない患者が記載される．

3) 疑義照会

薬剤師は処方箋監査などにより内容に疑義が生じた場合，医師への疑義照会を行う．疑義照会は薬剤師が患者への有効性および安全性を確保するため専門性を発揮すべき重要な業務であるとともに薬剤師の義務であり，薬剤師法第23条および第

表 6-2-10 投与日数に制限のある医薬品例

投与日数	規制区分		剤形	一般名	製品名
14日	麻薬		経口	アヘン	アヘン散，アヘンチンキなど
				オキシメテバノール	メテバニール®錠
				メサドン塩酸塩	メサペイン®錠
			舌下錠，バッカル錠	フェンタニルクエン酸塩	アブストラル®舌下錠，イーフェン®バッカル錠
	向精神薬	第2種	経口	アモバルビタール	イソミタール®原末
				塩酸ペンタゾシン	ソセゴン®錠，ペルタゾン®錠
				ペントバルビタールカルシウム	ラボナ®錠
			外用	フェノバルビタールナトリウム	ルピアール®坐剤，ワコビタール®坐剤
				ブプレノルフィン	ノルスパン®テープ
				ブプレノルフィン塩酸塩	レペタン®坐剤
		第3種	経口	クロラゼプ酸二カリウム	メンドン®カプセル
				マジンドール	サノレックス®錠
			外用	ジアゼパム	ダイアップ®坐剤
				ブロマゼパム	セニラン®坐剤（効能効果：麻酔前投薬のみ）
30日	麻薬		経口	オキシコドン塩酸塩水和物	オキシコンチン®TR，オキノーム®散など
				コデインリン酸塩水和物	コデインリン酸塩散など
				ジヒドロコデインリン酸塩	ジヒドロコデインリン酸塩散など
				タペンタドール塩酸塩	タペンタ®錠
				ヒドロモルフォン塩酸塩	ナルサス®錠，ナルラピド®錠
				モルヒネ塩酸塩	モルヒネ塩酸塩錠，パシーフ®カプセル，オプソ®内服液など
			徐放薬	モルヒネ硫酸塩	MSコンチン®錠，カディアン®カプセルなど
			外用	フェンタニル	デュロテップMT®パッチなど
				フェンタニルクエン酸塩	フェントス®テープなど
				モルヒネ塩酸塩	アンペック®坐剤
	向精神薬	第1種	経口	メチルフェニデート塩酸塩	リタリン®錠，コンサータ®錠
				モダフィニル	モディオダール®錠
		第2種	経口	フルニトラゼパム	サイレース®錠など
		第3種	経口（抗不安薬）	アルプラゾラム	コンスタン®錠，ソラナックス®錠など
				エチゾラム	デパス®錠など
				オキサゾラム	セレナール®錠
				クロチアゼパム	リーゼ®錠など
				ブロマゼパム	セニラン®錠，レキソタン®錠など
				ロラゼパム	ワイパックス®錠など
				ロフラゼプ酸エチル	メイラックス®錠など
			経口（催眠鎮静薬）	エスタゾラム	ユーロジン®錠など
				クアゼパム	ドラール®錠など
				クロキサゾラム	セパゾン®錠など
				ゾピクロン	アモバン®錠など
				ゾルピデム酒石酸塩	マイスリー®錠など
				トリアゾラム	ハルシオン®錠など
				ハロキサゾラム	ソメリン®錠など
				フルジアゼパム	エリスパン®錠
				ブロチゾラム	レンドルミン®錠など
				ロルメタゼパム	エバミール®錠，ロラメット®錠
90日	向精神薬	第3種	経口（抗不安薬）	ジアゼパム	セルシン®錠，ホリゾン®錠など
	抗てんかん薬	第3種	経口	クロナゼパム	リボトリール®錠，ランドセン®錠など
				クロバザム	マイスタン®錠など
				ニトラゼパム	ネルボン®錠など
				フェノバルビタール	フェノバール®錠など

2 処方箋と処方監査・調剤

表 6-2-11 飲食物，嗜好品と医薬品との相互作用

飲食物・嗜好品	一般名（薬効）	相互作用	作用増減など	作用機序
食物	クアゼパム（睡眠薬）	併用禁忌	作用増強	薬剤の吸収性向上
グレープフルーツジュース	ニフェジピン，ニカルジピン塩酸塩，アムロジピンベシル酸塩（カルシウム拮抗薬）など，タクロリムス（免疫抑制薬），イリノテカン塩酸塩水和物，ゲフィチニブ（抗がん薬）など	併用注意	作用増強	グレープフルーツに含まれる成分による CYP3A4 阻害により薬剤代謝阻害
納豆，クロレラ，緑葉野菜（ビタミンK含有食物）など	ワルファリンカリウム（抗凝固薬）	併用注意	作用減弱	ビタミンKによるビタミンK依存性凝固因子生合成阻害作用と拮抗（ビタミンKによる抗凝固作用阻害）
チラミン（チーズなど）	イソニアジド（抗結核薬），リネゾリド（抗菌薬）	併用注意	チラミン作用増強（カテコラミンの遊離促進）	薬剤による MAO 阻害作用
カフェイン	クロザピン（統合失調症治療薬）	併用注意	作用増強	カフェインによる CYP1A2 阻害作用により，クロザピンの代謝阻害
	テオフィリン（キサンチン系薬剤）		作用増強	併用により中枢神経刺激作用の増強
アルコール	アセトアミノフェン（解熱鎮痛薬）	併用注意	アルコール多量常飲者に肝不全の報告例	アルコール常飲による CYP2E1 の誘導により，アセトアミノフェンから肝毒性をもつ N-アセチル-p-ベンゾキノンイミンへの代謝促進
	トリアゾラム，ジアゼパム（ベンゾジアゼピン系薬剤）など，デュロキセチン塩酸塩（選択的セロトニン再取り込み阻害薬；SSRI）など		中枢神経抑制作用増強	アルコールと相互に中枢神経抑制作用を増強
	セフメタゾールナトリウム，セフォペラゾンナトリウム（セフェム系抗菌薬）など		アルコール作用増強	アルデヒド脱水素酵素阻害により血中アセトアルデヒドの蓄積が生じ，ジスルフィラム様作用（顔面潮紅，心悸亢進，頭痛など）が出現
セント・ジョーンズ・ワート（セイヨウオトギリソウ）	テオフィリン（キサンチン系薬剤）など	併用注意	作用減弱	セント・ジョーンズ・ワートによる CYP1A2 誘導により薬剤代謝促進
	タクロリムス（免疫抑制薬）など，イリノテカン塩酸塩水和物（抗がん薬）など			セント・ジョーンズ・ワートによる CYP3A4 誘導により薬剤代謝促進
金属（Al, Mg, Fe, Ca など），牛乳，制酸薬など	アレンドロン酸ナトリウム水和物（骨粗鬆症治療薬）など，テトラサイクリン塩酸塩，シプロフロキサシン塩酸塩（抗菌薬）など	併用注意	作用減弱	金属イオンと難溶性のキレート形成により吸収阻害
喫煙	テオフィリン（キサンチン系薬剤）など，オランザピン（抗精神病薬）など	併用注意	作用減弱	喫煙による CYP1A2 の誘導により薬剤の血中濃度低下

24条にもその旨が規定されている．また薬剤師は処方医の同意がなければ，いかなる場合でも処方内容を無断で変更し調剤することはできないことが法的に規定（薬剤師法第23条2）されており，医師の処方権と明確に区別されている．

① 疑義照会と医薬品情報

疑義照会においては医師と薬剤師との互いの信頼関係が重要であり，円滑な問い合わせが行えるよう普段からの十分なコミュニケーションが求められる．例えば医療施設などにおいては，DI ニュースなどの定期刊行物の情報提供にとどまらず，積

極的に能動的情報提供を行うなど，情報の共有化を図ることが大切である．疑義照会での問い合わせ方法としては，ファクシミリなど文書による問い合わせもあるが電話を介するケースが多く，双方に情報が残らないことや相手の理解度が確認しにくい点など，電話によるデメリットを十分考慮し対応する．また医師は診療を中断して対応する場合も多く，可能な限り事前に情報を準備することが重要である．例えば薬剤変更の必要性が考えられる疑義に対し，薬剤師が専門的知識をもとに医薬品情報を十分評価し，科学的根拠に裏付けされた最適な薬剤を提案することで，適正な薬物治療に繋がるよう配慮することは信頼関係を築く上で重要である．疑義照会後の記録は，薬剤師法などの記録の義務規定〔薬剤師法施行規則（処方せんの記入事項）第15条〕により，処方変更の有無にかかわらず，経緯を含めその情報内容を残す必要がある．**図6-2-4** に疑義照会の手順を示す．

② **調剤学上当然の措置**

処方箋に記載された医薬品およびその用法・用量に関する事項以外で，調剤において患者の服用改善などを目的に薬剤学的に行われる措置（**表6-2-12**）は，処方医へ疑義照会することなく薬剤師の判断で行うことが可能である．

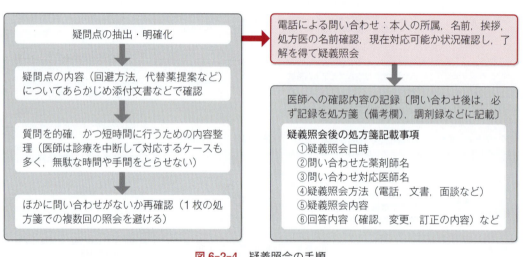

図 6-2-4　疑義照会の手順

表6-2-12　調剤学上当然の措置として薬剤師の判断で行える内容

- 賦形剤の添加
- 保存剤，安定化剤の添加
- 溶解補助剤，乳化剤，懸濁液剤の添加
- 等張化剤，緩衝剤の添加
- 組み合わせ剤（別包）の調製（配合変化など）

C 注射剤の調剤

　従来，注射剤においては，医師が処方箋を発行することなく患者に投与されていたが，現在は，薬剤管理指導料の施設基準にある「入院中の患者の投薬・注射の管理は，原則として，注射剤においてもその都度処方箋により行うこと」に基づき，処方箋による調剤が行われている．

1. 注射処方箋

　注射剤の処方箋は法的規定がないため，便宜上「注射処方箋」などの名称により施設ごとに異なる様式をとっている．しかし処方箋の形式および記載事項は，「医施則第21条」「療担則第23条」に準拠し，保険請求できる形式をとる必要がある．記載事項を**図6-2-5**に示す．

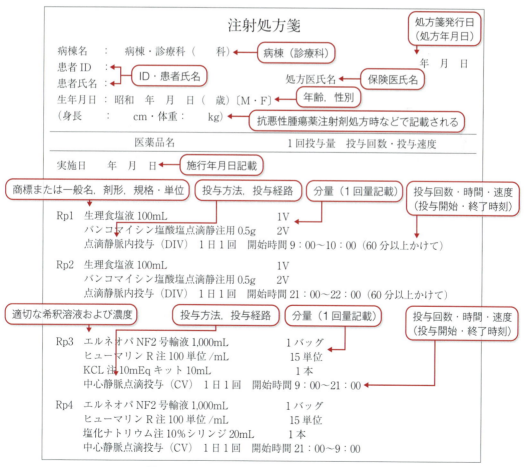

図6-2-5 注射処方箋の記載事項と処方監査例

227

2. 注射剤調剤の基本的な流れと医薬品情報

図 6-2-6 に注射剤調剤の基本的な流れと各過程で関わる医薬品情報を示す．調剤の手順としては，①処方箋の発行，②処方箋受付，③処方箋監査，④患者ラベル・薬袋，薬剤情報提供書などの作成，⑤注射剤の調剤，⑥調剤薬監査，⑦服薬指導・

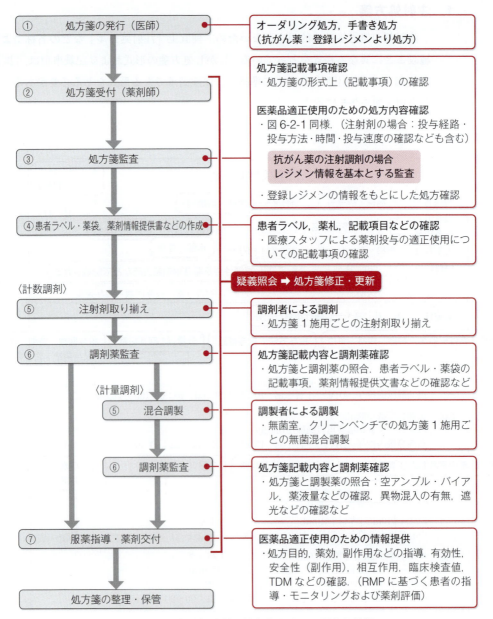

図 6-2-6 注射剤調剤の基本的な流れと医薬品情報

薬剤交付となる．注射剤の調剤においては，患者ごとに処方箋に従い薬剤の取り揃えを行う計数調剤と，複数の注射剤の混合調製を行う計量調剤がある．また抗がん薬の注射処方では，各医療機関において登録，管理が行われている抗がん薬治療のレジメンをもとに医師が処方を行う．

3. 薬剤師によるがん化学療法への関わりと抗がん薬のレジメン管理

近年，分子標的治療薬や免疫チェックポイント阻害薬など，がん化学療法における医薬品開発の著しい進展に伴い，エビデンスに基づく抗がん薬の多剤併用による薬物療法は急速な進歩を遂げている．しかし，現在使用されている抗がん薬には，正常細胞へ作用し催奇形性や変異原性，発がん性など，細胞毒性を有するものが多く，医療過誤により重篤な結果を招く可能性が十分考えられる．さらに包括医療制度（diagnosis procedure combination；DPC）の導入やQOLの観点から外来化学療法の実施症例は増加しており，抗がん薬治療における医療安全の確保はさらに重要性を増すと考えられる．現在，がん化学療法において医療安全の確保，薬物療法の適正化，QOLなどを目的とした薬剤師業務の1つに抗がん薬のレジメン管理が挙げられる．レジメンとはエビデンスに基づく抗がん薬および支持療法などを含む薬剤の投与量，投与時間，投与間隔などを規定する時系列的な一連の治療計画であり，腫瘍ごとに複数設計されている（**表6-2-13**，**図6-2-7**）．薬剤師はこのレジメンごとに登録，管理を行い，これらの情報をもとに処方監査，そして医療者の健康被害防止を目的として安全キャビネットなどを用い注射剤の無菌調製を行う．また，患者への薬物治療の投与スケジュールに関する情報提供ならびに指導を行い，副作用などにおいては支持療法への介入により，有効性，安全性の確保を図っている．

4. 注射処方箋の監査

1）処方内容の確認

① **薬名**：薬名は略語を用いず，1．商標または一般名，2．剤形，3．含量（濃度）を明確に記載する．現在は処方オーダリングシステムの導入や注射剤自動払出装置の連動により，処方の判読困難や記入漏れの改善，また注射剤の取り揃えの効率化や調剤過誤の減少などに繋がっているが，経口剤などの処方同様に処方時の入力過誤などには注意を要する．

② **分量**：注射剤の処方箋上の分量は1回投与量で記載されるが，投与量の単位をアンプルやバイアルなどの製剤単位で記載される薬剤，また抗がん薬や循環器用薬，そして小児への投与薬剤などには，年齢，体重，体表面積などより投与量を求め，成分量や溶液量の単位で記載される薬剤もあり注意が必要である．また投与量の設定では，カルボプラチン製剤のような効果，副作用（主に血小板減少）が体表面積よりも血中濃度時間曲線下面積（AUC）に相関するため，特定の算出式（Calvert式）を用い投与量を求める薬剤や，TDMガイドラインに基づき薬剤師が初期投与設

表 6-2-13 膵臓がん化学療法レジメン

レジメン名	一般名（略号）	製品名	投与量	ルート	投与時間	施行日	1コース期間
GEM 療法	ゲムシタビン塩酸塩（GEM）	ジェムザール®	1,000 mg/m²	静注	30分	day 1, 8, 15	28日間（3週投与，1週休薬）
S-1 療法	テガフール・ギメラシル・オテラシルカリウム（S-1）	ティーエスワン®	1.25 m² 未満：80 mg/日 1.25 m² 以上〜1.5 m² 未満：100 mg/日 1.5 m² 以上：120 mg/日	経口	1日2回食後	day 1〜28	42日間（4週投与，2週休薬）
GEM+エルロチニブ療法	ゲムシタビン塩酸塩（GEM）	ジェムザール®	1,000 mg/m²	静注	30分	day 1, 8, 15	28日間（3週投与，1週休薬）
	エルロチニブ塩酸塩	タルセバ®	100 mg/日	経口	1日1回食間	day 1〜28	
FOLFIRINOX 療法	オキサリプラチン（L-OHP）	エルプラット®	85 mg/m²	静注	120分	day1	14日間（図6-2-7参照）
	イリノテカン塩酸塩水和物（CPT-11）	カンプト®, トポテシン®	180 mg/m²	静注	90分	day1	
	レボホリナートカルシウム水和物（ℓ-LV）	アイソボリン®	200 mg/m²	静注	120分	day1	
	フルオロウラシル（5-FU）〔bolus〕	5-FU	400 mg/m²	静注	急速静注	day1	
	フルオロウラシル（5-FU）〔infusion〕	5-FU	2,400 mg/m²	静注	46時間	day1	
GEM+nab-PTX 療法	ゲムシタビン塩酸塩（GEM）	ジェムザール®	1,000 mg/m²	静注	30分	day 1, 8, 15	28日間（3週投与，1週休薬）
	パクリタキセル（アルブミン懸濁型）（nab-PTX）	アブラキサン®	125 mg/m²	静注	30分	day 1, 8, 15	

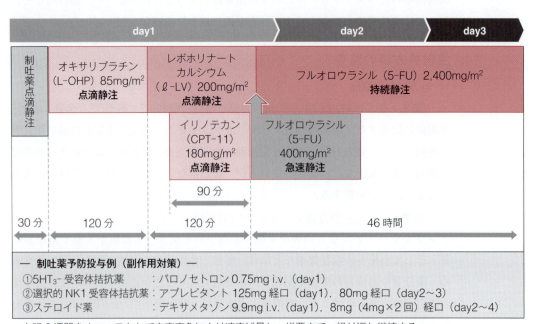

図 6-2-7 FOLFIRINOX 療法

表 6-2-14　溶解液および希釈液の種類に注意が必要な主な注射剤例

一般名（製品名）	理　由
アムホテリシンB（アムビゾーム®）	溶解には注射用水のみを使用し，希釈では必ず5％ブドウ糖注射液を使用する．生理食塩液などの電解質溶液は，溶解または希釈により濁りを生じることがあるので使用しない．
オキサリプラチン（エルプラット®）	5％ブドウ糖注射液に注入し250～500 mLとする．塩化物含有溶液により分解するため，生理食塩液などの塩化物を含む輸液との配合を避ける．
含糖酸化鉄（フェジン®）	希釈などによりpHなどの変化で配合変化が起こりやすく，他剤との配合に注意する．コロイド性の鉄剤でアルカリ性であり，これを不安定にしたり化学変化を惹起させるような薬剤との配合は避ける．希釈する必要がある場合，通常用時10～20％のブドウ糖注射液で5～10倍にする．
ベンダムスチン塩酸塩（トレアキシン®）	溶解には必ず注射用水を使用し，溶解液の希釈には必ず生理食塩液を使用する．ほかの溶液で調製した投与液の安定性，有効性および安全性は確立していないため本調製方法を遵守する．
ダントロレンナトリウム水和物（ダントリウム®）	溶解には注射用水のみ使用し，混注を避け単独投与する．溶解性が悪いため注射用水以外（ブドウ糖，生理食塩液）を使用すると白濁を生じる．
ナファモスタットメシル酸塩（フサン®）	5％ブドウ糖注射液または注射用水により溶解後使用する．溶解時，白濁または結晶が析出する場合があるので，生理食塩液または無機塩類を含有する溶液を直接，加えない．
フェニトインナトリウム（アレビアチン®）	強アルカリ性であり他剤とは配合できない．pHが低下するとフェニトインの結晶を析出する．
プロポフォール（ディプリバン®）	エマルジョンの粒子構造などに変化が生じる可能性があるため，5％ブドウ糖注射液以外の薬剤と混合しない．5％ブドウ糖注射液では5倍を超えないよう希釈（プロポフォール濃度2 mg/mL以上）する．希釈率が5倍を超えた場合，脂肪粒子の粗大化などの物理化学的変化が認められている．
ペンタミジンイセチオン酸塩（ベナンバックス®）	溶解には必ず注射用水を用いる．静脈・筋肉内注射では，溶解液を生理食塩液やブドウ糖注射液で希釈し，それ以外の注射液とは混合して使用しない．

定や薬物血中濃度解析を行う抗メチシリン耐性黄色ブドウ球菌（MRSA）薬など，添付文書以外の情報や最近のエビデンスなどをもとに投与量を設計する薬剤もあり，常に最新の医薬品情報の収集，評価を行うことは重要である．

③ **溶解・希釈**：注射剤には溶解または希釈後の安定性の保持や患者への安全性を目的として溶解液が定められているものがあり，溶解・希釈方法に注意が必要な薬剤については，あらかじめ添付文書などでの確認が必要である（**表 6-2-14**）．

④ **用法・用量**：注射剤の主な投与経路および投与方法には，表 6-2-15 があり略称で記載されることが多く，添付文書上の「用法・用量」は，「効能・効果」などとともに重要な承認事項であり，投与経路などに制限のある薬剤は特に注意が必要である．投与速度の記載には「緩徐に」または「極めて緩徐に」など副詞による用法指示がある．一般に点滴静注時の normal rate は 120～125 mL/時，rapid rate が 240 mL/時，slow rate は 60 mL/時とされ，また体表面積から求められる通常の静脈注射の注入速度は 3 mL/m^2/分といわれ，normal rate とほぼ同じ値となる．そこで「緩徐に」の注射速度の意味は公式に示されていないが，slow rate とした場合，注

表 6-2-15 注射剤の主な投与経路および投与方法

投与経路・方法		略称
静脈内注射	intravenous injection	i.v.
点滴静脈内注射	drip intravenous injection	d.i.v.
皮内注射	intracutaneous injection	i.c.
皮下注射	subcutaneous injection	s.c.
筋肉内注射	intramuscular injection	i.m.
動脈内注射	intraarterial injection	i.a.
中心静脈注射	central venous injection	c.v.
腹腔内注射	intraperitoneal injection	i.p.
髄腔内注射	intrathecal injection	i.t.

表 6-2-16 投与速度に注意が必要な主な注射剤例

一般名（製品名）	理　由
塩化カリウム（KCL補正液1mEq/mL）	高カリウム血症を起こすことがあるので、カリウムイオンとして 40 mEq/L 以下に必ず希釈し、投与速度はカリウムイオンとして 20 mEq/時を超えない。
クリンダマイシンリン酸エステル（ダラシン®S注射液）	用法・用量にしたがって希釈し、30分〜1時間かけて点滴静注する。なお急速静注は行わない（心停止をきたすおそれがある）。
グルコン酸カルシウム水和物（カルチコール注射液8.5%）	静脈内注射は緩徐に（カルシウムとして 0.68〜1.36 mEq/分＝本剤 1.7〜3.5 mL/分）行う（急速な静脈内注射によって心悸亢進、徐脈、血圧変動、熱感、潮紅、発汗などの症状が現れることがある）。
ゲムシタビン塩酸塩（ジェムザール®注射用）	週1回投与を30分間点滴静注により行うこと（外国の臨床試験において、週2回以上あるいは1回の点滴を60分以上かけて行うと、副作用が増強した例が報告されている）。
シプロフロキサシン（シプロキサン®注）	静脈内急速投与により、血管痛、静脈炎を起こすことがあるので、これらを予防するために注射部位、注射方法などについて十分注意し、30分以内の点滴静注は避ける。
ドキソルビシン塩酸塩リポソーム注射剤（ドキシル®注）	インフュージョン・リアクション発現の危険性を最小限にするため投与速度は 1 mg/分を超えない。
ドパミン塩酸塩（イノバン®注）	通常ドパミン塩酸塩として1分間当たり 1〜5 μg/kg を持続静脈投与し、患者の病態に応じ 20 μg/kg まで増量することができる。
バンコマイシン塩酸塩（塩酸バンコマイシン点滴静注用）	急速なワンショット静注または短時間での点滴静注を行うとヒスタミンが遊離されてレッドネック（レッドマン）症候群（顔、頸、躯幹の紅斑性充血、瘙痒など）、血圧低下などの副作用が発現することがあるので、60分以上かけて点滴静注する。
人免疫グロブリンG（献血ヴェノグロブリン®IH5%静注）	初日の投与開始から1時間は 0.01 mL/kg/分で投与し、副作用などの異常所見が認められなければ、徐々に速度を上げてよいが、0.06 mL/kg/分を超えない（ショックなどの副作用は初日の投与開始1時間以内、また投与速度を上げた際に起こる可能性がある）。2日目以降は前日に耐容した速度で投与できる。
フェニトインナトリウム（アレビアチン®注）	急速静注により、心停止、一過性の血圧降下、呼吸抑制などの循環・呼吸障害を起こすことがあるため 1 mL/分を超えない速度で徐々に投与する。

射速度は 1 mL/分になる．またシリンジによるワンショット投与（用量：20 mL 以下）においては，「緩徐に」とは3分以上，「極めて緩徐に」とは5分以上[2]と成書などでの記述がある．最近の添付文書ではより具体的な数値での記載があり，表 6-2-16 にその例を示す．薬剤の投与ルートに関する注意としては，インラインフィルター*の使用制限に関する記載などがあり，適正使用の確認を行う必要がある（表 6-2-17）．注射剤投与の注意に関する情報は，「用法・用量に関連する使用上

表 6-2-17　インラインフィルター使用に注意が必要な注射剤例

一般名（製品名）	理　由
イトラコナゾール（イトリゾール®）	本剤は水に難溶性であり，安定した希釈溶液を得るためには，本剤と生理食塩液の容量比は１：２が適切であり，この比率を遵守しなかった場合や他剤と混合した場合，イトラコナゾールの結晶が析出する可能性がある．そのため，必ず専用希釈液で希釈し，専用フィルターセットを用いて投与する．
インフリキシマブ（レミケード®）	1.2 μm以下のメンブランフィルターを用いたインラインフィルターを使用する（本剤はタンパク製剤であり，溶解時に半透明の不溶性微粒子が認められることがあり，これらを除去するため）．
エトポシド（ベプシド®）	本剤を希釈せずに用いると，セルロース系のフィルターを溶解するとの報告があり，1.0 mg/mL以上の高濃度ではセルロース系のフィルターの使用を避ける．
パクリタキセル（タキソール®）	0.22 μm以下のメンブランフィルターを用いたインラインフィルターを通して投与する（本剤希釈液は過飽和状態にあり，パクリタキセルの結晶が析出する可能性がある）．
ブスルファン（ブスルフェクス®）	インラインフィルターを用いてまたは点滴用セットにフィルターを装着して本剤を投与する場合は，ポリエーテルスルホン製，ポリスルホン製またはポリエステル製のフィルターを使用する（ポリエーテルスルホン製，ポリスルホン製またはポリエステル製以外の材質のフィルターを使用した場合，本剤の成分と反応するおそれがある）．

の注意」のほか「適用上の注意」に適切な標題を付した記載があり，投与に際し必読すべき部分である．投与間隔および投与期間では，がん化学療法などにおいては前述のように原則としてレジメンに基づく投与量および休薬期間などがあり，添付文書と異なるケースもあり注意を要する．また総投与量とは治療期間中すべての投与量の合計（累積量）であるが，心毒性に注意が必要なアントラサイクリン系抗がん薬（ドキソルビシン塩酸塩，エピルビシン塩酸塩，ピラルビシン，アクラルビシン塩酸塩，ダウノルビシン塩酸塩），また，肺毒性に注意すべき薬剤であるブレオマイシン系抗がん薬（ブレオマイシン塩酸塩，ペプロマイシン硫酸塩）は，総投与量に上限があり把握が必要な薬剤である．抗がん薬の注射処方箋においては，各施設における登録レジメンを把握した専任の薬剤師による十分なチェックが必要である．

⑤ 配合変化

　注射剤は単独で使用することを前提に製造されているが，臨床においては患者負担の軽減や作業効率化などを図るため複数の注射剤を配合し投与する場合が多い．また注射剤の多くは難溶性成分を水溶性に製剤化するなど，薬剤の安定性や可溶化を増すため種々の添加剤（溶解剤，pH調整剤，防腐剤，安定剤など）が加えられている．そのためほかの注射剤との混合で，主成分同士，主成分と添加剤，添加剤同士でさまざまな物理的，化学的な配合変化が引き起こされ，着色，混濁，沈殿，結晶析出などの外観変化や含量および力価低下などが生じることがある．注射剤の配合変化の様式は，主に物理的配合変化と化学的配合変化に分類され，**表 6-2-18**，**表 6-2-19** に代表的な配合変化例，また **表 6-2-20**，**表 6-2-21** にその補足情報を示す．その他の配合変化としては，還元糖であるブドウ糖（カルボニル基）とアミノ酸（アミノ基）により褐色色素であるメラノイジンを生成するメイラード反応（maillard

---

＊：輸液に混入する微生物，微粒子，空気の除去を目的として輸液回路内に使用するフィルター．微生物の除去には孔径 0.2 μm のメンブランフィルター，また空気の除去には疎水性のメンブランフィルターが用いられる．

表 6-2-18 注射剤における代表的な物理的配合変化

配合変化の原因	代表的な配合例・一般名（製品名）	現象・対応など
溶解性	イミペネム水和物・シラスタチンナトリウム（チエナム®注）	本剤は，0.5 g の溶解に 100 mL 以上の溶解液が必要である．
	ジアゼパム（セルシン®注，ホリゾン®注）など	ジアゼパムは非水溶性溶媒（プロピレングリコール，ベンジルアルコールなど）で溶解されており，水溶性溶媒（生理食塩液など）と混合すると析出するため，ほかの注射剤と混合または希釈しない．
	ドキソルビシン塩酸塩（アドリアシン®注），注射用エピルビシン塩酸塩（ファルモルビシン®注）	凍結乾燥製剤であるドキソルビシン塩酸塩などは，注射用水では容易に溶解するが，極少量の生理食塩液に溶解すると赤色綿状の沈殿（ゲル状の浮遊物やコロイド状の沈殿物）が生じ溶解しにくくなる．これは生理食塩液中のナトリウムイオンならびに塩素イオンによりドキソルビシン分子が疎水化を起こし，ドキソルビシン分子どうしが積み重なり（stacking），生理食塩液に対する溶解速度が遅くなる現象である（スタッキング現象）．したがって，生理食塩液で溶解する場合には 1 mL 以上の生理食塩液で速やかに溶解し振とうする必要がある．
吸 着	インスリン製剤，G-CSF 製剤，タンパク製剤など	タンパク製剤などでは，ポリ塩化ビニル（PVC）製素材などの輸液ラインの内壁表面に薬剤が付着する吸着が報告されている．吸着は薬剤が輸液ライン通過開始後より始まり，短時間で飽和となり臨床上有害事象となることは少ないと考えられている．
収 着	硝酸イソソルビド製剤，ニトログリセリン製剤など	ニトログリセリン製剤などでは，PVC の表面だけでなく素材内部へ溶け込む収着といわれる現象が起こる．この現象は比較的時間を要し，点滴速度が遅いほど，またエクステンションチューブが長いほど高くなり，含量の数十％が溶け込む報告もあり，治療効果に影響がでる可能性がある．これは，輸液セットの素材である PVC へ柔軟性を加える目的で添加されている可塑剤に薬剤が溶け込むことによる．このような場合，可塑剤を含まないポリブタジエンやポリエチレンのような材質を使用した輸液セットを使用する．
溶 出	アルプロスタジルアルファデクス，エトポシド，エノシタビン，シクロスポリン，タクロリムス水和物，テムシロリムス，パクリタキセル，プロポフォール，ミコナゾール，脂肪乳剤，総合ビタミン剤など．	注射剤の添加剤として界面活性剤（可溶化剤：レシチン，ダイズ油，ポリオキシエチレン硬化ヒマシ油 60，ポリオキシエチレンヒマシ油，ポリソルベート 80）を含む薬剤は，PVC 製の輸液セットの可塑剤であるフタル酸ジ 2-エチルヘキシル（DEHP）を溶出させる．DEHP は精巣毒性を有する一般毒性物質として，耐容 1 日摂取量（TDI）40〜140 μg/kg/日が設定されている．最近では，DEHP 以外の可塑剤トリメリット酸トリ 2-エチルヘキシル（TOTM）を使用した PVC 製の輸液セット（DEHP フリー製品）が販売され溶出による影響は減少したが，収着は DEHP と同程度起こると考えられている．

reaction）が挙げられる．この反応はアミノ−カルボニル反応ともいわれる着色反応であり，3 段階で進行し前期反応と後期反応に分けられ（図 6-2-8），カルボニル化合物やアミノ化合物の種類や濃度，溶液の温度，酸素，pH（pH2〜3 では反応が遅い），共存する電解質，紫外線などにより反応が促進する．現在，高カロリー輸液製剤，アミノ酸加総合電解質液製剤などでは，反応防止のための使用時隔壁開通型ダブルバック製剤が開発されている．

注射剤の混合においては，あらかじめ注射剤の組成，性状，安定性などについて，添付文書，インタビューフォーム，その他各製品の最新情報をもとに収集し，必要に応じて製薬企業への問い合わせを行う．製薬企業が提供している配合変化に関する情報の中には，CD 版やウェブ版，そしてスマートフォンなどでも使用可能なツール（例：「輸液処方のコンサルテーションシステム」，大塚製薬工場）などもあり，医薬品情報担当者（MR）を通して提供可能となっている．また市販の配合変化に関する情報も有用であるが，注射剤の配合変化に関する書籍は，常に新しい研究成果や新医薬品の情報が追加され改訂版が出版されるため，最新の書籍による情報収集

表 6-2-19　注射剤における代表的な化学的配合変化

配合変化の原因	代表的な配合例・一般名（製品名）	現象・対応など
pH変動	カンレノ酸カリウム（ソルダクトン®注）とチアミン塩化物塩酸塩（塩酸チアミン注）など	注射剤のpHは，血清のpH（7.4）に近いことが望ましいが，酸または塩基でpH調製し主成分の安定性や溶解性を高めている場合が多い．そのためほかの注射剤との混合で，製剤のpH変動により安定性が低下し，沈殿，混濁，結晶析出，変色，含量・力価低下などの配合変化を起こすことがある．配合変化を起こしやすい注射剤を表6-2-18に示す．
酸-塩基反応	グルコン酸カルシウム（カルチコール注）と硫酸マグネシウム水和物（静注用マグネゾール®），炭酸水素ナトリウム（メイロン®注）	カルシウムやマグネシウムを含む注射剤とリン酸塩または炭酸塩を含む注射剤は，配合によりリン酸カルシウム，リン酸マグネシウム，また炭酸カルシウム，炭酸マグネシウムなどの難溶性塩を生成し沈殿を生じる．
酸化・還元反応	アンピシリンナトリウム（ビクシリン®注）とブドウ糖や果糖などの含有輸液，ドパミン塩酸塩（イノバン®注）と炭酸水素ナトリウム	アンピシリンはブドウ糖や果糖などの六単糖類がもつ還元作用により，分解が促進され不安定となる．フェノール，カテコール骨格などは溶液中で酸化されやすく，ドパミン塩酸塩（カテコール骨格）などは，塩基性溶液中で酸化を受けメラニンおよびその重合体を形成して茶黒色に着色するため避ける必要がある．
加水分解	ガベキサートメシル酸塩（注射用エフオーワイ®）とナファモスタットメシル酸塩（注射用フサン®）と塩基性注射剤または亜硫酸塩含有輸液類	加水分解は，pH，温度，光，酸素，重金属イオン，亜硫酸などにより促進される．エステル（RCOOR），アミド（RCONHR），ラクタム（有機環式化合物の環内に-CONH-含む）などの構造を含む薬剤は加水分解を受けやすく，アルカリ側に傾くと加水分解を受け含量が低下する．また，製剤の安定化を図る目的で添加される酸化防止剤である亜硫酸塩によっても促進され，亜硫酸塩を含有する輸液類との配合には注意が必要である．
光分解	ビタミンA, B_2, B_{12}, K製剤，抗真菌薬，抗がん薬など	光によりラジカル反応が促進し，溶液中の薬剤の酸化・還元反応，加水分解が進む．波長が短いほどエネルギーが増大するため，可視光線よりも紫外線の方が，また人工の光よりも直射日光の方が薬物の安定性に影響を与える．ビタミン類（A, B_2, B_{12}, K）は散光下で経時的に含量低下をきたすため，これらを配合したTPN輸液剤などを投与する場合，橙色～褐色のプラスチック製遮光カバーなどを用いる．表6-2-19に遮光が必要な注射剤を示す．
塩析・凝析	アムホテリシンB（ファンギゾン®注），エリスロマイシンラクトビオン酸塩（エリスロシン®点滴静注用），カルペリチド（ハンプ®注），高カロリー輸液用微量元素製剤など	コロイド粒子が水などの溶媒に溶けている溶液をコロイド溶液と称し，注射用アムホテリシンB，カルペリチドなどはコロイド製剤である．電解質溶液（生理食塩水など）を加えると沈殿を起こすため，非電解質物質（5%ブドウ糖液，注射用水など）を用いる必要がある．

が必要である．

⑥ 注射剤の配合変化に対する回避方法

pH変動などをもとにした配合変化の予測や混合方法ならびに投与方法の工夫により，配合変化を回避することが可能である．

一般的な回避方法：一般的な回避方法として混合方法の工夫によるものでは，①pHの近いものからの混合，②pHの離れているもの，pHの変動により外観変化がみられやすいものは，先にまたは最後に輸液中に混合，③有色の薬剤は変化が判別しにくいため最後に混合，④注射剤同士を直接配合せず1剤ずつ別々に，濃度の高い，または溶けにくい順から輸液へ混合していくことで，希釈効果により配合変化が生じにくくなる，などが挙げられる．配合不可の場合には，投与時間を分ける方法や別の投与経路（三方活栓使用，側管投与など）を確保するなど投与方法による回避がある．

表6-2-20 pH変動により配合変化を起こしやすい代表的な酸性・塩基性注射剤例

酸性注射剤

一般名（製品名）	pH値
注射用ガベキサートメシル酸塩（エフオーワイ®）	4.0〜5.5
ドパミン塩酸塩注射液（イノバン®注）	3.0〜5.0
ブロムヘキシン塩酸塩（ビソルボン®注射液）	2.2〜3.2
ミダゾラム注射液（ドルミカム®注射液）	2.3〜3.8
塩酸メトクロプラミド（プリンペラン®注射液）	2.5〜4.5

塩基性注射剤

一般名（製品名）	pH値
アシクロビル（ゾビラックス®注射液）	10.4
アミノフィリン水和物（ネオフィリン®注射液）	8〜10
オメプラゾールナトリウム水和物（オメプラール®注用）	9.5〜11.0
カンレノ酸カリウム（ソルダクトン®注射液）	9.0〜10.0
炭酸水素ナトリウム（メイロン®注射液）	7.0〜8.5
フェニトインナトリウム（アレビアチン®注射液）	12.0
フロセミド（ラシックス®注射液）	8.6〜9.6

表6-2-21 光分解を起こしやすいため遮光が必要となる注射剤例

分類	一般名（製品名）
ビタミン剤	フラビンアデニンジヌクレオチド（補酵素型ビタミンB$_2$） メナテトレノン（ビタミンK$_2$） メコバラミン（ビタミンB$_{12}$） リボフラビンリン酸エステルナトリウム（ビタミンB$_2$） 高カロリー輸液用総合ビタミン剤 混合ビタミン剤など
抗真菌薬	アムホテリシンB ミカファンギンナトリウム
抗がん薬	イリノテカン塩酸塩水和物 ゲムツズマブオゾガマイシン シスプラチン ダカルバジン
その他	ジアゼパム ベルテポルフィン

前期反応	第1段階	糖のカルボニル基〔＝CO〕とアミノ酸のアミノ基〔-NH2〕が結合して窒素配糖体やアマドリ化合物が生成
後期反応	第2段階	生成された化合物から種々のカルボニル化合物に分解
	第3段階	分解した反応性の高いカルボニル化合物とアミノ化合物とが重合してメラノイジン（褐色物質）を生成

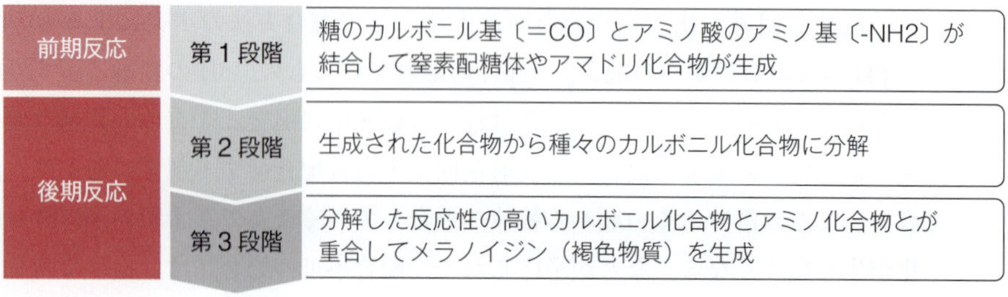

図6-2-8 メイラード反応

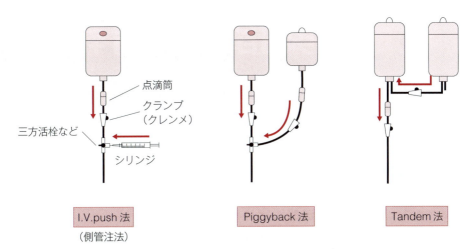

図 6-2-9　注射剤の投与方法

投与方法による回避

〔I.V.push 法〕

メインの輸液ラインの側管部分（三方活栓など）あるいは混注口からシリンジを用い，薬剤をワンプッシュで注入する方法である（側管投与）（**図 6-2-9**）．輸液と混合後，経時的に配合変化を起こす薬剤や量の少ない注射剤（用量 20 mL 以下），溶解度の安定性が低い薬剤などに用いられる．また，血中濃度を一過性に上昇させたい場合にも使用される．

〔Piggyback 法〕

輸液ラインの側管部分（三方活栓など）から別の輸液ラインを接続し注入する方法である（**図 6-2-9**）．2 種類の注射剤を混合し同時に投与，また別々に投与することも可能であり，医療現場では抗菌薬の投与などに汎用されている．量の多い注射剤（用量 100 mL 以上）や血中濃度を一定に保つ必要のある薬剤，経時的な配合変化が起こる薬剤に用いる．

〔Tandem 法〕

2 種類以上の輸液を連結管で接続し，混合および投与する方法である（**図 6-2-9**）．何種類もの輸液を投与する場合の投与方法であり，配合変化のある薬剤の同時投与はできない．

文献

1) 厚生労働省：内服薬処せん記載方法の在り方に関する検討会報告書．平成 22 年 1 月 29 日．
2) 戸倉康之：ナース必携注射薬マニュアル．エキスパートナース，3：28，1987．

3 服薬指導・情報提供

A 服薬指導

1. 服薬指導は法的に定められたもの

薬剤師が患者に服薬指導することは職務上当たり前のことと思うが，薬剤師法において薬剤師の義務として明確に定められたのは，最近のことである．2014（平成26）年6月12日改定施行となった薬剤師法第25条の2で，従来の「情報提供義務」から「情報提供及び指導義務」へと変更された．まさしく薬剤師が薬物療法に対して責任を負い，医薬品の適正使用のため，第24条で定められたとおり，処方の内容を薬学的観点より確認し，疑義が生じた場合には医師・歯科医師に疑義照会をした後に調剤する義務がある．

薬剤師法

（情報の提供及び指導）
第25条の2　薬剤師は，調剤した薬剤の適正な使用のため，販売又は授与の目的で調剤したときは，患者又は現にその看護に当たつている者に対し，必要な情報を提供し，及び必要な薬学的知見に基づく指導を行わなければならない．
（処方せん中の疑義）
第24条　薬剤師は，処方せん中に疑わしい点があるときは，その処方せんを交付した医師，歯科医師又は獣医師に問い合わせて，その疑わしい点を確かめた後でなければ，これによつて調剤してはならない．

---

2. 服薬指導の目的

服薬指導の目的は何といっても医薬品の適正使用である．患者に安全で安心な薬物治療を提供するため，薬剤師は患者に必要な情報を提供し，患者の正確な服薬を促す．そして，その効果と副作用を評価し，医療チームにフィードバックしてよりよい薬物治療に繋げるのである．よって，患者には薬物治療の目的を理解し，使用する医薬品を知り，服薬方法を理解できるよう指導する．その上で，アドヒアランスの向上を支援し，副作用の早期発見に繋がる情報を提供する必要がある．

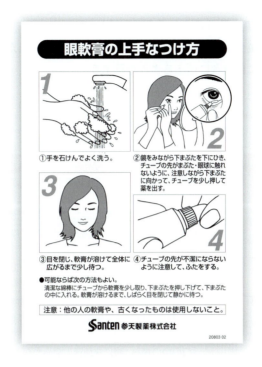

図6-3-1　製薬企業より提供される説明書（例）

（提供：参天製薬株式会社）

3. 服薬指導での情報提供

具体的に患者に提供する情報内容は以下のとおりである．

1) **医薬品名（一般名，商品名），規格，識別コード，剤形，色調**

患者が服用する際の薬剤の識別に役立つ．

2) **用量・用法**

休薬期間のある薬剤（メトトレキサート，テガフール・ギメラシル・オテラシルカリウム配合錠など）や特殊な使用方法の薬剤（経口ビスホスホネート製剤は起床時に多めの水道水で服用し，30分ほど横にならない）があり，正確に服薬するために必要である．点眼剤，眼軟膏，吸入剤，坐剤などについて，各製薬企業より説明書が提供されており，服薬指導ツールとして利用できる（**図6-3-1**）．

3) **効能・効果**

患者が服用意義を把握するためには理解しやすい言葉で示す必要がある．「糖尿病の薬」ではなく，「食後の血糖の上昇を緩やかにする薬」のように，薬理作用が理解できる表現を心がける．また，複数の適応がある薬剤は薬歴やカルテ，インタビューにより医師の処方意図を理解し，不明であれば医師に確認する．

4) **副作用**

発現頻度の高い副作用は対処法とともに伝える．例えば，睡眠導入薬を服用後は車の運転をしないよう指導する．

5）重篤な副作用の初期症状（表 6-3-1）

重篤な副作用は早期発見のため，初期症状を伝え，該当する症状の出現時には速やかに医療者に伝えるよう指導する．

表 6-3-1　副作用の初期症状

重大な副作用	主な初期症状
うっ血性心不全	「動くと息が苦しい」「疲れやすい」「足がむくむ」「急に体重が増えた」「咳とピンク色の痰」
心室頻拍	「めまい」「動悸」「胸が痛む」「胸部の不快感」「意識消失」「失神」「けいれん」
出血性膀胱炎	「尿が赤みを帯びる（血液が混ざる）」「尿の回数が増える」「排尿時痛」「残尿感」
尿閉・排尿困難	「排尿したいのに出ない」「尿の勢いが弱い」「排尿中に何度も途切れる」「尿が出るまでに時間がかかる」「排尿時，お腹に力を入れる必要がある」「残尿感」
特発性大腿骨頭壊死症	「大腿骨の付け根辺りの痛み」「膝・臀部のあたりの痛み」
骨粗鬆症	骨量現象だけでは自覚症状は出ない．「身長が縮んだ」「背中が丸くなった」「骨折による腰背部の痛み」
顎骨壊死	「口の中の痛み，特に抜歯後の痛みがなかなか治らない」「歯茎に白色あるいは灰色の硬いものが出てきた」「顎の腫れ」「下唇のしびれ感」「歯がぐらついてきて，自然に抜けた」
薬物性口内炎	「高熱（38℃以上）」「目の充血」「口の中や唇のただれ」「喉の痛み」「皮膚が広い範囲にわたり赤くなる」
抗がん薬による口内炎	「口の中の痛み・出血・熱いものや冷たいものがしみる」「口の乾燥，口の中が赤くなったり腫れる」「口が動かしにくい」「物が飲み込みにくい」「味が変わる」
急性好酸球性肺炎	「空咳」「階段を上がったり，少し無理をすると息切れがする，息苦しくなる」「発熱」
肺胞出血（肺出血，びまん性肺胞出血）	「咳と一緒に血が出る」「痰に血がまじる」「黒い痰が出る」「息切れがする・息苦しくなる」「咳が出る」
肺水腫	「息が苦しい」「胸がゼーゼーする」「咳・痰が出る」「呼吸が早くなる」「脈が速くなる」
胸膜炎，胸水貯留	「息が苦しい」「胸が痛い」
間質性肺炎	「階段を上がったり，少し無理をすると息切れがする，息苦しくなる」「空咳が出る」「発熱」などが急に出現したり持続
急性肺損傷，急性呼吸窮迫症候群（急性呼吸促拍症候群）	「息が苦しい」「咳・痰が出る」「呼吸が早くなる」「脈が速くなる」
非ステロイド性消炎鎮痛薬による喘息発作	「息をするときゼーゼー，ヒューヒュー鳴る」「息苦しい」
アカシジア	「体や足がそわそわしたりイライラして，じっとすわっていたり，横になっていたりできず，動きたくなる」「体や足を動かしたくなる」
セロトニン症候群	「不安」「混乱」「イライラ」に加えて，「興奮する」「動き回る」「手足が勝手に動く」「震える」「体が固くなる」「発汗」「発熱」「下痢」「脈が速くなる」
悪性症候群	「ほかの原因がなく，37.5℃以上の高熱が出る」「発汗」「ぼやっとする」「手足の震え」「体のこわばり」「話しづらい」「飲み込みにくい」「脈が速い」「呼吸数増加」「血圧上昇」

〔医薬品医療機器総合機構：重篤副作用疾患別対応マニュアル（医療関係者向け）より改変〕

6) 保管方法

遮光や冷所保存，使いはじめたインスリンの室温保存などを伝える．

7) 飲み忘れたときの対応

飲み忘れても2回分を1度に服用しないなど，適切に指導する．

8) 日常生活の指導

生活習慣病について，食事，運動，禁煙，節酒などの適切な指導も必要である．

9) 服用後の尿や便の色調などの変化（表6-3-2, 表6-3-3）

服薬後に生じる尿や便などの変化は必ず伝える．

表6-3-2 尿の着色

成　分	製品名	尿の色調
エパルレスタット	キネダック®	黄褐色または赤色
サラゾスルファピリジン	サラゾピリン®	アルカリ尿で黄色～黄赤色に着色，ソフトコンタクトレンズの着色
セフジニル	セフゾン®	赤色
センナ，センノシド	アローゼン®，プルゼニド®	黄褐色または赤色（アルカリ尿で赤色）
チペピジンヒベンズ酸塩	アスベリン®	赤みがかった着色尿
フルタミド	オダイン®	琥珀色または黄緑色
メチルドパ	アルドメット®	黒色（尿を放置すると黒色になる）
メトロニダゾール	フラジール®	暗赤色
リファンピシン	リファジン®	橙赤色，血清も着色，ソフトコンタクトレンズの着色
フラビンアデニンジヌクレオチド	ビスラーゼ®，フラビタン®	黄色
リボフラビンリン酸エステルナトリウム	ビスラーゼ®	黄色
フラビンアデニンジヌクレオチド	フラビタン®	黄色
レボドパ	ドパストン®	黒色

（各添付文書より作成）

表6-3-3 便の着色

成　分	製品名	便の色調
銅黒路フィリンナトリウム	メサフィリン®	濃緑色，便臭が希薄になることがある
次硝酸ビスマス	次硝酸ビスマス	黒色
セフジニル	セフゾン®	赤色（粉ミルク，経腸栄養剤など鉄添加製品との併用により）
鉄剤	フェロミア®，フェルム®，フェロ・グラデュメット®	黒色
バルプロ酸ナトリウム	セレニカ®R顆粒	白色の粒子が糞便中に排泄されるが，これは賦形剤の一部
プロトポルフィリンニナトリウム	プロトポルト	黒色
リファンピシン	リファジン®	橙赤色

（各添付文書より作成）

10）飲み合わせ（併用薬，食品）（表6-3-4）

併用薬により効果が増強・減弱することがあるため薬剤師が併用薬を確認しているが，他院へ受診した際に必要な相互作用の情報を伝える．また，食品との相互作用についても指導する．

服薬指導する際は，守秘義務を遵守し患者が理解しやすいよう専門用語を避け，わかりやすい言葉で説明する（**表6-3-5**）．視線を合わせ，共感的態度を心がける．効果と副作用のモニタリングを継続して行う．

4. 服薬指導に注意を要する患者

1）小児への服薬指導

小児への服薬指導は保護者への指導が中心になることが多い．飲ませ方や，学童児では服用タイミングの指導などの工夫が求められる．乳児では母乳やミルクに薬を混ぜないことやはちみつを用いないことなどの指導をする．また，子どもの手の届かないところに医薬品を保管する指導も重要である．

表6-3-4 食品との相互作用

食品	薬剤名	相互作用
マグロ ブリ ハマチ サバ カジキ	イソニアジド	ヒスタミナーゼや N-メチルヒスタミンオキシターゼを阻害することで，紅潮，発汗，悪心などのヒスタミン中毒が出現することがある
納豆 ビタミンKを多く含む野菜 （ほうれん草，ブロッコリー） 青汁 クロレラ	ワルファリン	食品中のビタミンKがワルファリンの作用に拮抗し，作用が減弱することがある
チーズ ワイン ヨーグルト	イソニアジド	MAO阻害作用により，体内のチラミン濃度が上昇し，血圧上昇などが起こることがある
グレープフルーツジュース	カルシウム拮抗薬 シクロスポリン タクロリムス スタチン類 ボセンタン	小腸の薬物代謝阻害（CYP3A4），P糖タンパクにより血中濃度が上昇することがある
セイヨウオトギリソウ	タクロリムス シクロスポリン テオフィリン ボセンタン	薬物代謝酵素（CYP3A4，CYP1A2）が誘導され，薬物の代謝が促進し，作用が減弱することがある

（各添付文書より作成）

表 6-3-5 わかりやすい言葉の例

専門用語	わかりやすい言葉の例
服用	薬を飲む
薬歴	今まで飲んだ薬に関する記録
用量	1回分の薬の量，1回分もしくは1日分の薬の量
薬効	薬の効果
内服，内用経口	口から飲む行為
食間	食事と食事の間（食後2時間後）
外用	皮膚や目などに使用する
一般名処方	成分名での処方
後発医薬品	同じ成分で後から発売された，価格の安価な薬
OTC医薬品 一般用医薬品	処方薬なしに薬局や薬店で購入できる市販の薬
サプリメント	栄養補助食品，いわゆる健康食品など
お薬手帳	飲んでいる薬の情報を記録した手帳
併用禁忌の薬	一緒に飲んではいけない薬
剤形	錠剤，カプセル，粉薬などの薬の形
処方医	処方した医師
一包化	複数の薬を1回分（飲む時間ごと）ずつ1袋にすること
点鼻薬	鼻の中に使う薬，鼻に噴霧する液体の薬
遮光	光を遮る
作用機序	薬の効果を出す仕組み
相互作用	複数の薬により効果の強弱が出ること，飲み合わせ
血中濃度	血液の中の薬の量
疑義照会	疑問点を医師に確認（照会）すること
頓服	症状が現れたときだけ飲むこと
薬袋	薬を入れる袋
添付文書	薬の説明書
抗体	病原体に抵抗力をもつ物質
発疹	皮膚に発疹や斑点が出ること
既往歴	過去にかかった病気
清拭	体を拭く
疼痛	痛み
嘔吐	吐く・もどす
悪寒	さむけ

2）妊婦・授乳婦への服薬指導

　妊婦への服薬指導については，必ず妊娠週数を把握し，服薬の有用性が危険性を上回ることも確認しておく．授乳婦については，医薬品の母乳への移行性の確認が求められる．添付文書のみからでは判断が困難であるため，信頼性の高い専門書を確認する．

3）高齢者への服薬指導

　高齢者については肝機能，腎機能の低下が認められることが多くなるため，薬剤の代謝や排泄が遅延することで薬効や副作用の発現度合いに注意が必要である．また，身体機能の低下により，薬剤をシートから取り出せないなどという問題も生じるため，一包化などの工夫をして服薬支援をする．また嚥下機能の確認をすることで，誤嚥を回避する．

　高齢者は複数の疾患を発症し，多剤併用している患者が若年者より多い．また，健康食品や一般用医薬品〔OTC（over the counter）医薬品〕を利用していることもあるため，医薬品間あるいは食品との相互作用に十分注意が必要である．

5. 情報提供の方法

　情報提供する際は，患者ごとに理解しやすい方法を工夫する．一般には薬剤情報提供書をもとに，口頭で説明し，特殊な薬剤については別途説明書を用意する．説明の内容や履歴はお薬手帳に記録する．

1）口頭による情報提供

　口頭で説明しつつ，患者との対話から理解度や必要としている情報を把握する．また，医薬品の作用や副作用の発現状況をはじめ，患者の状況を聞き取ることもでき，必要であれば聞き取った情報から新たな情報提供を行う．

2）薬　袋

　最も手近なものである．薬品名，規格，用法・用量，さらに一般的な服用の諸注意も確認することができる．

3）薬剤情報提供文書（図6-3-2）

　現在，各レセコン（レセプトコンピュータ）会社より医薬品の画像が入った薬剤情報提供文書が出されている．あるいは製薬企業などより「くすりのしおり®」も提供されている．口頭での説明とは異なり，保存ができ，患者は幾度も確認ができる．しかし，画一的な説明に陥ることのないよう患者ごとに説明内容を見直す必要がある．

4）お薬手帳

　お薬手帳に情報提供を記録しておくことは，薬物治療歴となり，患者が複数の医療機関での情報を一元管理できる．また，医療者側にとっても患者情報の共有に役立てることができる．お薬手帳の活用は，災害時での情報確認の手段となることもいうまでもない．現在，電子版お薬手帳も普及しつつある．

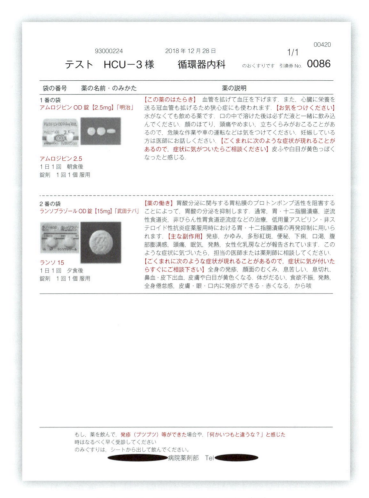

図 6-3-2 薬剤情報提供文書（例）

B　保険薬局における服薬指導

　院外処方率が70％を超え，外来患者の多くは保険薬局で処方薬を受け取る．通院して治療をする患者は基本的には病状が安定しているが，医薬品は患者自身あるいは家族が管理するため，医療者の目が届かない．よって，服薬を遵守するよう患者ごとに適切な指導・説明を行わなければならない．また副作用の発現に対する対応が遅れる可能性があることから，患者の疾患や生活環境なども考慮した服薬指導を必要とする．患者の治療や病態の情報は，病院内のように簡単には手に入らないため，服薬指導の際は薬歴簿を確認し，また患者にモニタリングした上で服薬指導を行う．服薬指導の内容および履歴は必ず薬歴簿に記録する（**表 6-3-6**）．

表 6-3-6　薬歴簿への記録事項

- 氏名，生年月日，性別，被保険者証の記号番号，住所，必要に応じて緊急時の連絡先などの患者についての記録
- 処方した保健医療機関名および保険医氏名，処方日，処方内容などの処方についての記録
- 調剤日，処方内容に関する照会の要点などの調剤についての記録
- 患者の体質，アレルギー歴，副作用歴などの情報
- 患者またはその家族などからの相談事項の要点
- 服薬状況
- 残薬の状況
- 患者の服薬中の体調の変化
- 併用薬など（要指示医薬品，一般用医薬品，医薬部外品およびいわゆる健康食品を含む）の情報
- 合併症を含む既往歴に関する情報
- 他科受診の有無
- 副作用が疑われる症状の有無
- 飲食物（現に患者が服用している薬剤との相互作用が認められているものに限る）の摂取状況など
- 後発医薬品の使用に関する患者の意向
- お薬手帳による情報提供の状況
- 服薬指導の要点
- 指導した保険薬剤師の氏名

C　病院における服薬指導

　外来患者（通院患者）に対する服薬指導は基本的には保険薬局における服薬指導と同じであるが，患者情報の入手や医師への疑義照会や確認が容易である．

　入院患者は急性期を含め，通院患者に比べて重症である場合が多い．注射剤や臨時の経口剤など，治療内容が頻繁に変化することがあるため，その都度適切に服薬指導を行わなければならない．それとともに，効果と副作用をモニタリングし，収集した情報を医療チームにフィードバックする．その情報を加味し，多職種がそれぞれの立場で薬物治療について患者へ説明・指導するため，医療チーム内で治療方針を共有し，各職種間で説明・指導に矛盾のないよう対応することも重要である．服薬指導の記録は薬剤管理指導記録に残す（**表 6-3-7**）．

表 6-3-7　薬剤管理指導記録の記載事項

- 患者氏名
- 生年月日
- 性別
- 入院年月日
- 退院年月日
- 診療録の番号
- 投薬・注射歴
- 副作用歴，アレルギー歴
- 薬学的管理指導の内容
- 患者への指導および患者からの相談事項
- 薬剤管理指導などの実施日
- 記録の作成日およびその他の事項

4 薬学管理

　病院での薬剤師業務は主に，中央業務（調剤・製剤業務，無菌調製，医薬品情報管理，薬品管理など）と病棟業務に分けられるが，最近では外来業務，手術室，集中治療室（intensive care unit；ICU），冠動脈疾患を管理する集中治療室（coronary care unit；CCU）などにも薬剤師が関わっている．これらの部門での薬剤師業務における薬学管理に必要な医薬品情報について解説する．

A 中央業務

1. 調剤・製剤（参考：第6章「2. 処方薬と処方監査・調剤」）

　病院施設においては，主に入院患者，外来患者（院外処方の場合は一部の患者が対象となる）の処方薬の調剤を行う．最近ではオーダリングや電子カルテ導入に伴い，処方監査システム，自動薬袋発行機，散剤自動分包機，散剤監査システムなどの機械化が進んでいるが，薬剤師による確実な調剤，監査の重要性は変わらない．まず電子カルテ情報や患者の薬歴情報などから，処方内容の確認を行い，疑義があれば処方医に疑義照会し，訂正の上，調剤を実施する．調剤後は調剤された内容についての監査を行う．

　院内製剤は個々の患者の疾患・病態に対応する目的で，医師の指示に応じて調製する．散剤，軟膏剤，点眼剤，点耳剤，消毒剤，検査薬などがある．市販の医薬品では治療上の特殊なニーズに対応できない場合に院内製剤を用いることがある．院内製剤の調製と患者への使用においては，科学的・倫理的な妥当性を十分に吟味し，患者に十分な説明をした上で同意を得て使用する．

　注射剤や点眼剤などは，クリーンベンチで無菌的に調製する．注射剤の調製は経口剤と同様に注射処方内容，すなわち，投与量・投与経路・投与速度・配合変化などを確認した上で調製する．調製者は，調製時には手指の消毒から始め無菌操作を徹底しなければならない．末梢血管投与の注射剤は，患者ごとの処方箋に基づいた医薬品の取り揃えのみとする病院施設が多いが，病棟で混合調製される場合は，配合変化などの情報を必ず付記し，不適切な調製とならないよう情報提供する必要がある．調製後は，調製者と別の薬剤師が監査する．経口剤，注射剤，外用剤の処方箋確認，調剤，監査には添付文書やインタビューフォームを参考にする．

2. 高カロリー輸液，抗がん薬の無菌調製（参考：第6章「2. 処方薬と処方監査・調剤」）

最近，高カロリー輸液（total parenteral nutrition；TPN）は，細菌汚染や異物混入のリスクが少ない，さまざまなキット製剤が発売されている．キット製剤では，クリーンベンチでの調製が必要ない．しかし，高カロリー輸液の無菌調製を行っている施設は多い．腎不全患者や心不全患者，小児・新生児ではキット製剤が適応とならないケースがあるため，薬剤師によるクリーンベンチでの無菌調製が必要となる．注射処方内容，すなわち投与量・投与経路・投与速度・配合変化などを確認した上で調製する．調製者とは別の薬剤師が調製内容を監査する．調製および監査には添付文書やインタビューフォームを活用する．

入院・外来患者の抗がん薬の無菌調製を薬剤師が安全キャビネットで行う施設が増えている．抗がん薬調製は，外来化学療法室で調製される場合と薬剤部門で調製される場合がある．抗がん薬の調製は化学療法剤治療の院内登録レジメン（抗がん薬を実際投与する場合の計画書）に基づき管理される〔E. 外来業務「1. 外来化学療法室」（p.254）に後述〕．

3. 薬品管理

院内で使用する医薬品の在庫管理，品質管理，および安全管理は，医薬品安全管理責任者の下で，薬剤師が行う．常に一定の品質を保つよう管理し，使用期限，在庫状況を定期的にチェックしなければならない．医薬品には温度，湿度，遮光などさまざまな保管条件があるため，個々の医薬品に合わせて適切に管理しなければならない．毒薬・劇薬，向精神薬，抗がん薬，麻薬，覚醒剤原料のような特別な管理が必要な医薬品の管理も行う．管理には添付文書やインタビューフォームに記載されている貯法，規制区分などの項目を参考にする．また薬事関係法規も確実に遵守する．

B 病棟業務

2010（平成22）年4月30日に厚生労働省医政局長通知「医療スタッフの協働・連携によるチーム医療の推進について」[1]が発出され，「多種多様な医療スタッフが，各々の高い専門性を前提とし，目的と情報を共有し，業務を分担するとともに，互いに連携・補完し合い，患者の状況に的確に対応した医療を提供するチーム医療」が薬剤師に強く求められている．その内容は医師との協働について具体的に示されている（**表6-4-1**）．この通知をもとに，実際に薬剤師が病棟で行う業務については以下を目標とすることが推奨されている[2]．

・入院患者に対する最適な薬物治療の実施による有効性・安全性の向上
・疾病の治癒・改善，精神的安定を含めた患者のQOLの向上

表 6-4-1　薬剤師を積極的に活用することが可能な業務

以下に掲げる業務については，現行制度の下において薬剤師が実施することができることから，薬剤師を積極的に活用することが望まれる．

❶	薬剤の種類，投与量，投与方法，投与期間などの変更や検査のオーダについて，医師・薬剤師などにより事前に作成・合意されたプロトコルに基づき，専門的知見の活用を通じて，医師などと協働して実施すること．
❷	薬剤選択，投与量，投与方法，投与期間などについて，医師に対し，積極的に処方を提案すること．
❸	薬物療法を受けている患者（在宅の患者を含む）に対し，薬学的管理（患者の副作用の状況の把握，服薬指導など）を行うこと．
❹	薬物の血中濃度や副作用のモニタリングなどに基づき，副作用の発現状況や有効性の確認を行うとともに，医師に対し，必要に応じて薬剤の変更などを提案すること．
❺	薬物療法の経過などを確認した上で，医師に対し，前回の処方内容と同一の内容の処方を提案すること．
❻	外来化学療法を受けている患者に対し，医師などと協働してインフォームドコンセントを実施するとともに，薬学的管理を行うこと．
❼	入院患者の持参薬の内容を確認した上で，医師に対し，服薬計画を提案するなど，当該患者に対する薬学的管理を行うこと．
❽	定期的に患者の副作用の発現状況の確認などを行うため，処方内容を分割して調剤すること．
❾	抗がん剤などの適切な無菌調製を行うこと．

（文献1より転載）

・医薬品の適正使用の推進による治療効果の向上と副作用の防止による患者利益への貢献
・病棟における薬剤（注射剤，経口剤など）に関するインシデント・アクシデントの減少
・薬剤師の専門性を生かしたチーム医療の推進

　これらについて，薬剤師は薬剤の投与前後を通じて積極的に薬剤管理に関わる必要がある．

1. 医師と協働して行う薬物治療業務（図6-4-1）

　医師の診断に基づき，薬物治療プロトコルを医師に提案，あるいは協働して作成・管理し，処方提案に繋げていくことが薬剤師の重要な業務である．薬物治療プロトコルとは，検査値など各指標に応じた投与量の増減や薬剤の選択など，各疾患ごとの薬の標準的な使い方であり，院内の医師と薬剤師が協議し「プロトコル」として設定するものである．医師はこの薬物治療プロトコルに基づく処方提案を受け（図6-4-1①）効率的により適切な処方（図6-4-1②）を行うことが可能となる．その後，薬剤師による処方箋に基づいた調剤と服薬支援（図6-4-1③④）を行う．患者は薬剤を正しく服用し，薬剤師は薬効の評価と副作用モニタリングの結果を医師に

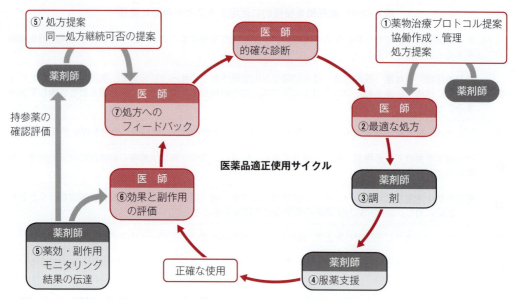

図 6-4-1 医師と協働して行う薬物療法業務（医薬品適正使用サイクルにおける薬剤師の関与）

（文献 3 より改変）

伝達し（図 6-4-1 ⑤），医師は処方薬の評価を行う（図 6-4-1 ⑥）．薬効の評価と副作用モニタリングの結果を伝達すると同時に，その結果から薬剤師は処方変更，同一処方での継続可否の提案を行う（図 6-4-1 ⑤'）．医師はこれらの情報を処方へフィードバックする（図 6-4-1 ⑦）．入院時に持参薬があれば，確認・評価を行い，医師の処方へフィードバックする（図 6-4-1 ⑤⑤'）．このプロセスの繰り返しを「医薬品適正使用サイクル」というが，このサイクルによって，安全で効果的な薬物治療が実施できる．このような医師・薬剤師などにより事前に作成・合意されたプロトコルに基づく薬物治療管理を PBPM（protocol based pharmacotherapy management）という．がん化学療法，麻薬導入支援・切り替え，感染制御，術前休薬，入院時持参薬処方支援，ワルファリンコントロールなど，多くの領域での PBPM が実施されている[4,5]．

1) 薬物治療プロトコル提案，協働作成・管理，処方提案（図 6-4-1 ①）

薬物治療プロトコルは各疾患ごとの薬の標準的な使い方であり，薬剤の種類，投与量，投与方法，投与期間，薬物治療の効果と副作用をモニタリングするための検査などについてあらかじめ作成しておく必要がある．作成のために必要な情報は，各種診療ガイドラインや一次資料など，エビデンスに基づくものでなければならない．また，作成されたプロトコルの内容は，常に最新情報に基づいて更新されていなければならない．このプロトコルに基づいて，薬剤師は患者個々の状況に合わせた処方内容を医師に提案，協議する．

2) 服薬支援（図 6-4-1 ③④）

　病棟では調剤された薬剤を患者が正しく安全に服用できるよう，看護師とともに薬剤師が服薬の支援を行う．患者自身で服薬が可能な場合は，患者が服薬しやすい剤形や薬剤が複数になる場合は一包化などにも処方提案時に考慮し，服用方法や薬袋への記載についても理解されるようにベッドサイドで十分に説明をする．自身で服薬が困難で，看護師が服薬介助を行う場合には，服薬方法などを看護師に情報提供をする．また，服薬状況については看護師から情報収集する．

　薬剤師は診療録の基本情報，処方内容，患者へのインタビュー，医師や看護師からの情報，各種検査情報など，さまざまな情報をもとに患者に処方薬の内容，服用方法，副作用発現についての説明，その他，薬物治療が有効かつ安全に実施されるよう詳細に服薬指導を行う．患者個々の薬物治療の遂行に問題点などがあれば解決に向けて薬学管理を実施する（参考：p.258，第 6 章「5．患者情報の管理」）．

3) 薬効・副作用モニタリング結果の伝達（図 6-4-1 ⑤）

　患者に投与された薬剤の薬効の評価と副作用のモニタリングは病棟薬剤師の重要な役割である．薬物血中濃度測定の必要な薬剤に関しては，治療薬物モニタリング（therapeutic drug monitoring；TDM）を薬物療法プロトコルにあらかじめ設定しておき，血中濃度結果を解析した情報を医師へフィードバックする．その他の薬剤に関しても，効果と副作用発現について，患者の自覚症状や検査データなどから評価し，医師へフィードバックする．必要時には検査オーダーを医師に依頼する．看護師には薬剤による副作用発現の初期症状について情報提供し，症状が観察された場合には医師，薬剤師に伝えるよう依頼する．副作用や相互作用，薬物動態に関する情報は添付文書，インタビューフォーム，医薬品医療機器総合機構（PMDA）の重篤副作用疾患別対応マニュアル，厚生労働省の医薬品等安全性関連情報，JAPIC Pharma Report 海外医薬情報などから得る．TDMに関しては日本化学療法学会や日本TDM学会のガイドラインが参考となる．

4) 処方提案，同一処方継続可否の提案（図 6-4-1 ⑤'）

　患者に投与された薬剤の効果と副作用のモニタリングを実施した結果に基づき，薬剤の追加，変更，削除，用法用量や投与ルートの変更などを医師に提案することも薬剤師の重要な役割である．

　入院時には持参薬の監別と，該当する院内採用薬の有無などをお薬手帳や，薬剤情報提供書，患者との面談から確認し，その他 OTC 医薬品やサプリメント・健康食品の服薬・摂取状況，アレルギー歴・副作用歴の有無，相互作用の可能性の確認も行い，持参薬と同一内容で処方を継続するか，あるいは他剤への変更や削除，減量などを提案する．特に手術・検査目的での入院の場合は，抗血小板薬，抗凝固薬，糖尿病治療薬，低用量ピルなど周術期に中止・休止が必要な薬剤の有無の確認は特に注意し，処方の提案を行う．院内採用薬に該当しない薬剤は代替薬，後発医薬品への変更も考慮して提案する．この場合の情報は，各種医薬品集，薬剤の識別

コードがわかる資料，院内医薬品集とし，健康食品に関しては，安全性・有効性データベース（国立健康・栄養研究所）が参考になる．また健康食品・サプリメントはインターネットで検索可能であるが，信頼できる情報であるかに注意を要する．

2. 医療スタッフへの情報提供

　各診療科の病棟カンファレンスへの参加や回診同行では，入院患者ごとの治療の方針や経過を確認することができる．薬剤師は患者の情報を収集し，薬物治療での効果と副作用モニタリングの評価を行い，医療スタッフへ助言や提案を行う．病棟薬剤師は，病棟内での医薬品使用に関する問題点を，医薬品情報管理室の薬剤師と共有している．その連携により安全性情報を分析し，対策を立案するため，薬剤師は医薬品に関する最新の情報を収集する必要がある．安全性情報や，新薬や後発医薬品に関する情報は，医師およびほかの医療スタッフへ迅速に情報提供を行う．これらの情報は医薬品・医療機器等安全性情報（厚生労働省），製薬企業より発信される情報（緊急安全性情報，添付文書改訂情報など），医薬品安全対策情報（DSU）（日本製薬団体連合会）などを参考にする．

3. チーム医療（NST，ICT）との連携

　栄養サポートチーム（nutrition support team；NST）や感染制御チーム（infection control team；ICT）の活動は，病院において多職種による重要な活動である．病棟内での問題点などを共有し，医療チームと連携しながら薬剤師の視点からも問題点を分析し，対策を立案をしていく必要がある．これらの情報は各ガイドライン（日本静脈経腸栄養学会，日本感染症学会ほか），感染症情報（厚生労働省），各施設の採用医薬品集，抗菌薬使用動向調査結果から収集する．また，AMR 臨床リファレンスセンター（国立国際医療研究センター）からの薬剤耐性に関する情報なども有用である．

4. 注射剤投与準備

　薬剤部門の中央業務で調製された注射剤について，病棟で患者に投与される前に，病棟薬剤師は個々の患者の状態に合わせて計算された投与流量か，投与量について再確認する．また，適切な投与ルートが確保されているか，医薬品と点滴チューブや濾過フィルターとの適合性（ポリ塩化ビニルへの吸着，可塑剤 DEHP の溶出など）については，看護師にも情報提供を行い検討する必要がある．これらに確認には添付文書やインタビューフォームの調製法，溶解後の安定性，配合変化などの項目を参考にする．

5. 医薬品管理

　病棟では，注射剤，経口剤，消毒薬，検査に使用する医薬品など，厳重に管理が必要な医薬品（麻薬，向精神薬など）も含め，多種多様な薬剤が保管されている．す

べての医薬品が適切に使用されるよう，これらの使用状況や在庫量，使用期限の確認を行い，麻薬及び向精神薬取締法に従って適正な保管・管理を行う．医薬品によるインシデントやアクシデントの発生防止に十分に留意して，保管・管理を行う．医薬品情報としては，添付文書やインタビューフォームの貯法，規制区分などの項目を参考にする．また薬事関係法規も確実に遵守する．

6. 保険薬局への情報提供，退院時カンファレンス

入院中の薬物治療の情報を患者のかかりつけ薬剤師に情報提供を行う．退院後，在宅医療に移行する患者の場合は，かかりつけ薬剤師に退院時カンファレンスへの参加を促し，退院後の薬物治療について，多職種で情報を共有する．かかりつけ薬剤師がいない場合も，退院時カンファレンスでは，医療福祉関連職種に情報提供を行い，退院時情報提供書に入院中の治療や継続する問題点などについて記載する．

C　ICU，CCUへの関わり

ICU，CCUに薬剤師が常駐する施設が増えている．

ICUでは，薬剤師は薬剤の投与状況の確認，持参薬の特定と重複投与，相互作用のチェック，輸液の流量や投与速度，投与量の計算，適する投与経路の確認など，個々の重症患者の薬学管理を行い，医師へ迅速に情報提供を行う．ICUでは患者の病状が短時間で変動することもあり，薬の種類や投与量の変更など，処方変更が頻繁となる．臓器機能の低下などにより通常と異なる薬物動態を示す場合が多いことにも留意が必要である．また，重症患者では同時に複数の注射剤を投与する場合が多いため，配合変化を避ける目的で，同じ投与経路から注入しても安全で効果的な薬剤の組み合わせの情報を提供する．薬剤の効果と副作用モニタリングも急を要するため，迅速に血中濃度を評価し，ほかの検査データを確認の上，適切な薬の種類，投与量，投与経路などについて，薬剤の特性や排泄経路などを考慮した上で，ICUや他科の医師を含む多職種と協議し，薬剤選択や投与設計を行う．

CCUは，心不全，弁膜症，大動脈疾患，肺梗塞，敗血症性ショック，心臓血管外科術後など循環器疾患全般に及ぶ重症患者の管理として使用される．CCUでもICU同様に薬剤師は迅速に，病態に応じた薬剤の選択や投与量の設定を行い，副作用・相互作用の早期発見や注射剤の配合変化の回避を目的に医師，看護師やCCUに関わるほかの医療従事者に情報提供を行う．また，意識障害・鎮静などにより意思疎通が困難な患者が多いが，可能な患者あるいは家族に対して，情報収集を行い，一般病棟などの服薬指導と同様に情報提供を行う．

ICU，CCUにおいては常に最新の医薬品情報を参考にする必要がある．添付文書，インタビューフォーム，一次資料，集中治療に関する各教科書，各種ガイドラ

インなど，数多くの専門書からの情報が必要となる．医薬品情報室との確実な連携も必須である．

D　手術室の薬品管理

　病院施設の中で，緊急性を伴う手術室は薬剤の使用頻度も高く，麻薬，毒薬，向精神薬といった厳重な薬剤管理が必要な医薬品を扱うため，薬の専門家である薬剤師による適正な管理が不可欠な部門である．手術室に薬剤師が常駐するようになったのは最近であるが，一般的に手術室での薬剤師の業務は，定数配置薬の適正な管理，手術に使用する薬剤の補充と取りそろえ，手術で使用済み薬剤の管理などがある．手術室では，医師，看護師，麻酔科医への迅速かつ適切な情報提供が必要である．その他，手術前日に患者の診療録の記録をもとに術中に必要な薬剤を麻酔科医に処方提案することや，術中にも薬剤師が立ち会い，薬剤使用時のダブルチェックや，バイタルサインなどをもとに薬剤の提案などを行う施設もある．薬品管理を実施するのに必要な情報は，添付文書やインタビューフォーム，周術期薬学管理の参考書（日本病院薬剤師会，日本麻酔科学会ほか）を参考にする．法規制に則った管理が必須であるため，薬事関係法規も確実に遵守する．また，術中同様に術前・術後の患者個々の投薬管理も薬剤師の重要な役割である．

E　外来業務

　厚生労働省医政局長通知においても，外来化学療法を受けている患者への薬学管理の必要性が明示されており（**表6-4-1**），病院薬剤師が外来業務へ関与する重要性が，以下のアウトカムを得ることとして示されている[6]．
- 外来患者に対する最適な薬物治療の実施による有効性・安全性の向上
- 疾病の治療・改善，精神的安定を含めた患者の QOL の向上
- 医薬品の適正使用推進による治療効果の向上と副作用の防止による患者利益への貢献
- 生活習慣などを考慮した服薬アドヒアランス維持への貢献
- ほかの保険医療機関や保険薬局などとの連携を通し，地域社会や医療環境の特性に応じた地域医療への貢献

以下の薬剤師による主な外来業務について解説する．

1. 外来化学療法室

　現在の抗がん薬治療は外来で実施されることが主流となってきている．患者は投

与スケジュールに合わせて来院し，外来で抗がん薬の点滴治療を受け，保険薬局にて抗がん薬の経口剤を処方箋により受け取る．

外来化学療法室では，化学療法薬治療の院内登録レジメン（抗がん薬を実際に投与する場合の計画書）に基づき，抗がん薬の処方監査，安全キャビネットでの抗がん薬の無菌調製，払い出しと服薬指導を行う．服薬指導の際には，化学療法の主なスケジュールと副作用の発現時期なども患者に情報提供する．その他，医師・薬剤師・看護師による患者カンファレンスの実施，抗がん薬による副作用のモニタリングと副作用対策の支援も行う．また，お薬手帳などを利用して，保険薬局にも患者の抗がん薬治療に関する情報の共有を行う．保険薬局薬剤師を対象に抗がん薬についての研修会などを開催し，院内登録レジメンの解説（抗がん薬，輸液，支持療法）や抗がん薬による副作用と対策についての情報共有を行う．同様に院内の関連職種対象に研修会を行い，外来化学療法が安全に効果的に実施されるよう情報提供を行う．各学会によるがん種ごとの診療ガイドライン，NCCN（National Comprehensive Cancer Network）ガイドライン，国内外の一次資料，ジャーナル各誌などから標準療法の情報を得る．抗がん薬治療は日進月歩のため，常に最新の情報を得る必要がある．

2. 入院前の情報収集

薬剤師は，入院予定の患者と外来で面談し，通院中の医療機関での診療内容や保険薬局から患者へ提供された情報（お薬手帳，薬剤情報提供書などに記載された情報を含む）を聞き取り，これらの施設と連携して現在の薬物治療やアレルギー歴，副作用歴などの情報を事前に収集する．入院前に患者の情報が得られるため，入院後の治療がスムーズになる．例えば，手術目的での入院では，抗血栓薬の服用を入院前に中止することがあるが，事前に服薬状況を確認していない場合，手術が延期となるケースがある．

また，入院前に収集した情報は，病棟担当の薬剤師に引き継がれ，活用される．これらの情報を引き継ぐ部門を設置している病院施設が増えている．

3. 薬物治療支援

薬剤師が患者の服薬アドヒアランスや薬物相互作用，副作用情報などを事前に確認し，処方の継続，変更，中止などを確認し，医師へ提案の後，患者が外来診察室にて医師の診察を受けることは，外来診療の効率化と薬物治療の安全性を確保するために非常に重要である．最近ではワルファリン，疼痛緩和（麻薬による治療），糖尿病，喘息，認知症，C型肝炎ほか，多くの疾患で薬剤師が患者と面談の上，事前確認を実施し，医師へ情報提供を行っている．薬物治療支援に必要な情報の収集には，患者の面談内容，診療録内容，お薬手帳，添付文書，インタビューフォームなどを参考にする．

F　保険薬局における薬学管理

　保険薬局での薬剤師業務における薬学管理は医薬分業の原則に基づくものであり，必要な医薬品情報は，基本的には病院施設において必要とされる医薬品情報と変わりはない．

　医薬分業の原則とは「医師が発行した処方箋に基づき，薬の専門家である薬剤師が処方内容を確認した上で，適正に管理され，品質が保証された医薬品を用い，正確に調剤した薬剤を，適切な指導を加えて患者に交付することによって，医師と薬剤師が専門的な職能で協力し合い，よりよい医療を患者に提供すること」である．

　以下，保険薬局で必要とされる医薬品情報の中で，特筆すべき項目について解説する．

1. 調剤における医薬品情報

　患者が持参した処方箋を受付後，処方内容およびこれまでの薬歴を確認し，必要があれば処方医に疑義照会を行い，訂正の上，調剤を実施する．調剤後は調剤された内容についての監査を行う．以下に調剤時に薬剤師が実施すべき項目を挙げる．

1）適切な服薬指導

　患者に安全で有効な薬物治療が提供できるよう，適切な服薬指導を行う．副作用の早期発見に繋がる初期症状の説明や，医薬品のみならず，健康食品などの食品との相互作用についても患者の理解を得るよう説明する．これらの情報は，厚生労働省，医薬品医療機器総合機構（PMDA），製薬会社などより最新の情報を収集し，管理する必要がある．

2）一般名処方における後発医薬品の選択

　一般名処方が記載された処方箋では，原則として後発医薬品を調剤する．そのため患者に後発医薬品の有効性，安全性や品質について適切に説明する必要があり，後発医薬品の適用も含め，十分な知識が必要とされる．

3）多剤併用処方への対応

　高齢化に伴い，副作用，相互作用，医療経済的にも多剤併用処方（ポリファーマシー）が問題となっている．薬歴やお薬手帳などの情報から，重複投与や相互作用の可能性のある医薬品などを確認し，医師と連携して服用薬の減薬などに取り組むことが重要である．

4）高度な薬学的管理

　特に安全管理が必要な医薬品〔抗がん薬，免疫抑制薬，不整脈用薬，抗てんかん薬，血液凝固阻止薬，ジギタリス製剤，テオフィリン製剤，カリウム製剤（注射薬のみ），精神神経用薬，糖尿病用薬，膵臓ホルモン薬および抗 HIV 薬）〕が処方箋に記載されている場合，特に安全管理が必要な医薬品であることを患者またはその家族などに伝え，

発現し得る副作用およびその発現時期，対処法などについて，処方箋が発行された医療機関と連携しながら，適正な薬学的管理指導を行う必要がある．

2. 病院・診療所との情報連携

　入院中の患者が薬物治療を開始するにあたり，保険薬局で保管される入院前の薬歴情報は重要な情報となる（p.10参照）．また，退院時の病院・診療所からの薬歴情報は，患者が退院した後の薬物治療の継続において重要な情報となる．病院と保険薬局の薬剤師の情報連携の手段には，お薬手帳や退院時情報提供書などを介して行われる．また，在宅医療が必要な患者については，病院・診療所で実施される退院時のカンファレンスに保険薬局薬剤師も参加し，入院中の薬物治療の状況を確認することが可能であり，入院から退院，在宅での薬物治療に薬剤師が関与することが重要となる．

　外来患者においては，保険薬局に来局された患者から聞き取った処方薬の服薬状況や健康食品の使用に関する情報などで，即時性の低い情報を，処方医へ手際よくフィードバックするために「トレーシングレポート」を作成する取り組みが進んでいる．トレーシングレポートは，病院，診療所へファクシミリで送信されたり，次回受診時に患者から処方医へ手渡されるなどの手段で，情報連携のツールとして活用される．

　以上のように，病院，保険薬局の薬剤師が密に情報連携を図り，適正な薬学的管理指導を行うことが今後ますます必要となってくる．

文献

1) 厚生労働省：医療スタッフの協働・連携によるチーム医療の推進について．医政発0430第1号，2010年4月30日．〈https://www.mhlw.go.jp/shingi/2010/05/dl/s0512-6h.pdf〉（2019年9月6日アクセス）
2) 厚生労働省：医療スタッフの協働・連携によるチーム医療の推進について　日本病院薬剤師会による解釈と具体例（Ver.1.1）．医政発0430第1号，2010年10月29日．〈http://www.jshp.or.jp/cont/10/1029-3.pdf〉（2019年9月6日アクセス）
3) 厚生労働省：薬物療法における医師と薬剤師の協働（イメージ）．中央社会保険医療協議会総会資料．2011年4月20日．〈https://www.mhlw.go.jp/stf/shingi/2r98520000018toj-att/2r98520000019ok5.pdf〉（2019年9月6日アクセス）
4) 日本病院薬剤師会：プロトコールに基づく薬物治療管理（PBPM）の円滑な進め方と具体的実践事例（Ver.1.0）．2016年3月31日．〈http://www.jshp.or.jp/cont/16/0331-1.pdf〉（2019年9月6日アクセス）
5) 杉本充弘ほか：プロトコールに基づいた薬物治療管理の実践〜病棟専任薬剤師が参画したチーム医療による持参薬管理〜．医療薬学，40：297-303，2014．
6) 日本病院薬剤師会：外来患者への薬剤師業務の進め方と具体的実践事例Ver.1.0, 2018年2月10日．〈http://jshp.or.jp/cont/18/0219-2.pdf〉（2019年9月6日アクセス）

5 患者情報の管理

A 患者情報と情報源

1. 患者情報

　患者に安全で最適な薬物治療を提供するためには，第一に患者情報を適切に収集した上で，患者の状態を正しく評価する必要がある．その上で現在の患者の薬物治療に関わる問題点は何かを把握・確認し，薬剤師として患者個々の治療計画に積極的に関わらなければならない．患者情報は入院時，来局時に得ることができる（表 6-5-1）．

1）基本情報

　患者情報の基本となる情報である．診療科や入退院日から患者の治療経緯が確認できる．また，年齢，性別，身長，体重などをもとに処方内容の確認をすることは重要である．年齢からは患者の理解度を推測できる．

2）医学的情報

　薬剤師が患者の薬物治療に関わる問題点を確認し，専門性を生かした適切な薬学的ケアを実施するために重要な情報である．主訴は患者自身が最も気になる自覚症状を現しており，解決すべき患者の問題点への大きなヒントとなる．現病歴は今回発生した症状の起こり方，経過であり，現在の身体症状や受診時までの体調を確認することができる．既往歴は患者の現在までの健康状態，罹患したことのある疾患および病歴である．家族歴は患者の家族や近親者の病歴，健康状態，死亡原因であり，遺伝的疾患の推定に役立つ情報である．副作用歴，アレルギー歴は薬物治療の検討に最も重要な情報である．副作用の原因となった薬剤名（医療用医薬品，一般用医薬品）を可能な限り確認することが重要である．アレルギー歴は食物アレルギーの原因（卵，牛乳など）が医薬品の添加物に使用される場合があるため，医薬品の副作用回避のためにも確認しておく必要がある．検査データ，バイタルサイン情報は，処方薬の有効性の評価や副作用モニタリングに必要な情報である．ADL，認知・知覚機能，運動能力の状況は，患者が服薬管理を確実に実行できるかのヒントになる．

3）薬学的情報

　医学的情報と同様に，薬剤師が適切な薬学的ケアを実施するために重要な情報である．処方薬の確認と併用薬の確認から重複投与，薬物間相互作用の回避に繋が

表 6-5-1 患者情報

情報の種類	内容例
基本情報	氏名，生年月日（年齢），性別，身長，体重，診療録番号，診療科名，担当医師名，入退院日，保険者番号，職業
医学的情報	主訴，現病歴，既往歴，入院歴，家族歴，副作用歴，アレルギー歴，合併症の有無，妊娠・授乳の有無，輸血歴，日常生活動作（ADL）の状態，認知・知覚機能，運動能力の状態，バイタルサイン，検査データ
薬学的情報	処方薬，併用薬（他科，他院での処方薬），一般用医薬品，健康食品・サプリメントの服用・摂取状況，医薬品などの管理状況，服薬方法，服薬の状況，薬物治療の理解度
健康関連情報	生活リズム（食事，睡眠，排便など），喫煙，飲酒，嗜好品，疾患・治療に対する認識
社会的情報	職業，家族構成，結婚歴，教育，宗教，住居環境，経済的環境，社会資源（社会保障制度など）の利用状況，ライフスタイル，コミュニケーション

る．また，一般用医薬品，健康食品・サプリメントが有害事象発症の原因ともなり得るため，確認が必要である．服薬方法や服薬管理方法が正しいか，薬物治療に対する認識の把握も治療継続や患者の問題解決に繋がるため，確認する必要がある．

4）健康関連情報

喫煙，飲酒は処方薬の薬物動態に直接影響する可能性があるため，確認が必要である．嗜好品によって，薬物治療に影響がある場合もある．服薬アドヒアランスや生活リズム，疾患・治療に対する認識から，服薬管理への影響を確認できる．

5）社会的情報

職業によって服薬時間など，現在の服薬管理が困難となっている場合もあり得る．住居環境や社会資源の利用状況などから，治療継続や問題解決へのヒントに繋がるため，確認する必要がある．家族歴から，支援の必要な高齢者の場合はキーパーソンなどの確認も必要である．

2. 情報源

患者情報は患者自身，家族，医師・看護師など，医療・福祉関連の多職種から得ることができる．情報源となるものは，各種医療・福祉関係記録，処方箋，お薬手帳など多数ある．薬剤師はこれらの情報源から適切な情報を収集・確認し，患者の薬学的ケアに関わる必要がある．入院治療においては，医師の治療方針や治療についての患者・家族への説明内容（インフォームド・コンセント），看護師の看護目標やケア内容なども把握しておくことが望ましい．

1）診療録

診療録は，医療に関してその診療経過などを記録したものである．診療録は狭義には医師が記入するもののみを指す．医師法第 24 条第 1 項には，「医師は，診療をしたときは，遅滞なく診療に関する事項を診療録に記載しなければならない」と規

表 6-5-2　診療録の記載事項

医師法施行規則第23条に規定されている診療録の記載事項	1. 診療を受けた者の住所，氏名，性別および年齢 2. 病名および主要症状 3. 治療方法（処方および処置） 4. 診療の年月日
診療録の基本構成内容	1. 患者背景 2. 特記事項 　過去の手術歴，輸血歴 3. 診療内容（病歴） 　主訴，現病歴，既往歴，家族歴，社会歴，薬歴，系統的身体所見，身体所見，検査データ，副作用歴，アレルギー歴 4. その他 　患者への教育内容，インフォームド・コンセントや患者への各種説明書，同意書

表 6-5-3　看護記録の様式

構成	内容
基礎情報（データベース）	看護を必要とする人の病歴や現在の治療，使用薬剤，アレルギー，さらに身体的，精神的，社会的，スピリチュアルな側面の情報などを記載したもの
看護計画	看護を必要とする人の健康問題と期待する成果，期待する成果を得るための個別的な看護実践の計画を記載したもの
経過記録	看護を必要とする人の意向や訴え，健康問題，治療・処置，看護実践などの経過を記載したもの
要約（サマリー）	看護を必要とする人の健康問題の経過，情報を要約したもの

定されている．診療録の記載内容（**表 6-5-2**）は，医学的情報に関する最も重要な内容である．

2）看護記録

　看護記録は看護の実践における一連の過程を記録したものであり，薬剤師が患者に薬学的ケアを実施する際に必要な情報が多く含まれる（**表 6-5-3**）．どのような看護計画に基づき，どのような看護ケアを実施するかを確認するとよい．これらの様式に含まれる項目やその順序は，各施設で設定されるものであり，診療録とは別冊として看護ステーションなどに保管されている施設が多い．

3）臨床検査記録

　臨床検査は，患者から採取した血液や尿，便，細胞などを調べる「検体検査」と，心電図や脳波など，患者を直接調べる「生理機能検査」の2つに大きく分けられる．これらの情報は患者や医療従事者の主観が入らない「客観的情報」として，薬物治療の評価，副作用モニタリングの際に有用な情報である．検査記録を時系列に確認し，患者状態の変化の経過を把握するとよい．薬物によっては治療薬物モニタリング（TDM）のデータとして薬物血中濃度から，副作用，相互作用，患者の服薬状況を確認できる．これらの検査記録は診療録に別紙で挟み込まれている場合が多く，

臨床検査技師が管理する．また，バイタルサイン情報（体温，呼吸，脈拍，血圧）は，入院中は主に看護師によって測定され記録されるが，退院後など，薬剤師が測定するバイタルサインチェック情報も，医薬品の効果確認，副作用モニタリングに役立つ．

4）画像検査記録

画像検査には，超音波（エコー）検査，X線検査（レントゲン検査），CT（コンピュータ断層撮影），MRI（磁気共鳴撮影），PET（ポジトロンCT：陽電子放出断層撮影）などの検査があり，主として疾患による形態上の変化を画像化するものである．放射線技師が管理する．客観的情報として，病棟カンファレンスなどで多職種においても治療の経過などを確認する上で重要な情報である．

5）保険薬局における情報源

保険薬局では基本的に患者が持参する情報をもとに，薬物治療の評価や副作用モニタリングを行うことになる．主な情報源は処方箋，お薬手帳，臨床検査値情報などがある．処方箋に記載されている保険者番号からは，患者の職業（会社員，公務員，自営業など），特定疾患名，生活環境，身体的・社会的福祉受給の有無，身体的・社会的障害の程度などが確認できる．公費負担者番号から，結核や精神疾患などの疾患名を推定できる．その他，診療科，年齢，性別から処方薬の用法・用量が適正かどうかを確認できる．薬局に保管している薬歴や，経時的な処方や用量の変化から，臨床検査値の変化を推測可能である．また，臨床検査値情報から現在の処方薬による効果，副作用モニタリングも実施可能である．

お薬手帳には処方薬の内容以外に，副作用の発症情報やそのリスクなどの情報，臨床検査値情報，退院時の情報も詳細に記載される．かかりつけ薬局では，複数の医療機関から発行されるお薬手帳を一元化することを勧めている．これらのお薬手帳の有効活用は薬物治療の適正化をさらに進めることになる．

最近では電子版のお薬手帳が開発されている．従来のノート式のお薬手帳は薬局への持参を忘れたり，紛失したりする利用者が多くみられたため，日常的に持ち歩くスマートフォンの普及に伴い，お薬手帳も電子化が進んでいる．使用方法は専用アプリをダウンロードし，薬局で発行される明細書などにあるQRコードを読み取ることで，薬の種類や薬効，注意すべき副作用などの情報を自動的に記録できる．薬の飲み忘れを防ぐため，アラーム機能をつけているものや，薬剤師のコメントを載せている手帳もある．これらの機能により，患者，薬局，病院の薬剤に関する情報が共有できるようになり，より安全な薬物療法を提供することができる．ただし，電子版お薬手帳の意義および役割を利用者に十分説明し，薬剤師などの医療関係者が閲覧することについて同意を得て，閲覧可能な医療関係者の範囲などについて十分に説明することが必要である．複数の運営事業者などが提供しているお薬手帳サービスの情報を含め，提供している薬局などにおいて一元的に情報を閲覧できる仕組みの構築が進んでいる[1]．

初来局時に初回質問票の記入を患者に求め，不足する情報（副作用歴，アレルギー

歴など）を補完する．再来局時には口頭にて，服薬状況や身体状況の変化などを聞き取り，薬効の評価，副作用モニタリングに役立てる．他科受診や併用薬の有無も確認し，薬歴簿を充実させ，患者がより適切な薬物治療を受けられるよう努める．

　最近では処方箋に検査値や診断名を記載する取り組みもあり，個々の患者の薬物治療について，さらに的確な確認ができるようになってきた．また，患者から聞き取った現在使用している薬や健康食品に関する情報など，即時性の低い情報について処方医へ手際よくフィードバックするためにトレーニングレポート（服薬情報提供書）を用いて，病院との連携に役立てている保険薬局が増えている．

B 患者情報の収集・評価・管理

1. 問題志向型システム（problem oriented system；POS）

1）POS の定義

　POS はアメリカで内科医 L. L. Weed により 1968 年に問題解決技法の一つとして提唱された．医療チームのメンバーがそれぞれの立場から個々の患者の健康上の問題を明確にとらえ，問題ごとに問題解決技法を用いて論理的に解決していくシステムである．1973 年にわが国の医学教育に導入された．POS の目的の一つは，患者の問題を医療チーム全体で解決するために，各職種間での情報の共有化を目指すものである．具体的には，まず患者の問題点を見つけ出すために情報を収集・確認し，整理分類後，解決するための方法を各職種の専門性をもって計画し，最終的に監査する．その監査に基づき修正し，再び問題認識を行い，問題が最終的に解決するまで「問題解決過程」のサイクルを回すものである．

　POS のプロセスは，①情報収集，②問題の明確化，③計画立案，④計画の実施・評価，⑤監査・修正（オーディット）である（**図 6-5-1**）．POS はこの一連のサイクルを記録するものであり，サイクルと記録の関係は①情報収集（データベースの作成），②問題の明確化（問題リストの作成），③計画立案（初期計画），④計画の実施・評価（経過記録・SOAP，詳細は p.267 を参照）となる．問題が解決し，退院となれば「退院時サマリー」で入院経過が要約される．この POS により系統的に記載された診療記録を問題志向型医療記録（problem oriented medical record；POMR）という（**図 6-5-2**）．POMR の構成は**表 6-5-4**に示す．このような統一された記録を各職種が作成することで情報の共有化が実現でき，医療チームでの情報交換がスムーズに行われ，治療が系統的に実施される．

2）薬剤師と POS

　薬剤師もチーム医療の一員として，POS の問題解決過程に積極的に参画し，薬剤師の専門性をもって，薬物治療における問題点の抽出，解決のための計画を実行していく必要がある．

5 患者情報の管理

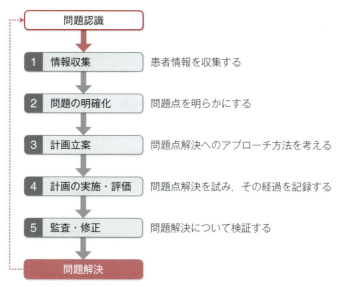

図 6-5-1　POSの構成（問題解決過程）

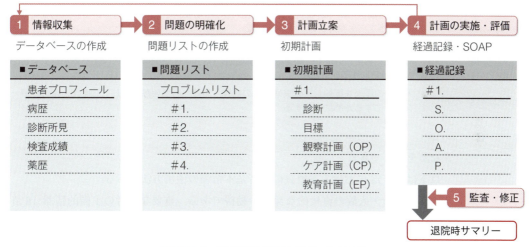

図 6-5-2　問題解決過程と記録（POMR）

2. 情報の収集（基礎情報, データベース）

　薬剤師が患者情報を収集する方法は, ①診療録からの情報収集, ②医師や看護師からの情報収集, ③薬剤師の患者面談による情報収集, ④薬剤関連からの情報収集の4つが考えられる. これらからは**表6-5-1**の各情報が得られる. この情報（データベース）をもとに, 患者の問題抽出, 計画立案, 実施, 評価に役立てる.

1) 診療録からの情報収集

　診療録からは**表6-5-2**の情報が得られる. また, 看護師, 栄養士の記録, 検査デー

263

表 6-5-4　POMR の構成

構　成	内　容
①基礎情報	患者個人の基本情報，薬学的ケアの実践に必要な情報を系統的に集積したもの 現病歴，既往歴，家族歴，薬歴，副作用・アレルギー歴，検査データ，嗜好品など
②問題リスト	基礎情報を評価・検討し，全身的，全生活的に取り上げて，その一つひとつを具体的に吟味し，患者の薬学的問題点を抽出・整理し記録したもの．
③初期計画	問題解決のための計画．問題ごとに解決に向けた目標とともに立案する．実行可能な薬学的介入ができるよう，3要素に分けられる． 1. 観察計画：observational plan（OP） 　経過を観察，把握するための計画．何を観察すると目標に達成できるか 　患者の話，客観的な患者の症状，検査結果，副作用の（初期）症状，ほかの医療従事者の話や記述，処方監査などによる確認作業，薬剤が正しく投与または服用されているかの確認，医師の治療計画の確認など 2. ケア計画：care plan（CP） 　目標を達成するための患者への直接的な働きかけ（提案など）を計画する．問題をめぐっての医療チームとの検討や調査を計画する．行動レベルで表現する． 　疑義照会などによる剤形変更，薬剤の変更中止・減量・増量の提案，薬効評価，副作用モニタリングなどによる処方設計への参画，副作用の対処法などを医師，看護師に提案するなど 3. 教育（指導）計画：educational plan（EP） 　患者に目標を達成させるための教育・指導を計画する．服薬指導を中心とする患者あるいは家族への直接的なアプローチ 　情報提供用紙による服薬指導，副作用の初期症状とその対応についての説明などの実施すべき教育プログラムを記載
④経過記録	初期計画の実践に基づき，日々の観察や指導から，問題がどのように変化したか，計画の修正・変更が必要か，新たな問題の発生，ほかの医療従事者へのフィードバックなどを SOAP 形式で記載する
⑤退院時サマリー	入院中の経過を要約し，外来やほかの病院，施設への情報提供として，薬物治療の継続を円滑にするために作成する

タなどを収集できる．

　以下は，POS における診療録の患者基本情報の活用方法である．
- 主訴：受診・入院の直接的な原因や動機である．重要な患者の主観的情報（S 情報）でもあり，薬物治療の評価ができる．問題抽出と初期計画立案の参考となる．
- 現病歴：今回発現した症状がどのように起こったか，そしてその症状の発現までの経過のことであり，現在の身体症状や受診経過などを確認できる．患者の客観的情報（O 情報）として，疾患・治療に関する患者の関心度の確認ともなり，問題抽出と初期計画立案の参考となる．
- 既往歴：患者の現在までの健康状態，罹患したことのある疾患および病歴である．治療の継続の有無を確認し，O 情報として，疾患・治療に関する患者の認識の確認も行い，問題抽出と初期計画立案の参考とする．
- 副作用歴，アレルギー歴：O 情報として，薬物治療の検討に最も重要な情報である．問題抽出と初期計画立案の参考となる．
- 家族歴：患者の家族や近親者の病歴，健康状態，死亡原因であり，遺伝的疾患の推定に役立つ．O 情報として，家族の疾患・治療に関する認識を確認し，問題抽

出と初期計画立案の参考とする．
・検査データ：各種検査データ（臨床検査値，バイタルサイン，生理機能，画像所見など）はO情報として，薬物治療の評価，副作用モニタリングの有用な情報となる．検査データから患者の治療上の問題点の抽出および初期計画（観察計画）立案を行う．また，検査データの経過からケア計画を立案，フォローする．
・社会歴：O情報として，治療薬の選択や服薬スケジュールなどを検討するための有用な情報となる．問題抽出と初期計画（ケア計画）立案の参考とする．

2）医師や看護師からの情報収集

医師や看護師などから得られる直接的な情報からは，入院目的，治療方針（治療目的），現在の疾患の程度，患者面談時の注意事項，入院生活の状況などを確認することができる．初期計画の実施時に患者に服薬指導をする際の参考となる．

3）薬剤師の患者面談による情報収集

薬剤師が患者および家族に直接面談して得られる情報は数多くある．患者面談は個々の患者の病態を把握し，治療計画を把握するために非常に有用な手段となる．患者面談は入院後早期に実施する．事前に各記録や各職種からの情報を確認しておき，患者からは不足情報を確認するための最低限の情報を得るよう心掛け，収集したS情報，O情報は問題抽出と初期計画立案の参考とする．

患者面談を行う際には，患者の同意を得た上で，丁寧な言葉遣い，清潔な服装で，不快感を与えず，患者が緊張することなく，自ら進んで答えられるような接遇を心掛ける必要がある．医療面接の4要素（尋ねる，聴く，観察する，答える）に留意し，開放型の質問（患者が自由に症状や来院理由について話せるような質問），焦点を当てた質問（特定のテーマに焦点を絞った質問であり，閉じられた質問よりは自由に，しかし開かれた質問よりは自由度の低い質問である．最も臨床で用いられる頻度が高い），閉鎖型の質問（患者が「はい」または「いいえ」で答えるような質問）を適宜組み合わせて聴き取る．また，非言語的コミュニケーション（相手に対する空間的距離，表情，姿勢，声の調子，話のスピード，アイコンタクト）にも留意することが望ましい．過不足なく効率的に面談が進むように，収集するべき必要項目を記載した「初回面談表」を用意するとよい．収集する情報には，以下がある．面談前に事前に確認した情報で，不足している項目を重点的に聴き取る．

・過去の治療内容，服用歴，併用薬の有無，一般用医薬品および健康食品，サプリメント摂取の有無
・副作用歴，アレルギー歴，生活歴の再確認
・病気・入院目的・治療方針（治療目的）に対する理解度
・患者の治療に対する関心度や各医療従事者に対する信頼度
・服用薬に関する理解度（薬品名，薬効，用法・用量，服薬状況，使用上の注意）
・薬剤服用や副作用に関する不安度

薬剤に関する情報は医師・看護師の聴取時にも尋ねられているが，薬剤師は専門

表 6-5-5　LQQTSFA（症状の特徴をとらえるための焦点を当てた質問の7項目）

L（location）	症状のある体の部分（場所）	どこが
Q（quality）	症状の性状（性質）	どのように
Q（quantity）	症状の程度（程度）	どのくらい
T（timing）	発症時期，持続時間，頻度など（時間）	いつから，どのくらいの間
S（setting）	どのような状況で（経過）	どのような状況で
F（factor）	症状を軽快または増悪させる因子（関連要素）	どのような場合によくなるか（悪くなるか）
A（accompanying symptoms）	随伴症状	別の症状はあるか

性をもって，わかりやすく具体的な薬剤名についても聞き取る．また，患者の自覚症状（S情報）については表6-5-5のLQQTSFA（症状の特徴をとらえるための焦点を当てた質問の7項目）を利用するとわかりやすく聞き取ることができ，疾患による重要な症候を確認できる[2]．

4）薬剤関連からの情報収集

お薬手帳や薬剤情報提供文書，持参薬の確認から多くの情報が得られる．入院時持参薬からは現在服用していない薬剤も含まれていることがあり，残薬チェックを行い，服薬管理状況，服薬状況の確認など，服薬管理者（本人，家族）からの聞き取りも含め，正確な状況を把握する必要がある．多剤併用の可能性がある場合は，多面的に患者情報を確認し，処方内容について医師と協議，提案する．

一包化指示がある場合は，飲み忘れなどのアドヒアランス不良，要介護，身体状況の問題などが推定できる．粉砕・脱カプセル指示からは，嚥下困難などが推定されるが，剤形の変更などを検討することも可能である．

一般用医薬品，健康食品，サプリメントの摂取についての情報からは，処方薬との相互作用，治療中の疾患への影響の有無についても確認する．

3. 問題点の把握・抽出

1）チームワークによる問題解決

薬剤師が患者のもつ問題を確認，抽出するには，まず医療チームによる問題解決の方針を知っておく必要がある（図6-5-3）[3]．患者の問題を把握し，治療を成功させるためには，医療チームでは医療技術や薬物治療の提供のみならず，身体的，人間的，社会的アプローチ，QOLに関わるアプローチを常に考慮していることを知っておく必要がある．

2）問題リスト（プロブレムリスト）の作成

患者の問題を把握し解決に導くためには，基礎情報である患者のS情報，O情報をもとに，データの確認（問題と思われる事柄をすべて見つけ出す），データの整理（見つけ出した情報をふるいにかけて，解決可能なものを選び出す），データの分類（関連の

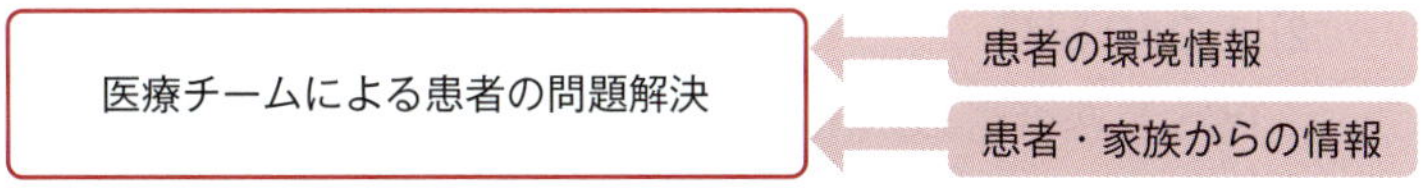

```
┌─────────────────────────┐  ← 患者の環境情報
│ 医療チームによる患者の問題解決 │
└─────────────────────────┘  ← 患者・家族からの情報
```

❶ 身体的アプローチ　　　　患者の身体上の問題とその科学的実証
❷ 人間的アプローチ　　　　患者が置かれている心の条件
❸ 社会的アプローチ　　　　患者の問題意識の把握と対応
　　　　　　　　　　　　　患者の日常の活動，家庭状況，職場，環境
❹ QOL に関わるアプローチ　人生観，死生観，宗教，生きがい（価値観）

図 6-5-3　医療チームによる問題解決の方針

（文献 3 より改変）

ある情報をひとまとめにする），グループごとにネーミング，問題のリストアップというプロセスを取る．主に薬剤師が取り上げる問題としては，主たる疾患や合併症について，薬物治療効果に関する問題，薬物相互作用に関する問題，副作用の発現・可能性に関する問題，アドヒアランスに関する問題，退院後の自己管理に関する問題などが挙げられる．問題リストは患者がどのような薬学的ケアを必要としているか，薬剤師が患者に対してどのような薬学的ケアを行っているかをほかの医療従事者が一目でわかるため，情報共有に大変有用である．

4. 薬学的ケア計画（初期計画）の立案

初期計画は問題ごとの解決策について，入手できた情報を用いて，実施すべき具体的方法を計画するものである．POS の構成の中では最も重要な項目である．入院時，治療開始時に立案されるため，初期計画といわれるが，治療の経過に従い追加・修正し，より効果的な解決策を見いだしていく．患者やほかの医療従事者からみて薬剤師の行動がわかりやすい具体的な計画にする必要がある．初期計画は以下の 3 要素からなる．

①観察計画（observation plan；OP）：患者からの情報（問診）や客観的データを収集し観察する
②ケア計画（care plan；CP）：薬物療法に介入する
③教育（指導）計画（educational plan；EP）：患者，家族への指導・教育，服薬指導

5. 記録の作成

1）経過記録の種類

経過記録とは計画に基づいてケアや治療を実行した結果，各問題がどのように変化しているかの経過を記録するものである．解決に近づいているかの問題を評価する記録でもある．経過記録は，叙述的な記録（文章で記載），経過一覧表（フローシート）に分けられる（**表 6-5-6**）．

2）SOAP 記録

POS に基づく POMR の経過記録の形式である（**表 6-5-7**）．S 情報と O 情報およびS・O 情報より考察したアセスメント（A：評価），計画（P：プラン）を記載する．初期計画を立案している場合，P は初期計画の O，C，E に基づく．

3）フォーカスチャーティング

患者の問題点をフォーカス（F）とし，データ（D），アクション（A），レスポンス（R）を順序立てて記録する（**表 6-5-8**）．SOAP 記録より効率的に記載できるため，繁忙な外来診察室などで多く利用されている．

6. 監査（オーディット）・修正

POS の最終プロセスの監査・修正は，問題解決過程に沿って実施された薬学的ケアの内容が適切であったか（形式，過程，結果）を監査・評価するものである．データ収集と分析の適切性も監査する．監査を実施するのは，自身で行う場合もあるが，薬剤師どうし，ほかの医療従事者に依頼するなど，客観的に評価されることが望ましい．

7. 患者情報共有の重要性

薬剤師もチーム医療の一員として，ほかの医療従事者とともに個々の患者の治療・ケアに積極的に参画する必要がある．各職種の記録内容を十分に把握し，薬剤師は薬学的ケアを実践しなければならない．薬剤師は「薬剤管理指導記録」に薬学的ケア内容を記録しているが，この内容もほかの医療従事者に随時提供し，安全で効果的な薬物治療を進めるために情報を共有化する必要がある．各医療従事者の記録の一元化が望まれる．医療記録の一元化の情報システムとして，電子カルテがある．電子カルテは，従来医師が診療の経過を記入していた，紙のカルテ（診療録）を電子的なシステムに置き換え，電子情報として一括してカルテを編集・管理し，データベースに記録するシステムである．診療録内の各情報や各医療従事者の記録も一元化されている．電子カルテシステムを導入している病院の導入率は，2017（平成 29）年時点で 34.4％であり，500 床以上では 90.2％，100 床以下では 17.9％と病床規模によって違いは大きい，厚生労働省では"医療等分野における ICT 化の徹底"を進めており[4]，病院・診療所内だけでなく地域にも拡大しつつあり，今後，地域医療連携において薬剤師の薬学的ケアの実践を病院・診療所，保険薬局間でも共有できると期待される．

8. 患者情報の取り扱いにおける守秘義務の遵守

医療機関ではさまざまな多くの個人情報を取り扱うため，医療従事者は細心の注意を払わなければならない．近年の情報の高度化やビッグデータの利活用の進展によって，これまでの個人情報保護に係る制度では現代の社会環境に対応しきれない

表 6-5-6 経過記録の種類

記録	内容
叙述的記録	1. 従来の経時的記録 ある特定時間の状態・治療・ケアに対する患者の反応などを経時的に記述する
	2. SOAP 記録 POS に基づき，問題ごとに計画に沿った経過を S,O,A,P に分けて記述する
	3. フォーカスチャーティング 介入が必要な出来事（F: フォーカス）に焦点を当てて記録する
経過一覧表（フローシート）	患者の状態や問題とケアの経過などを経時的に一覧表にしたもの 観察項目，使用薬剤，検査データ，バイタルサイン

表 6-5-7 SOAP 記録

SOAP		意味
S：subjective data	主観的情報	患者の自覚できる症状，訴え，相談，感じたこと 家族からの情報も含まれる
O：objective data	客観的情報	客観的な情報．医療関係者が直接観察した事項（身体症状の変化，行動，検査データ，測定値，身体検査所見など）やこれまでのケアや治療内容など
A：assessment	評価	S・O 情報を分析，解釈，判断し，挙げている問題の状況（改善，悪化，変化なしなど）に基づきケアの方向性を考察する
P：plan	計画	A で評価・検討された方向性に基づき，問題解決のために実行するべき具体的で実行可能な計画

表 6-5-8 フォーカスチャーティングの構成

FDAR		意味
F（focus）	焦点	患者の問題点．患者に起こった介入・関わりが必要な出来事，諸問題
D（data）	情報	F に関する主観的・客観的情報
A（action）	行為	F に対して行ったケアや，介入．今後の計画など
R（response）	反応	A で行ったケアや介入の結果や患者の反応． ※反応が得られるまで時間がかかる場合は，記述しなくてよい

状況であることから，2017（平成29）年5月に「個人情報保護に関する法律（個人情報保護法）」が改正施行された．また，医療機関のICT化の進展も踏まえて，同年に「医療情報システムの安全管理に関するガイドライン（第5版）」が厚生労働省から示された．医療施設の電子カルテの取り扱いなどに関するガイドラインであるが，サイバー攻撃や医療連携および「改正個人情報保護法」などを踏まえ改正されたものである．同年には厚生労働省から「医療・介護関係事業における個人情報の適切な取扱のためのガイダンスについて」も示された．これは「個人情報保護法」および「マイナンバー法」の改正を踏まえ改正されたもので，より一層患者情報の取り扱いには注意を要するようになった．医療機関ではガイドラインに示されている目的での使用については，施設内に掲示をするなどで利用は可能である．

薬剤師も診療録や薬剤管理指導記録にあらゆる個人情報を記録している．以下に示されている法に遵守し，個人情報を取り扱い業務を遂行する・正当な理由がないのに，その業務上取り扱ったことについて知り得た人の秘密を漏らしてはならない（薬剤師の守秘義務：刑法第134条第1項）・医療従事者（個人情報取扱事業者）は，偽りその他不正の手段により個人情報を取得してはならない（適正な取得：個人情報保護法第17条）．

薬剤師は収集情報の目的を守り，薬学的ケアの実践に関わらない範囲まで患者情報にアクセスしてはならない．必要な情報は本人から聞き取るか，本人の同意のもと第三者から得ることになる．電子カルテでは膨大な量の個人情報にアクセスが可能であるが，法に定められた範囲内の情報収集を行い，医療チームの一員として適切な薬学的ケアの提供を行わなければならない．

電子版「お薬手帳」も個人情報保護法に則り，薬局において，データとしてサーバーなどに集積する場合は，利用者本人のみならず，処方した医師や調剤した薬剤師の個人情報が含まれていることに留意し，個人情報保護法やその関係法令を遵守しなければならない．また，サーバーなどに集積されたデータを第三者に提供する二次利用の範囲や，二次利用を可能にするデータ加工の方法などについては，データの利用前に関係者（利用者，医師，薬剤師など）とどのようにデータを利用するかなどについて合意がない限り利用すべきでない．

文献

1) 厚生労働省：お薬手帳（電子版）の運用上の留意事項について．薬生総発1127第4号，平成27年11月27日．〈https://www.mhlw.go.jp/file/06-Seisakujouhou-11120000-Iyakushokuhinkyoku/ryuuizikou.pdf〉（2019年9月6日アクセス）
2) 木内祐二 編：アルゴリズムで考える薬剤師の臨床判断 症候の鑑別からトリアージまで．pp4-6，南山堂，2016．
3) 日野原重明：改訂これからの医療にPOSをどう活用するか．ライフ・プランニング・センター，2003．
4) 厚生労働省：医療等分野におけるICT化の徹底について．産業競争力会議 第35回実行実現点検会合（資料3），平成28年3月23日．〈https://www.kantei.go.jp/jp/singi/keizaisaisei/jjkaigou/dai35/siryou3.pdf〉（2019年9月6日アクセス）

第7章

社会と医薬品情報

1 地域包括ケア

A 地域包括ケアシステムの目指すもの

　日本は急速に高齢化が進行しており，現在では，全人口に対する高齢者（65歳以上）の人口が21％を超え，超高齢社会に突入している．さらに少子化の影響もあり，今後も高齢者比率はさらに増加すると予測されており，医療や福祉などの需要の増加への対応に迫られている．そこで厚生労働省は，団塊の世代が75歳以上となる2025年を目途に，高齢者の尊厳を保持し自立生活を支援するために，可能な限り住み慣れた地域で，自分らしい暮らしを人生の最期まで続けることができるよう，住まい・医療・介護・予防・生活支援が一体的に提供される地域の包括的な支援・サービス提供体制（地域包括ケアシステム）の構築を推進している．

　地域包括ケアシステムは，図7-1-1のように，植木鉢の中で育つ植物にたとえられる．すなわち，専門的なサービスである「医療・看護」「介護・リハビリテーション」「保健・予防」を充実させるためには，高齢者のプライバシーと尊厳が十分に守られた「住まい」において，安定した日常生活を送るための「生活支援・福祉サービス」があることが基本的要素であり，さらに，専門的サービスを受ける大前提として，高齢者本人と家族の選択や，本人と家族の心構えが何より大切であることを意味している．また，地域包括ケアシステムが効果的に機能するためには，自助（自分で自分を助けること）・互助（家族や友人，地域住民相互の支え合い）・共助（社会保険制度）・公助（公的な行政サービス）の連携が不可欠である．

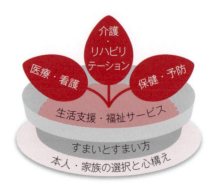

図7-1-1　地域包括ケアシステムにおける5つの要素
（文献1より転載）

1 地域包括ケア

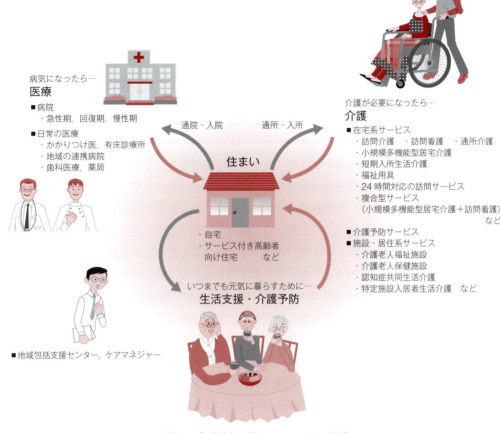

図7-1-2 地域包括ケアシステムの姿

地域包括ケアシステムは，おおむね30分以内に必要なサービスが提供される日常生活圏域（具体的には中学校区）を単位として想定．

（文献2より改変）

　疾病を抱えた場合も，住み慣れた地域における生活の場（自宅など）で療養し自分らしい生活を続けるためには，外来医療から急性期・回復期入院医療へ，そして慢性期医療，在宅医療，自宅などの在宅介護の提供という，いわゆる「切れ目（継ぎ目）のない医療（地域完結型医療）」が必要である．このためには，**図7-1-2**のように，健康管理や日常生活の支援に始まり，地域における医療機関と介護機関が緊密に連携して，継続的かつ包括的な医療・介護の提供が必要となり，他機関における多職種からなる医療従事者が協働して取り組むことが求められている．

B　在宅医療における薬剤師の役割

　在宅医療は，地域におけるチーム医療，すなわち，医療，介護，福祉などの多職種の医療従事者の連携により，患者の居宅でそれぞれの専門的サービスを提供する．在宅医療の対象は，老年病（脳卒中後遺症，認知症，整形外科疾患など），進行期や終末期のがん，進行期の慢性疾患（神経難病，慢性呼吸不全，慢性心疾患，慢性腎疾患，肝不全，膠原病）などにより通院困難な患者である．特に高齢者は，加齢による合併症とそれに伴う多剤併用の傾向があるため，重複投薬や相互作用のリスクを回避しなければならない．また，視覚・嚥下能力などの身体機能の低下している患者に対する服薬管理方法および服薬方法の適切な支援や，腎・肝機能の低下や体成分組成の変化に伴い薬物動態が変動するため，個々の患者に応じた処方・調剤・服薬の管理が必要となる．したがって，薬剤師は在宅患者に対しても安全かつ効果的な薬物療法を提供できるよう，かかりつけ医をはじめとして多職種の医療従事者と情報共有をし，連携をとりながら，薬学的管理を行う必要がある．

　薬剤師による在宅医療サービスは，医療保険で行う在宅患者訪問薬剤管理指導と，介護保険で行う居宅療養管理指導，介護予防居宅療養管理指導がある．いずれも主治医の指示に基づき，薬剤師が薬学的管理指導計画を作成し，サービス利用者の居宅を訪問して，薬歴管理，服薬指導，服薬支援，薬剤の服薬状況・保管状況および残薬の有無の確認などの薬学的管理指導を行う．訪問後は，訪問結果を訪問指導報告書または居宅療養管理指導報告書にまとめ，処方医にはもちろんであるが，訪問看護師や担当の介護支援専門員（ケアマネジャー）などに報告して患者情報を共有し，互いに患者へのケアに活用することが重要である．

C　地域包括ケアシステムにおいて薬局・薬剤師が担うべき役割

　地域包括ケアシステムを効果的に運用するためには，図7-1-3のように地域で暮らす患者本位の医薬分業の実現に向けて取り組む必要がある．厚生労働省は，現在の薬局を患者本位のかかりつけ薬局へ再編するために，2015（平成27）年に「患者のための薬局ビジョン」[4]を策定した．その中で，薬局はかかりつけ薬剤師・薬局としての機能を基本として，患者などのニーズに応じて健康サポート機能や高度薬学管理機能を強化・充実すべきとされている．

1. かかりつけ薬剤師・薬局としての機能

　従来より，かかりつけ薬局では服薬情報を一元的・継続的に把握し，在宅での対応を含む薬学的管理・指導などを担う機能を果たすことで，地域で暮らす患者本位

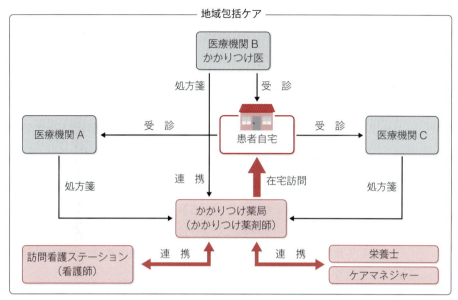

図 7-1-3　患者本位の医薬分業

（文献 4 より作成）

の医薬分業の実現に取り組むことが求められている．

　患者が複数の医療機関を受診した場合や在宅療養の場合にも，かかりつけ薬局を利用することにより，お薬手帳などを活用し一元的・継続的に把握された服薬情報に基づく薬学的管理・指導（多剤・重複投与や相互作用の防止，副作用や効果の確認など）が行われ，安全かつ効果的な薬物療法を受けることが可能になる．お薬手帳は，単に調剤された医薬品の情報を記録するツールではなく，その意義は①患者自身が自分の服用している医薬品を把握し，使用した際に気づいた副作用や薬の効果などの身体の変化などを記録することで薬に対する意識を高めること，②複数の医療機関を受診する際や来局する際には，医師および薬剤師にお薬手帳を提示し，相互作用や重複投与を防ぐことで，より安全で有効な薬物療法を提供することである．近年では「電子版お薬手帳」の利用も可能である．薬剤師は，お薬手帳の有するメリットを生かすためにも，利用者にお薬手帳の意義や利用方法を十分に説明し，1 人の患者が複数のお薬手帳を所持することがないように努める必要がある．また，前述したように，地域における医療・介護サービス（地域包括ケア）を包括的に提供する一員として，かかりつけ医をはじめとして医療機関などと連携し，在宅医療も含め，患者に安全かつ効果的な薬物療法を提供することが必要である．

　さらに，薬局には，日頃から患者と継続的に関わることで信頼関係を構築し，患者の薬歴はもちろんのこと，過去の副作用情報を十分に把握し，薬に関していつでも電話などで気軽に相談できるかかりつけ薬剤師の存在は欠かすことができない．

2. 健康サポート機能

「日本再興戦略」〔2013（平成25）年6月 閣議決定〕で，「薬局を地域に密着した健康情報の拠点として，一般用医薬品等の適正な使用に関する助言や健康に関する相談，情報提供を行う等，セルフメディケーションの推進のために薬局・薬剤師の活用を促進する」と示されたことを踏まえ，一定の薬局においては，かかりつけ薬剤師・薬局としての基本的な機能に加え，地域住民による主体的な健康の維持・増進を支援する機能（健康サポート機能）を発揮することが期待されている．具体的な健康サポート機能としては，①要指導医薬品，一般用医薬品を含む医薬品や健康食品などの安全かつ適正な使用に関する助言，②地域住民の身近な存在として健康の維持・増進に関する相談を幅広く受け付け，適切な専門職種や関係機関に紹介，③率先して地域住民の健康サポートを実施し，地域の薬局への情報発信，取り組み支援の実施などが挙げられる．

かかりつけ薬剤師・薬局としての機能に加えて積極的な健康サポート機能，すなわち，患者が継続して利用するために必要な機能および地域住民の主体的な健康の保持増進への取り組みを積極的に支援する機能を有する薬局が「健康サポート薬局」であり，地域包括ケアシステムの中で重要な役割を担うものである．

3. 高度薬学管理機能

がんやHIV，難病のように，治療薬について致死的な副作用のコントロールや服薬アドヒアランス，併用薬との相互作用を含む副作用や効果の発現状況に特段の注意を払う必要がある疾患を有する患者においては，専門的かつ高度な薬学的管理が提供可能な体制が必要とされる．したがって，かかりつけ薬局は患者個人がそれぞれのニーズに応じて選択することになるが，上記のような患者には，かかりつけ薬剤師・薬局の機能に加え，高度薬学管理機能を有する薬局が選択されることも考えられる．

4. 地域包括ケアシステムにおいて薬局・薬剤師に求められる機能

薬剤師は，薬物療法の安全性・有効性を高めるために，地域住民の薬物療法全体（外来，在宅医療）について，薬の専門家としての責任をもって薬学的管理・指導を実施しなければならない．さらに，地域における「チーム医療」を構成する一員であることを自覚し，地域住民の身近な存在として，最も気軽に相談できるファーストアクセス機能を活用することが重要である．すなわち，**図7-1-4** に示すように，地域包括ケアシステムの構築において①地域住民の健康維持・増進のために，要指導医薬品や一般用医薬品，健康食品，医療・衛生材料などを提供し，その適正使用を促進する．②医療・介護の住民窓口として，住民のさまざまな相談（健康相談，栄養相談，介護相談，医療相談など）を最初に受け付ける．③「かかりつけ薬局・薬剤

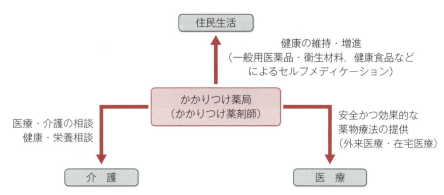

図 7-1-4　地域包括ケアシステムにおいて薬局・薬剤師の機能に求められる機能

(文献 5 より改変)

師」として，かかりつけ医などと連携しながら，医療チームにおける多職種連携を推進し，円滑に前述の機能を地域住民に提供し，地域医療に貢献するという重要な役割を担うことが期待されている．

文献

1) 三菱 UFJ リサーチ＆コンサルティング「＜地域包括ケア研究会＞地域包括ケアシステムと地域マネジメント」(地域包括ケアシステム構築に向けた制度及びサービスのあり方に関する研究事業)，平成 27 年度厚生労働省老人保健健康 増進等事業，2016 年．
2) 厚生労働省：地域包括ケアシステム．〈https://www.mhlw.go.jp/stf/seisakunitsuite/bunya/hukushi_kaigo/kaigo_koureisha/chiiki-houkatsu/〉(2019 年 9 月 5 日アクセス)．
3) 厚生労働省：地域包括ケアシステムの 5 つの構成要素と「自助・互助・共助・公助」(平成 25 年 3 月 地域包括ケア研究会報告書より)．〈https://www.mhlw.go.jp/seisakunitsuite/bunya/hukushi_kaigo/kaigo_koureisha/chiiki-houkatsu/dl/link1-3.pdf〉(2019 年 9 月 5 日アクセス)
4) 厚生労働省：患者のための薬局ビジョン～「門前」から「かかりつけ」，そして「地域」へ～(平成 27 年 10 月)．〈https://www.mhlw.go.jp/file/04-Houdouhappyou-11121000-Iyakushokuhinkyoku-Soumuka/vision_1.pdf〉(2019 年 9 月 5 日アクセス)
5) 厚生労働省：地域包括ケアシステムにおいてかかりつけ薬剤師・薬局に期待される役割．〈https://www.mhlw.go.jp/content/12600000/000363822.pdf〉(2019 年 9 月 18 日アクセス)

2 セルフメディケーション

A セルフメディケーションの定義

　セルフメディケーションとは，日本薬剤師会・一般用医薬品委員会において「自己の健康管理のため，医薬品等を自分の意思で使用することである」と定義されている[1]．日本人には古くから病気になったら病院などにかかり，医師の診断を受けて病気を治すという考えが浸透していたが，セルフメディケーションでは，疾病の治癒のみを目的とはせず，軽度な疾病による体調の手当てや生活習慣を改善することによる慢性疾患の予防や健康維持も目的の一つとしている．セルフメディケーションに使用される医薬品〔OTC（over the counter）医薬品〕は，要指導医薬品と一般用医薬品に分類される（表 7-2-1）．セルフメディケーションの主体は一般の生活者であり，対応する専門家は科学的根拠に基づいた正確な情報提供を行い，セルフメディケーションを適切に支援する必要がある．このことから，薬剤師は情報提供によってOTC医薬品の販売に必ず結び付けるのではなく，受診勧奨や生活習慣の指導と健康管理といった生活者の健康支援を主眼とすべきである．

表 7-2-1　セルフメディケーションに用いられる医薬品

	要指導医薬品	一般用医薬品		
		第一類医薬品	第二類医薬品	第三類医薬品
定義	スイッチ直後品目，ダイレクトOTC（再審査を受けていないもの），処方箋なしで購入できる毒薬・劇薬	一般用医薬品のうち，特にリスクが高い医薬品	一般用医薬品のうち，リスクが比較的高い医薬品．第二類医薬品のうち，特に注意を要するものは，指定第二類医薬品	一般用医薬品のうち，リスクが比較的低い医薬品
対応する専門家	薬剤師		薬剤師または登録販売者	薬剤師または登録販売者
情報提供	販売時に情報提供が必須*		必要に応じて	薬機法上の定めなし

＊：要指導医薬品については，薬剤師による対面販売が必須．原則，使用者以外の者に対して販売できない．第一類医薬品の情報提供は，原則として必須であるが，購入希望者から情報提供を要しない旨の意思表示があり，かつ，適正に使用されると薬剤師が判断した場合はこの限りではない．

B　OTC医薬品で対処可能な症状の範囲

　セルフメディケーションの基本は，自分の健康状態を把握することにある．健康診断の結果などを確認し，かかりつけ医やかかりつけ薬剤師と相談しながら生活習慣の改善を試みることが重要となる．しかし，かぜや頭痛，軽い外傷などにより体調不良になった場合は，OTC医薬品や医療機器によるセルフメディケーションを行う．
　OTC医薬品の役割としては，
①軽度な疾病に伴う症状の改善
②生活習慣病などの疾病に伴う症状発現の予防（科学的根拠が証明されているものに限る）
③生活の質（QOL）の改善・向上
④健康状態の自己検査
⑤健康の維持・増進
⑥その他保健衛生

の6つがある．すなわち，医療機関を受診するほどではない体調の不良や疾病の初期段階に対処することを目的としている．
　日本薬剤師会では，「要指導医薬品，一般用医薬品販売の手引き」を作成し，標準的なOTC医薬品の販売手順を例示している（**図7-2-1**）[1]．

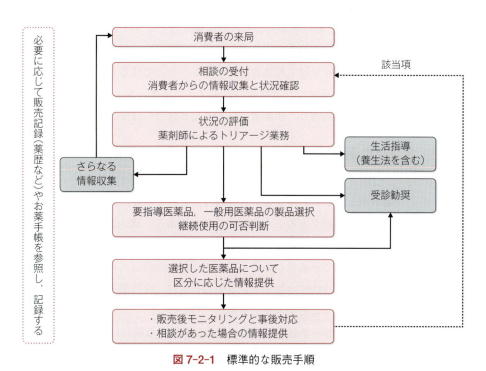

図7-2-1　標準的な販売手順

（文献1より転載）

1. 相談の受付，情報収集・状況確認

　薬剤師が相談を受け付けた際には，上述したようにすぐにOTC医薬品の販売に結び付けるのではなく，来局者の「抱えている問題を解決するための支援」が最も重要であることを念頭に置き，必要に応じてOTC医薬品の購入を提案する．医薬品の購入者に確認すべき基本的なポイントを示す．
①何のためにその医薬品を購入しようとしているか（購入者のニーズ，購入の動機）
②その医薬品の使用者は本人か，またはその家族か
③使用者は，小児や高齢者，妊婦が想定されるか（禁忌・注意事項の確認）
④使用者は，医療機関で治療を受けているか（禁忌・注意事項の確認）
⑤使用者は，アレルギーや副作用の経験があるか（禁忌・注意事項の確認）
⑥併用薬はあるか（相互作用の確認）

　その他，OTC医薬品は常備薬として購入されることもあるので，すぐに使用されるかについても確認する．

　OTC医薬品を販売するに当たっては，来局者の症候から疾患と病態を推測・評価する必要がある．そのためには，標準的な医療面接手順である「LQQTSFA」（Location：部位，Quality：性状，Quantity：程度，Timing：時間と経過，Setting：状況，Factor：寛解・増悪因子，Assocated manifestation：随伴症状）が役に立つ（**表7-2-2**）．

2. 状況の評価

　薬剤師は，相談者から得られた情報をもとにトリアージを行う．すなわち，「OTC医薬品の使用が適しているか」「受診勧奨」「生活指導（養生法を含む）」のいずれかに判断を振り分けて相談者に提案する．ここで注意しなければならないのは，薬剤師によるトリアージ業務は，セルフメディケーションを支援するための手段であり，病名を判断し，相談者に伝えるなど医師の診療行為と混同しないことである．

3. OTC医薬品の製品選択，継続使用の可否判断

　OTC医薬品は，一般消費者が自ら選択し，使用するものである．すなわち，製品選択および購入の決定権をもつのは消費者であり，薬剤師の役割は消費者が適切に医薬品を選択できるよう支援することにある．購入希望者の中には，TVのCMや新聞広告によって，購入を希望する製品名を決めている人もいるが，中にはその製品が適応外で不適切な場合も想定できる．販売に当たっては，来局者の訴える症状と医薬品の特性が合致している製品を選び，専門家としてその根拠を明確に示し理解してもらうことが重要である．

　また，スポーツ選手に製品を選択・助言する場合には，「うっかりドーピング」の防止についても注意が必要である．市販のかぜ薬や胃腸薬の中にもドーピング陽性になり得る医薬品があるので，スポーツ関係者に医薬品を販売する際には，要指導

表 7-2-2　症候を把握するための質問方法の例

質問の分類	具体的な内容
症状の発生部位 （L：どこが）	どの部位に症状が感じられるか．その範囲は広がっているか
性状 （Q：どのように）	症状発生部位に腫れや発赤など外見上の特徴はあるか
程度 （Q：どれくらい）	症状はひどくなっているのか，それともおさまってきたか．苦痛は我慢できる程度か
時間・経過 （T：いつ）	症状をいつ自覚したか．症状はずっと続くか．それとも特定の時間に発生するか
原因推定 （S：きっかけは） （F：寛解・増悪因子）	症状発生の原因は何であると相談者は思っているか どんな場合に悪くなる（良くなる）のか
随伴症状 （A：その他の症状）	主訴に伴って起こる症状があるか（頭痛が主訴の例：熱がある，めまいがする，吐き気がする，ものの見え方がおかしいなど）

（文献 1 より改変）

医薬品，一般用医薬品の分類にかかわらず，配合成分に注意して販売しなければならない．なお，ドーピング陽性になり得る医薬品の成分については，第 7 章「6. スポーツ領域での医薬品適正使用」（p.303）を参照されたい．

4. 販売後モニタリングと副作用への対応

　副作用への対応は，医療用医薬品と OTC 医薬品では大きな違いがある．医療用医薬品では，医師がリスクとベネフィットのバランスを勘案し，ベネフィットが上回ると判断されれば医薬品の使用を継続する．一方，OTC 医薬品では，軽度な疾病に伴う症状の改善などを図ることが目的であるため，その使用を中断する不利益よりも重大な副作用を回避することが優先される．抗コリン薬による口の渇きなど，軽度で消失が期待できる程度の一過性の軽い副作用であれば，慎重に使用を続けて様子をみることも可能であるが，症状が継続または悪化する可能性が少しでも疑われた場合は，医薬品の使用をすぐに中止し，医師または薬剤師に相談するように伝える．

　医薬品を使用後，経過が急速で生命を脅かす危険がある重篤な副作用の一つに，アナフィラキシーショックがある．アナフィラキシーショックは，医薬品の成分に対する即時型の過敏反応（Ⅰ型アレルギー反応）である．発生の頻度は低いが，医薬品投与後，通常，5〜30 分以内で死に至る可能性があるリスクの高い副作用である．一般に，以前アレルギー反応を起こしたことがある医薬品の再投与後に発現することが多いとされる．初期症状は，蕁麻疹や瘙痒感，紅斑，皮膚の発赤など全身性の皮膚症状であり，消化器症状や呼吸困難などの呼吸器症状も現れる．さらに急激な血圧低下が起こり，意識障害を生じる．一刻を争う症状であり，救急車を呼ぶなどの対応により，すぐに救急救命処置の可能な医療機関への受診が必要である．リス

ク因子として，医薬品でのアレルギーの既往歴，食物アレルギー，喘息などが挙げられ，牛乳アレルギーをもつ人ではタンニン酸アルブミンを成分として含むOTC医薬品の使用は禁忌である．また，カゼインを添加物として含む医薬品に対しても注意が必要である．

治療にはアドレナリン製剤が用いられるが，α遮断薬を使用している患者ではβ刺激作用が優位になるため昇圧作用の反転が生じ，低血圧が現れるため併用禁忌である．通常，OTC医薬品の販売においても，薬剤師は薬歴の作成やお薬手帳への記入が望ましいとされているので，搬送先の医療機関と連携をとり，患者の医療用およびOTC医薬品の服薬状況などを薬歴やお薬手帳から情報提供する必要がある．

文献

1) 日本薬剤師会：要指導医薬品，一般用医薬品販売の手引き　地域の住民から信頼される「かかりつけ薬剤師・薬局」になるために　改訂第2.1版，2017年12月．

3 健康食品・サプリメント

A 健康食品の分類

　食品とは，医薬品，医薬部外品および再生医療等製品以外のすべての飲食物をいう（食品安全基本法第2条）．食品のうち，国が定めた安全性と効果に関する基準を満たし，機能性を表示できる食品を保健機能食品といい，その中には「特定保健用食品（トクホ）」「栄養機能食品」および「機能性表示食品」の3種類がある．一方，食品の中には「健康食品」と呼ばれる食品もあるが，この用語は法令などで定義されたものではない．一般的に健康食品といわれるものには，栄養補助食品，サプリメント，ダイエット食品などがあるが，法令上の取り扱いは，保健機能食品以外の一般食品である．サプリメントやダイエット食品などは，行政的な表現として「いわゆる健康食品」と呼ばれるが，これは国が保健機能や健康効果に関する表示を許可していない一般食品のことである（**図 7-3-1**）．

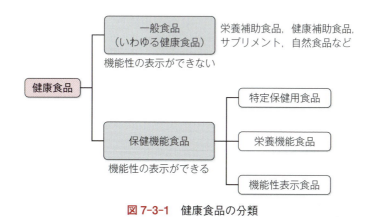

図 7-3-1　健康食品の分類

B 保健機能食品

1. 特定保健用食品

　特定保健用食品とは，安全性および有効性などの科学的根拠を示して，製品ごとに国の審査のもと消費者庁の許可を受けた食品である．医薬品ではないので，疾病の治療に用いることはできず，あくまで健康維持をサポートするものとなる．すなわち，食生活などが原因となって起こる「生活習慣病などに罹患する前の人」もしくは「境界線上の人」が対象となる．特定保健用食品の有効性の審査基準は，関与成分の作用機序が明確にされていることが必須で，ヒトを用いたランダム化比較試験（RCT）で得られた有効性の結果について，危険率5％以下で統計処理を行い，有意差を証明できることである．主な特定保健用食品を**表 7-3-1** に示した．一方，作用機序が不明確であったり，危険率5％以下で有意差が証明できない場合には，条件付き特定保健用食品となる（**表 7-3-2**）．

表 7-3-1　主な特定保健用食品とその用途

表示内容	保健機能成分
おなかの調子を整えるなど	各種オリゴ糖，ビフィズス菌，各種乳酸菌，食物繊維など
食後の血糖値が気になる方に適している，糖の吸収を穏やかにするなど（血糖関係）	難消化性デキストリン，小麦アルブミン，グアバ茶ポリフェノール，L-アラビノースなど
血圧が高めの方に適するなど（血圧関係）	ラクトトリペプチド，カゼインドデカペプチド，杜仲茶配合体（ゲニポシド酸）など
コレステロールが高めの方に適するなど（コレステロール関係）	キトサン，大豆タンパク質，低分子化アルギン酸ナトリウム
食後の血中中性脂肪の上昇を抑える，体脂肪が気になる方に適しているなど（脂肪関係）	グロビンタンパク分解物，コーヒー豆マンノオリゴ糖など

（文献1より改変）

表 7-3-2　特定保健用食品の科学的根拠の考え方

試験 作用機序	ランダム化比較試験 危険率5％以下	ランダム化比較試験 危険率10％以下	非ランダム化比較試験（危険率5％以下）
明確	特定保健用食品	条件付き特定保健用食品*	条件付き特定保健用食品*
不明確	条件付き特定保健用食品*	条件付き特定保健用食品*	―

＊：特定保健用食品の審査で要求される有効性の科学的根拠のレベルには届かないものの，一定の有効性が確認される食品．

（文献2より改変）

2. 栄養機能食品

栄養機能食品は，栄養成分（ビタミン，ミネラル）の補給のために利用される食品で，栄養成分の機能を表示できる食品である．規格基準に適合すれば許可申請や届出などの手続きは不要で，栄養機能を表示できる．規格基準とは，1日当たりの摂取目安量に含まれる当該栄養成分量が定められた上・下限値の範囲内にあることを意味する．栄養機能の表示は，決められた定型文でなければならないが，定型文以外の注意を要するものには，注意喚起表示などを示す必要がある．機能表示ができる栄養成分を表7-3-3に示す．

3. 機能性表示食品

機能性表示食品は，2015年4月より始まった新しい制度である．特定保健用食品は，事業者が表示許可を得るために製品ごとに国への申請が必要となり，時間的にも費用的にも多くの労力を必要とした．一方，機能性表示食品は，特定保健用食品と異なり消費者庁長官の個別許可は不要で，事業者の責任において科学的根拠に基づいた機能性を表示する食品である．安全性や有効性に関する根拠は，販売前に消費者庁長官に届け出なければならない．対象者は，特定保健用食品と同様に，疾病に罹患していない人である．機能性表示食品制度の基本的な考え方を図7-3-2に示す．機能性表示を行うに当たって必要な科学的根拠は，ヒトを対象とした臨床試験の結果を用いることに加え，システマティックレビュー（研究レビュー）による評価も可能である．システマティックレビューでは，データベースを用いて論文を抽出し，その中から適切な論文を絞り込み，機能性表示食品の最終製品または機能性関与成分に機能性があることを証明する．当然のことながら，事業者の都合のよい論文だけを意図的に抽出・絞り込みを行うことはできず，不都合な論文があった場合は，それも含めて「機能性」を評価しなければならない．

表7-3-3 機能表示ができる栄養成分

脂肪酸 （1種類）	n-3系脂肪酸
ミネラル （6種類）	カルシウム，カリウム*，亜鉛，銅，マグネシウム，鉄
ビタミン （13種類）	ナイアシン，パントテン酸，ビオチン，ビタミンA，ビタミンB_1，ビタミンB_2，ビタミンB_6，ビタミンB_{12}，ビタミンC，ビタミンD，ビタミンE，ビタミンK，葉酸

＊錠剤，カプセル剤などの形状の加工食品にあっては，カリウムを除く．

（文献3より作成）

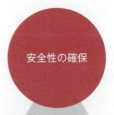

図 7-3-2　機能性表示食品制度の基本的な考え方
（文献4より転載）

C　サプリメント

　サプリメントは，いわゆる健康食品の一つであり，食品安全基本法上は一般的な食品と変わらない．サプリメントというと米国の"Dietary Supplement"のように，特定成分が濃縮された錠剤やカプセル形態のものが該当すると考えられるが，日本においてはスナック菓子や飲料までサプリメントと呼ばれることがある．日本ではビタミンやミネラルが栄養機能食品の規格基準を満たしていれば栄養機能食品に分類されるため，狭義におけるサプリメントとは，いわゆる「健康食品」を指す．また，ビタミンを含む錠剤やカプセル剤は医薬品や医薬部外品としても流通しており，これらも含めて「サプリメント」と誤認している人も少なくない．医薬品や医薬部外品は当然のこと，栄養機能性食品の栄養成分の安全性と有効性のエビデンスも蓄積されているが，いわゆる健康食品に分類されるサプリメントに関しては，そのエビデンスを証明できるものはほとんどない．したがって，一口にサプリメントといっても，医薬品や栄養機能性食品，一般食品など，どれに分類されているかを確認することが重要である．
　サプリメントを選定するときの注意点は，上述したようにその製品がどの分類にあるかを確かめることにある．薬剤師などが消費者にサプリメントを勧めるとすれば，医薬品と医薬部外品を除けば，栄養機能性食品に該当するものが候補となる．ただし，栄養機能性食品であっても食品であるため，医薬品のような疾病に対する効果を期待することはできない．あくまで，日常の食事において不足したビタミンやミネラルの補充で使用されるものである．医薬関係者は，やみくもに消費者に対

しサプリメントを販売するのではなく，バランスのよい食事を日々摂るように心がければ，健康上，必要不可欠な栄養成分を十分に摂取できることを伝える必要がある．それでもなお，不足しがちな栄養素がある場合は，サプリメントで補うことを消費者に伝えることが肝要である．

D 保健機能食品・サプリメントの安全性・有効性

保健機能食品やサプリメントは，疾病の治療に用いるものではなく，健康維持や疾病の予防に用いる食品である．そのため，安全性に関する情報が最も重要である．サプリメント販売時のポイントを示す．

- 購入希望者が，本当にその栄養素が不足している状態にあるのか．過剰摂取してもほとんど効果がないことを理解しているか．
- 購入しようとする製品の原材料，栄養成分，保健機能表示を確認し，その製品が購入希望者の必要とする保健機能を補助することができるか．
- 栄養機能に偏った情報だけでなく，注意点や安全性に関する情報も収集し，安全性が高く，購入希望者の体質にも合致しているか．
- 購入希望者が，サプリメントだけに頼るのではなく，食生活の改善や運動の重要性を理解できているか．理解できていないようであれば，まずは生活習慣の改善を提案する．

なお，保健機能食品やサプリメントなど「健康食品」の有効性，安全性の情報は，医薬基盤・健康・栄養研究所のウェブサイトから入手することができる[5]．

文献

1) 消費者庁：特定保健食品制度について．平成27年2月17日．〈https://www8.cao.go.jp/kisei-kaikaku/kaigi/meeting/2013/wg3/kenko/150217/item1-2.pdf〉（2019年9月6日アクセス）
2) 山田和彦ほか：保健機能食品の課題と展望．日本栄養・食糧学会誌，70：91-99，2017．
3) 平成27年内閣府令第10号：食品表示基準 別表第11．〈http://www.saqp.jp/Topix/20150530-pdf.pdf〉（2019年9月6日アクセス）
4) 消費者庁：「機能性表示食品」って何？．〈http://www.caa.go.jp/policies/policy/food_labeling/about_foods_with_function_claims/pdf/150810_1.pdf〉（2019年4月23日アクセス）
5) 医薬基盤・健康・栄養研究所：「健康食品」の安全性・有効性情報．〈https://hfnet.nibiohn.go.jp/〉（2019年9月11日アクセス）

4 インターネット販売

A 処方箋調剤とインターネット

　米国をはじめとする諸外国においては，調剤薬局へのアクセスが限定されていることなどから，一定の要件のもとでインターネットを介した処方箋応需が認められている〔オンラインファーマシー(on-line pharmacy)，インターネットファーマシー(internet pharmacy)〕．この場合，調剤された医薬品は，患者宅に郵送される．これに対してわが国においては，処方箋調剤については対面による患者インタビュー，服薬指導を基本としており，インターネットなどを介した処方箋応需・調剤・投薬は認められていない．

B 一般用医薬品のインターネット販売にかかる法規制

　わが国においては，薬局をはじめとする医薬品を販売する店舗に対してアクセスが悪い僻地への医薬品の供給手段として，配置販売が重要な役割を担っていた．しかし，インターネットの普及に伴い，店舗を介さない新たな販売形態を求める声がインターネットショッピング事業者などから高まっていった．一方で，医薬品の安全かつ適正な使用の観点から，一定の販売規制が必要であるとの意見も専門家から寄せられていた．なお当時，医薬品のインターネット販売を推進する必要性の一つとして，離島など僻地への医薬品の供給が挙げられていたが，2011年に長崎県の離島で行われた調査では，インターネット販売を希望する消費者は6.0%にすぎなかったことが報告されている[1]．

　以上の背景を受け，一般用医薬品のインターネット販売について，2009（平成21）年6月の改正薬事法施行に際して，厚生労働省は第一類医薬品，第二類医薬品のインターネット販売を禁止し，第三類医薬品（当時の販売高構成比33%）のみを許可する厚生労働省令を公布した．これに対して，すでに医薬品のインターネット販売に着手していた事業者は，当該規制は違法であると提訴した．一審では国側が勝訴したものの，控訴審（二審）では国側が敗訴し，上告審（最高裁）で2013年1月に国側敗訴が確定した．この最高裁判決では，「インターネット販売を省令により一律に禁止することは薬事法の立法趣旨から逸脱している」と判断された[2]．

4 インターネット販売

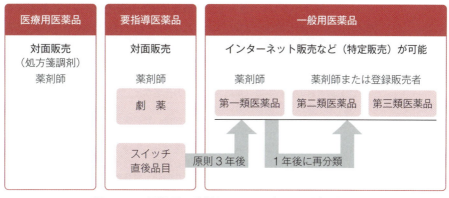

図 7-4-1 医薬品の分類とインターネット販売の可否
一般用医薬品はインターネット販売が可能であり，第一類は薬剤師，第二類および第三類については薬剤師または登録販売者が専門家として販売にあたる．

　当該判決を受けて，一般用医薬品のインターネット販売制度・規制を盛り込んだ薬事法・薬剤師法の改正が行われ，2014（平成 26）年 6 月に施行された．現行の法規制では，医療用医薬品（処方薬）および要指導医薬品（処方箋不要）は対面販売に限定し，第一類医薬品～第三類医薬品までの一般用医薬品はすべてインターネット販売が可能となっている（**図 7-4-1**）．要指導医薬品には劇薬とスイッチ直後品目（医療用医薬品から移行して間もないためリスクが確定していない医薬品）が含まれるが，後者については原則として 3 年で一般用医薬品（当初は第一類医薬品）に移行され，インターネット販売が可能となる．

C　わが国における一般用医薬品インターネット販売の要件

1. 施設の要件など

　インターネットや通信販売カタログ，電話（テレフォンショッピング）などの手段による一般用医薬品の販売は，薬機法上は「特定販売」と呼ばれる．インターネット販売などの特定販売ができるのは，薬局や店舗販売業（薬店）の許可を取得している実店舗とされている．もちろん薬局や店舗販売業には構造設備の基準が定められており，インターネット販売を行う薬局などもこれに従う必要がある．また，販売できるのは実店舗にある医薬品であり，実物を店舗とは別の物流倉庫などにストックしておき販売するといった行為は認められていない．また，実店舗もガイドライン上は週 30 時間以上を目安に開店することとなっている．
　以上のことから，実店舗を伴わない「インターネット販売専門のバーチャルな薬局」という事業形態は認められていない．また，インターネット販売を行うウェブサイトには，店舗の名称や実店舗の写真，薬剤師（または登録販売者）の氏名，連絡

表 7-4-1　インターネット販売に当たり販売サイトに記載すべき項目

基本的には実店舗と同様の情報が求められるが，†印を付したものは，店舗での販売に加えてインターネット販売を行う場合に追加で規定されている項目である．

1. 薬局または店舗の管理及び運営に関する事項
   (1) 許可区分（薬局または店舗販売業）
   (2) 許可証の記載事項（薬局開設者等の氏名など）
   (3) 薬局または店舗管理者の氏名
   (4) 店舗に勤務する専門家の区分（薬剤師，登録販売者），氏名，担当業務
   (5) 現在勤務している専門家の区分（薬剤師，登録販売者），氏名†
   (6) 取り扱う要指導医薬品及び一般用医薬品の区分
   (7) 勤務者の名札等による区別に関する説明
   (8) 営業時間，営業時間外で相談可能な時間，営業時間外で注文を受け付ける時間
   (9) 開店時間とインターネット販売を行う時間が異なる場合，それぞれの時間†
   (10) 相談時および緊急時の電話番号その他連絡先
2. 要指導医薬品および一般用医薬品の販売に関する制度に関する事項
   (1) 要指導医薬品，第一類医薬品，第二類医薬品および第三類医薬品の定義ならびにこれらに関する解説
   (2) 要指導医薬品，第一類〜第三類医薬品の表示に関する解説
   (3) 要指導医薬品，第一類〜第三類医薬品の情報の提供および指導に関する解説
   (4) 要指導医薬品の陳列に関する解説
   (5) 指定第二類医薬品のサイト上での表示等に関する解説
   (6) 指定第二類医薬品の購入者に，禁忌を確認することおよび使用について専門家に相談することを勧める表示
   (7) 一般用医薬品のサイト上での表示等に関する解説
   (8) 副作用被害救済制度に関する解説
   (9) 個人情報の適正な取扱いを確保するための措置
   (10) 自治体，業界団体などの苦情相談窓口など
3. 薬局又は店舗の外観写真†
4. 店舗での一般用医薬品の陳列の状況を示す写真†
5. インターネット販売を行う医薬品の使用期限†

（薬機法施行規則 別表第1の2および同第1の3より作成）

先などの情報を掲載することが必要である．掲載すべき具体的な項目については，薬機法施行規則の別表第一の二および同第一の三に記載されている（**表7-4-1**）．また，インターネットを介した一般用医薬品の販売サイトの一覧が，厚生労働省のウェブサイトから公開されている[3]．

2. 専門家による販売

一般用医薬品のインターネット販売に当たっては，専門家（一般用医薬品の区分に応じて，第一類医薬品では薬剤師，第二類医薬品または第三類医薬品では薬剤師または登録販売者）が行うこととされており，そこでの専門家の関与は，店頭販売と同等のレベルが求められている．例えば店頭販売では，営業時間内には必ず専門家が常駐し，名札などを着用し，情報提供や販売を行った専門家の氏名を購入者に伝えることとされている．インターネット販売においても，専門家の氏名がウェブサイト上に明示され，それぞれの勤務時間（シフト表など）が明示されていること，情報提供や販売を行った専門家の氏名を購入者に伝えることなどが規定されている．

3. インターネット販売の流れ

一般用医薬品のインターネット販売の流れは以下のとおりである（**図 7-4-2**）[4].

① 使用者の状態などの確認

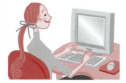
（購入者）

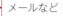
メールなど

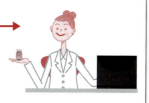
（専門家）

・性別，年齢
・症状
・副作用歴の有無およびその内容
・持病の有無およびその内容
・医療機関の受診の有無およびその内容
・妊娠の有無，授乳中であるか否か
・その他気になる事項など

＊第二類医薬品では，個別の情報提供は努力義務とする．
＊第二類医薬品・第三類医薬品など，情報提供が義務ではない場合に使用者から確認する内容などは，各専門家が判断する．入手した情報を踏まえ，専門家が販売可能と判断した場合は，②③の手続きを経ずに販売可能である．

② 使用者の状態などに応じた個別の情報提供など

メールなど

・用法・用量
・服用上の留意点（飲み方や，長期に使用しないことなど）
・服用後注意すべき事項（○○が現れた場合は使用を中止し，相談すること）
・再質問などの有無　など

③ 提供された情報を理解した旨などの連絡

メールなど

・提供された情報を理解した旨
・再質問・ほかの相談はない旨

＊再質問がある場合は，専門家から購入者に回答の上，再質問の有無を再度確認する．購入者から回答を理解した旨と，再質問・他の相談などがない旨の連絡が来た段階で④へ進む．

④ 販売（商品の発送）

図 7-4-2　インターネット販売の流れ

（文献 4 より改変）

1）使用者の状況などの確認
購入者は，ウェブサイトのフォームや電子メールなどにより，使用者の年齢，性別，症状，ほかの医薬品の使用の有無，購入しようとする医薬品の使用経験，副作用歴の有無，妊娠・授乳の有無などといった必要な情報を，店舗の専門家に対して送信する．

2）使用者の状態などに応じた個別の情報提供など
専門家は，購入者に対して用法・用量，服用上の注意事項，副作用発生時の対応など，使用者の状態に応じた個別の情報提供を行う．

3）提供された情報を理解した旨などの連絡
購入者は，提供された情報を理解し，再質問がない旨を専門家に対して返信する．

4）商品の発送
問題ないことを確認したら商品を発送する．

D　一般用医薬品のインターネット販売における禁止事項

一般用医薬品を販売するには薬局または店舗販売業の許可が必要だが，薬局開設者，店舗販売業者に対しては，インターネット販売の場合も含めて，以下のような禁止事項が定められている．

1）競売（オークションによる販売）の禁止
「医薬品を競売に付してはならない」と定められている（薬機法施行規則第15条の4，同147条の5）．

2）購入者によるレビュー，口コミ，レコメンドの禁止
一般用医薬品の販売にあたり，その医薬品を購入もしくは使用した者による意見（レビュー，口コミなど），その他医薬品の使用が不適正なものとなるおそれのある事項を表示してはならない旨が定められている（薬機法施行規則第15条の5第1項，同147条の6第1項）．

3）購入・閲覧履歴に基づくバナー広告などの禁止
医薬品の購入やウェブサイトの閲覧履歴などに基づいて，自動的に医薬品の購入などを勧誘する方法（行動ターゲティング広告，検索連動型広告など），その他医薬品の使用が不適正なものとなるおそれのある方法により広告をしてはならない旨が定められている（薬機法施行規則第15条の5第2項，同147条の6第2項）．

E　違法な医薬品などの電子商取引の現状と対策

近年では，インターネットオークション，フリーマーケットアプリケーション

（フリマアプリ）などに代表されるように，一般消費者同士の電子商取引（consumer to consumer；C to C）を支えるプラットフォームが発達している．このため，医薬品のC to C取引が問題となっている．すなわち，インターネットオークションサイトやフリマアプリ上で，多くの医薬品が違法にC to C取引されている現状が複数報告されている[5,6]．こうした違法取引を防ぐためにも，薬剤師をはじめとする医療関係者や行政などによる啓蒙活動とともに，C to Cプラットフォームを提供する事業者による指導・監視活動がより強化されることが望まれている．さらに，インターネットを介した無許可・未承認医薬品（unapproved drug）の取引も問題とされている．国内においては，医薬品として承認されていないいわゆる健康食品などに効能・効果を標榜してインターネットオークションなどでC to C取引をする行為も問題視されている[7]．

また国際的な電子商取引の拡大に伴い，海外からの無許可・未承認医薬品や偽造医薬品（counterfeit drug）の広告・販売，これらを取り次ぐ個人輸入サイトの存在などが問題視されている．わが国では，医薬品販売業が許可制となっていることなどから，正規のサプライチェーンを介した偽造医薬品は大きな問題とはなっていないものの，海外のインターネットサイトからさまざまな偽造医薬品が流入するリスクが指摘されている．事実，厚生労働省や製薬企業が実施した海外インターネットサイトからの買い上げ調査の結果によると，ED治療薬を中心に，高い確率で偽造医薬品が販売されていることが判明している[8]．厚生労働省は，「あやしいヤクブツ連絡ネット」[9]を2013年に開設し，無承認無許可医薬品，指定薬物，違法ドラッグ（指定薬物などという）の販売および健康被害の発生状況などに関する情報収集に努めている．

世界的には，国際刑事警察機構（INTERPOL/ICPO）が，世界的な犯罪組織による偽造・不法医薬品（illicit drug）の製造販売が行われているとの報告書をまとめ，併せて，製薬企業と共同で偽造医薬品に対抗するための世界的な取り組みを継続している．すなわち，世界的な偽造・不法医薬品対策の一環として，2008年より毎年秋の1週間に，インターネット上の偽造医薬品を対象とした撲滅キャンペーン（Operation Pangea）を行い，成果を上げてきている．2018年のOperation Pangea Ⅸは10月9～16日に日本を含む116ヵ国機関の連携で実施され，世界中で859人が逮捕され，1,400万ドル相当（500トン）の偽造・不法医薬品が押収された[10]．

偽造医薬品以外にも，たとえ個人使用目的であっても，インターネットを介した海外からの医薬品の個人輸入には問題が少なくない．例えば，脳機能を高めると称した，いわゆる「スマートドラッグ」としてさまざまな医薬品が個人輸入されている実態があった．このため，2019年からは指定成分（アトモキセチンなど25種）を含む医薬品は数量にかかわらずあらかじめ薬監証明の交付を受けない限り，輸入禁止とされた[11]．現在，医薬品の個人輸入については，規制強化の方向で法改正の準備が進められている．

文献

1) 平山匡彦ほか：離島での対面調査から見えてきた一般用医薬品使用に関する実態と課題．薬学雑誌，133：913-922，2013．
2) 裁判所 COURTS IN JAPAN：平成24年（行ヒ）第279号 医薬品ネット販売の権利確認等請求事件．最高裁判所第二小法廷判決，平成25年1月11日．
3) 厚生労働省：一般用医薬品の販売サイト一覧．〈https://www.mhlw.go.jp/bunya/iyakuhin/ippanyou/hanbailist/index.html〉（2019年9月11日アクセス）
4) 厚生労働省：一般用医薬品のインターネット販売について．平成26年7月．
5) 大谷壽一ほか：インターネットオークションでの違法な医薬品取引と主催者による監視，削除の実態．薬学雑誌，135：529-534，2015．
6) 岸本桂子ほか：スマートフォン向けフリーマーケットアプリケーションにおける医薬品出品の現状と違反報告への対応．薬学雑誌，137：1533-1541，2017．
7) 大谷壽一ほか：インターネットオークションにおける無承認無許可医薬品の出品実態．医療薬学, *in press*.
8) 佐藤大作：偽造医薬品問題—日本と海外—．薬学雑誌，134：213-222，2014．
9) 厚生労働省：あやしいヤクブツ連絡ネット．〈http://www.yakubutsu.com/〉（2019年9月11日アクセス）
10) INTERPOL（国際刑事警察機構）Illicit online pharmaceuticals：500 tonnes seized in global operation. 2018年10月23日発表．〈https://www.interpol.int/News-and-Events/News/2018/Illicit-online-pharmaceuticals-500-tonnes-seized-in-global-operation〉（2019年9月6日アクセス）
11) 厚生労働省：脳機能の向上等を標ぼうする医薬品等を個人輸入する場合の取扱いについて．平成30年11月26日．

5 くすりの正しい使い方教育・薬物乱用防止教育

　わが国の公教育における「くすり」に関する教育は，「医薬品」と「薬物乱用防止」の2つの観点から実施されている．本項では，これら2つの観点について，薬の専門家である薬剤師，中でも学校薬剤師が扱うべき情報と果たすべき役割について解説する．

A　学校薬剤師の役割

1. 学校薬剤師の規定

　日本には，世界に類をみない学校薬剤師制度がある．学校保健安全法第23条1では，「大学以外の学校には，(略) 学校薬剤師を置くものとする」とされている．学校薬剤師は学校の設置者が任命・委嘱する地方公務員法上，非常勤の委託員の性格を有する特別職の職員である．したがって，地方公共団体が定める報酬はあるものの，本業・本務は別にあることから，地域の子どもたちが心身ともに健やかに育つことを願うボランティア精神によって支えられている仕事であるともいえる．

2. 学校薬剤師の職務

　学校薬剤師の職務内容については，学校保健安全法施行規則第24条に「学校薬剤師の職務執行の準則」として定められている．学校における保健活動は，保健管理と保健教育の2つに大別され，保健管理は学校保健安全法により「子どもの今を守ること」，保健教育は学習指導要領*により「子どもたちのよりよい明日を育むこと」を目指しており，学校薬剤師はそれら役割の一翼を担っている（図7-5-1）．

　2008（平成20）年1月17日付け中央教育審議会答申「子どもの心身の健康を守り，安全・安心を確保するために学校全体としての取組を進めるための方策について」では，「健康的な学習環境の確保や感染症予防のために学校環境衛生の維持管理に携わっており，また，保健指導においても，専門的知見を生かし薬物乱用防止や環境衛生に係る教育に貢献している」と評価されている．

---

*：文部科学省では，全国のどの地域で教育を受けても，一定の水準の教育を受けられるようにするため，学校教育法等に基づき，各学校で教育課程（カリキュラム）を編成する際の基準を定めており，これを「学習指導要領」という．

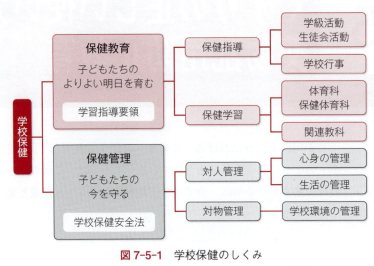

図 7-5-1　学校保健のしくみ

（文献1より改変）

一方,「子供に,生涯にわたり事故の健康管理を適切に行う能力を身に付けさせることが求められる中,医薬品は,医師や薬剤師の指導の下,自ら服用するものであることから,医薬品に関する適切な知識を持つことは重要な課題であり,学校薬剤師がこのような点について更なる貢献をすることが期待されている」とも述べられており,今後は医薬品に関する教育へのさらなる貢献が期待されている.

3. 教諭・薬剤師によるチーム・ティーチング

チーム・ティーチング（T.T.）とは,担当教諭と専門家などがそれぞれの役割を決めた上で,それぞれの専門性を生かして実践する授業形態を指す.保健学習としての実施については,授業計画,実施,評価は保健体育科の教諭によって行われることが基本となる.しかし,医薬品に関する専門的知識が必要とされることから,学校薬剤師が専門家の立場で授業に参画し,指導,助言を行うことが望まれる.一方,学校薬剤師は医薬品の専門家であるが,生徒が理解できる専門用語がどの程度であるかについてなどの知識や経験を十分にもち合わせているとは限らない.そのため,生徒が理解できる用語について学校から情報提供を受けるなどの事前の打ち合わせが重要となる.さらに,学校における健康に関する指導は,教育活動全体を通じて適切に行う必要があることから,コーディネーターとして養護教諭のサポートも不可欠である（**図 7-5-2**）.

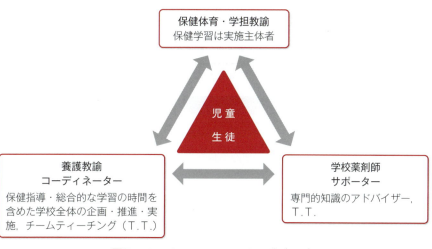

図 7-5-2　チーム・ティーチング（T.T.）

（文献 2 より改変）

B　くすりの正しい使い方教育

1. くすりの正しい使い方教育を取り巻く背景

　2000 年に世界保健機関（WHO）が「セルフメディケーションとは自分自身の健康に責任をもち，軽度な身体の不調は自分で手当てすること」と定義し，一般用医薬品の使用についてガイドラインをまとめた．わが国でも「セルフメディケーション」という言葉が浸透し，推進するための法整備が厚生労働省主体と，文部科学省主体の両面からなされた（**図 7-5-3**）．その背景には，わが国の国民医療費の増大など，社会保険制度の維持への危機感がある．
　「セルフメディケーション」の実践には，自分で判断・手当するための一定の知識が必要となることから，学校教育においても，子どもの発達段階に応じた医薬品の適正使用に関する知識の普及啓発が課題となっている．

2. 学校におけるくすりの正しい使い方教育の内容

　学校におけるくすりの正しい使い方教育を実践するに当たり，まず学習指導要領に基づく保健学習であるか，あるいは特別活動や総合的な学習の時間など，実践的な力を養う保健指導であるかを念頭に置く必要がある．保健学習，保健指導の最大の違いは，①保健体育教諭がメインで指導すること，②教える内容が決まっていること，③評価が発生することである．小学校では，医薬品に関する教育は学習指導要領に記載がないため，「保健指導」として行われる（**表 7-5-1**）．中学校・高等学校では，学習指導要領に則って「保健学習」として必ず行われるようになった一方，保健指導も可能である．

第7章 社会と医薬品情報

2000年 WHO がセルフメディケーションを提唱

セルフメディケーションとは
自分自身の健康に責任をもち，軽度な身体の不調は自分で手当てすること

《背景》少子高齢社会，増加する国民医療費等社会保険制度の維持も課題

厚生労働省

2002年11月
一般用医薬品承認審査合理化等検討会
- セルフメディケーションにおける一般用医薬品のあり方を提言

2006年6月
改正薬事法公布
- 医薬品全般のあり方全般を見直し
- 学校教育における啓発の必要性に言及

2009年6月
改正薬事法完全施行
- 一般用医薬品販売制度改定により第1〜第3類に分類
- 「登録販売者」を新設

2014年6月
改正薬事法一部改正
- ネット販売ができない「要指導医薬品」を新設
- 第1類〜第3類のインターネット販売解禁

2014年11月
「改正薬事法」改め「医薬品医療機器法（薬機法）*」完全施行
- 医薬品の使用における「国民の役割」を明記

＊医薬品，医療機器等の品質，有効性及び安全性の確保等に関する法律

文部科学省

2005年7月
中央教育審議会
- 医薬品の基礎知識を小・中学生がもつべきと提言

2008年1月
中央教育審議会総会
- 中学校で新規追加，高等学校でレベルアップと答申

2012年4月
中学校で新学習指導要領完全実施
- 中学校で医薬品の基礎を学ぶようレベルアップ

2013年4月
高等学校で年次進行で新学習指導要領完全実施
- 高校で医薬品の種類や販売制度等周辺知識を学ぶようレベルアップ

国民の役割とは？

薬機法
（国民の役割）
第1条の6　国民は，医薬品等を適正に使用するとともに，これらの有効性及び安全性に関する知識と理解を深めるよう努めなければならない．

図7-5-3　くすりの正しい使い方教育の背景と流れ

5 くすりの正しい使い方教育・薬物乱用防止教育

表 7-5-1　学校段階別「くすりの正しい使い方教育」関連学習指導要領

学校段階	小学校	中学校	高等学校
学年段階	記載なし	第3学年	入学年次およびその次の年次
単元		第7節　保健体育　［保健分野］ （4）　健康な生活と疾病の予防	第1部　保健体育　第2節　保健 （2）　生涯を通じる健康 イ　保健・医療制度及び地域の保健・医療機関
本文		オ　健康の保持増進や疾病の予防には，保健・医療機関を有効に利用することがあること．また，医薬品は，正しく使用すること．	医薬品は，有効性や安全性が審査されており，販売には制限があること．疾病からの回復や悪化の防止には，医薬品を正しく使用することが有効であること．
解説		医薬品には，主作用と副作用があることを理解できるようにする．医薬品には，使用回数，使用時間，使用量などの使用法があり，正しく使用する必要があることについて理解できるようにする．	医薬品には，医療用医薬品と一般用医薬品があること，承認制度により有効性や安全性が審査されていること，及び販売に規制があることを理解できるようにする．疾病からの回復や悪化の防止には，個々の医薬品の特性を理解した上で使用法に関する注意を守り，正しく使うことが必要であることを理解できるようにする．その際，副作用については，予期できるものと，予期することが困難なものがあることにも触れるようにする．

（文献 7 より作成）

　教育の内容について，「薬剤師が生徒に知ってほしい医薬品に関する内容」と学習指導要領に記載された「授業で生徒に理解してほしい医薬品に関する内容」は同じでないことを理解し，受け入れ側（生徒）の視点を考慮することに留意して実施することが望まれる．T.T. など事前打ち合わせにより得た情報をもとに，児童生徒に対し，できる限り平易な言葉で丁寧に説明することが大切である．

3. セルフメディケーション推進のための基盤づくり

　学校薬剤師が参画するくすりの正しい使い方教育には，別の効果も期待できる．薬剤師が積極的にくすり教育に参画することで「地域における薬剤師の存在感が高まる」ということである．"くすりで困ったら薬剤師に相談する"という態度の醸成が期待できる．

　また，これまで学校薬剤師は，主に保健管理（保健衛生の向上）に努めてきたが，生徒，保護者，教諭から顔の見える活動は限られていた．しかし，薬剤師が参画する「くすりの正しい使い方教育」が活発に実施されれば，児童生徒は自然に薬剤師が健康やくすりの専門家であることを理解することができる．2007（平成 19）年の医療法改正により，薬局が医療提供施設の一つとして位置付けられたことを受け，薬剤師が地域住民の健康づくりに寄与することがますます求められている．こうした教育をとおして，くすりの正しい使い方を学ぶとともに，薬剤師が健康やくすりの専門家であることを理解することが，セルフメディケーション推進のための基盤づくりとして大きな意味をもつ．

C 薬物乱用防止教育

1. 薬物乱用防止教育を取り巻く背景

近年，わが国の青少年の抱える健康課題が多様化，深刻化する中で，薬物乱用においては，危険ドラッグの登場や大麻事犯の増加，向精神薬の乱用が増加傾向にあるなど，薬物乱用の広がりが懸念されている（**図7-5-4**）．

薬物の乱用は国民の生命，身体に危害を及ぼすのみならず，家庭を崩壊させ，学校，職場，社会の秩序を乱し，国の活力を低下させるなど，その害悪は計り知れない．このため，薬物乱用に対する正しい知識の普及，啓発によりこれを許さない国民世論を形成していくことが何より大切である．

2. 喫煙，飲酒，薬物乱用に関する青少年の行動の実態と関連要因

国内外の研究によれば，未成年の喫煙や飲酒，また薬物乱用を含む青少年期の危険行動は，さまざまな社会的要因と個人要因の相互作用によって形成されることが明らかになっている（**図7-5-5**）．日常生活の中で生じるさまざまな問題をよりよく解決するために必要とされる心理社会的能力（ライフスキル）の低い青少年が特に社会的要因の影響を強く受けて，喫煙，飲酒，薬物乱用をはじめとするさまざまな危険行動を取りやすいとされている．

3. 一次，二次，三次予防の各段階に対応した指導・支援

一般に，喫煙，飲酒は薬物乱用へのゲートウェイドラッグ（入門薬物あるいは門戸開放薬）となっていることが指摘されており，未成年からの喫煙や飲酒開始を効果

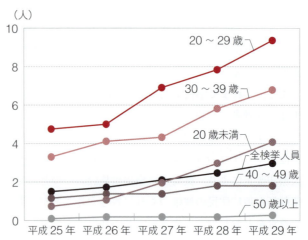

図7-5-4 人口10万人当たりの大麻事犯検挙人員の推移

（文献3より引用）

的に防止できれば，薬物乱用を防ぐことに繋がると考えられる．

したがって，最初の段階での防止，すなわち，まだ喫煙，飲酒を経験していない児童生徒を対象とする「一次予防」が最も本質的な予防策である．

4. 喫煙，飲酒，薬物乱用防止に関する教育の観点

薬物乱用防止に関しては，現在，第五次薬物乱用防止五か年戦略（薬物乱用対策推進会議2018年8月）が策定され，学習指導要領に基づく指導の充実をはじめ（**表7-5-2**），各法令の整備など総合的に対策が講じられている．

前述の青少年の危険行動の関連要因（**図7-5-5**）からもわかるとおり，学校で行われる喫煙，飲酒，薬物乱用防止に関する教育は，児童生徒の喫煙，飲酒，薬物乱用を防止するために行われることは当然であるが，「生きる力」の形成にも寄与するものでなければならない．Greenらのプリシード・プロシードモデルにおいては，健康教育による働きかけの対象となる要因を3つのカテゴリーに分けており（**図7-5-6**），これら3つの要因すべてに対して適切な働きかけをする必要がある．「ダメ．ゼッタイ」だけではない教育の充実が求められている．

したがって，学校においては，体育（保健領域），保健体育，道徳，特別活動にお

表 7-5-2 学校段階別「薬物乱用防止教育」学習指導要領

学校段階	小学校	中学校	高等学校
学年段階	第5学年及び第6学年	第3学年	入学年次およびその次の年次
単元	第9節 体育 G 保健 (3) 病気の予防	第7節 保健体育［保健分野］ (4) 健康な生活と疾病の予防	第1部 保健体育 第2節 保健 (1) 現代社会と健康 イ 健康の保持増進と疾病の予防
本文	(エ) 喫煙，飲酒，薬物乱用などの行為は，健康を損なう原因となること．	(ウ) 喫煙，飲酒，薬物乱用などの行為は，心身に様々な影響を与え，健康を損なう原因となること．また，これらの行為には，個人の心理状態や人間関係，社会環境が影響することから，それぞれの要因に適切に対処する必要があること．	喫煙と飲酒は，生活習慣病の要因になること．また，薬物乱用は，心身の健康や社会に深刻な影響を与えることから行ってはならないこと．それらの対策には，個人や社会環境への対策が必要であること．

（文献7より作成）

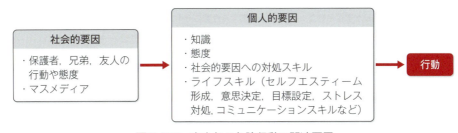

図 7-5-5 青少年の危険行動の関連要因

（文献4より改変）

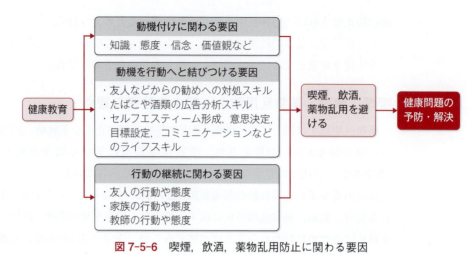

図 7-5-6 喫煙, 飲酒, 薬物乱用防止に関わる要因

(文献5より転載)

ける指導に加え, 総合的な学習の時間を利用した「健康」に関する横断的・総合的な学習活動なども活用しながら, 学校の教育活動全体を通じて指導を行うことが求められている.

その中で, 学校薬剤師による薬物乱用防止教育は, 専門家による指導として前述のチーム・ティーチング (T.T.) を含めほかの学校関係者, 地域の関係団体との連携を一層強化し, 実施することが望まれている. 学校での授業や「薬物乱用防止教室」を地域に公開することも, 社会包括的対策としても有用であろう.

文献

1) 文部科学省:我が国の教育経験について:健康教育(学校保健・学校給食)―我が国における学校保健の変遷と仕組み. 2002. 〈http://www.mext.go.jp/b_menu/shingi/chousa/kokusai/002/shiryou/020801ei.htm〉(2019年9月6日アクセス)
2) 加藤哲太:学校薬剤師との連携による医薬品に関する指導の展開. 学校保健研究, 56:416-419, 2015.
3) 政府広報オンライン:若者を中心に大麻による検挙者が急増!「誘われて」「興味本位で」が落とし穴に. 2019. 〈https://www.gov-online.go.jp/useful/article/201806/3.html〉(2019年9月6日アクセス)
4) JKYBライフスキル教育研究会 編:「きずなを強める心の能力」を育てる―JKYBライフスキル教育プログラム小学校5年生用, 東山書房, 2008.
5) 日本学校保健会:喫煙, 飲酒, 薬物乱用防止に関する指導参考資料―小学校編, 2010.
6) 日本学校保健会:「医薬品」に関する教育の考え方・進め方(平成23年版). 2011.
7) 文部科学省:小・中・高等学校学習指導要領解説.

6 スポーツ領域での医薬品適正使用

2020年東京オリンピック・パラリンピックの開催の決定などを受け，社会的にもドーピングへの関心が高まっている．本項では，スポーツ領域の医薬品適正使用のための医薬品情報と薬剤師の活動について解説する．

A アンチ・ドーピングを理解するための周辺情報

ドーピングは，競技力を高めるために禁止されている物質や方法を使用したり，それらの使用を隠したりする行為である．スポーツのフェアプレイ精神に反し，競技者の健康を損ね，スポーツそのものの価値を失わせるなど悪影響を及ぼす．ドーピング違反に該当する行為は世界アンチ・ドーピング規程（WADA Code）に定められており，この規程の遵守により，世界全体で標準化され，調和のとれたアンチ・ドーピング体制が運用されるに至っている．

1999年，国際的なドーピング防止活動に関する教育・啓発活動などを行うことを目的とする世界ドーピング防止機構（World Anti-Doping Agency；WADA）が設立された．わが国では，追って2001年9月に日本アンチ・ドーピング機構（Japan Anti-Doping Agency；JADA）が設立され，国内におけるドーピング検査およびアンチ・ドーピングに関する普及・啓発を実施している．

B アンチ・ドーピングに関する主な医薬品情報

1. 世界アンチ・ドーピング規程禁止表国際基準

WADAが策定する禁止物質および禁止方法を定めた一覧表であり，毎年1月1日に更新され，その年の12月31日まで有効となっている（**表7-6-1**）．毎年最新版の禁止表を確認する必要がある．

2. Global DRO（Global Drug Reference Online）

アメリカ，カナダ，イギリス，スイス，日本，オーストラリア，スウェーデンの7ヵ国がウェブサイト運営を展開しており，世界アンチ・ドーピング規程禁止表国際基準に則り，禁止物質・禁止方法か否かおよび投与経路について検索結果が表示

表7-6-1 世界アンチ・ドーピング規程禁止表国際基準（2019年1月1日発効）

常に禁止される物質と方法〔競技会（時）および競技会外〕	
禁止物質	
S0	無承認物質
S1	タンパク同化薬
S2	ペプチドホルモン，成長因子，関連物質および模倣物質
S3	β_2作用薬
S4	ホルモン調整薬および代謝調整薬
S5	利尿薬および隠蔽薬
禁止方法	
M1	血液および血液成分の操作
M2	化学的および物理的操作
M3	遺伝子および細胞ドーピング
競技会（時）に禁止される物質と方法	
禁止物質	
S6	興奮薬　a．特定物質でない興奮薬　　　b．特定物質である興奮薬
S7	麻薬
S8	カンナビノイド
S9	糖質コルチコイド
特定競技において禁止される物質	
P1	β遮断薬

（文献1より作成）

される．メール送信やPDFでの保存などの機能も備えており，365日，24時間，世界中から使用可能な汎用性のあるウェブサイトである．

3. 薬剤師のためのアンチ・ドーピングガイドブック

　日本薬剤師会，日本体育協会スポーツ医・科学専門委員会アンチ・ドーピング部会により，その年の国体開催県薬剤師会の協力を得て毎年作成されている．

　使用可能薬を一般用医薬品等・医療用医薬品に分け，さらにそれぞれ薬効群に細分し記載されており，使用可能薬を探す上で利便性の高いものとなっている．

C 薬剤師のアンチ・ドーピング活動と情報提供

ドーピング検査の対象となる競技者および競技者支援要員[*1]とスポーツ愛好家など広く一般国民に対する教育は，それぞれ必要な情報に違いがある．それぞれの立場の違いを把握し，階層化した適切な情報提供を行う必要がある．

1. 学校教育の現場における啓発活動

ドーピング防止に関する教育については，2013年度から，高等学校保健体育の学習指導要領に組み込まれており，その社会的関心は高い．学校薬剤師がドーピング防止に関する教育を実施することは，薬物乱用防止教育（p.295）などを実践してきたことから，さほど難しいことではない．学校教育の現場における「医薬品適正使用」に関する教育の一環として，今後ますます積極的に参画していくべき活動である．

2. スポーツ愛好家など広く国民一般に対する啓発活動

競技者とスポーツ愛好家には，ドーピング検査の有無という違いはあるが，ドーピングがスポーツの倫理的価値と健康を損なうという点については，区別なく広く理解を得る必要がある．また，近年の健康志向の高まりとともに，社会的なスポーツ熱はますます拡大している．特に中高年層では，生活習慣病対策としてスポーツに取り組む人も増えている．サプリメントや健康食品を愛用している場合には，その点も含め，薬剤師が健康サポートの一環として支援することができるだろう．

3. 競技者，競技者支援要員に対する啓発活動

競技者および競技支援要員に対しては，上記のスポーツ愛好家などへ啓発すべき事項に加えて，ドーピング・コントロール（ドーピング検査）の手続き，ドーピング防止に関する競技者の権利および責任，禁止表および治療目的使用にかかる除外措置，栄養補給剤に関する情報に関しても教育啓発が求められている．公認スポーツファーマシスト[*2]に限らずアンチ・ドーピングに関する知識は，すべての薬剤師がもち合わせるべきであろう．

さらに，医薬品使用可否の問い合わせや処方箋調剤時においても，使用可能医薬品であるかどうかの判断，競技者が適切な薬物治療を実践するための最後の砦とし

[*1]：競技に関わる指導者，トレーナー，監督，代理人，チームスタッフ，公式役職員，医師，医療従事者，親など．
[*2]：薬剤師の資格を有し，なおかつ最新のドーピング防止規則に関する正確な情報・知識など所定の課程を修めると日本アンチ・ドーピング機構（JADA）より認定される認定資格．

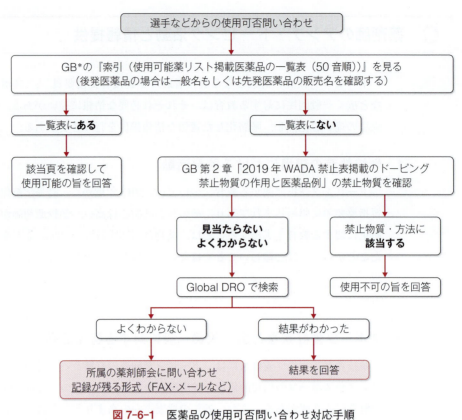

図 7-6-1 医薬品の使用可否問い合わせ対応手順
＊ GB：薬剤師のためのアンチ・ドーピングガイドブック

(文献2より改変)

ての役割も大変重要である．特に「うっかりドーピング」[*3]により，競技者が厳しい処分を受けることのないよう回避するための支援も責任をもって実施したい (**図 7-6-1**)．

参考文献

1) 日本アンチ・ドーピング機構：世界アンチ・ドーピング規程　禁止表国際基準　日本語版, 2019. 〈https://www.playtruejapan.org/code/provision〉(2019年9月6日アクセス)
2) 日本薬剤師会 編：薬剤師のためのアンチ・ドーピングガイドブック，2019年版.
3) 公益財団法人日本アンチ・ドーピング機構（JADA）ホームページ.

＊3：禁止物質を含む医薬品などをそれとは知らずに疾患を治療する目的で服用し，結果的にドーピング違反になってしまうこと．

おわりに

学会参加による最新情報の収集と利用
―薬剤師として「混ざる」「外へ出る」―

　20世紀末にはヒトゲノムの塩基配列が解読され，大きな可能性を生んだ一方で，生殖医療，がんの告知など，医の倫理と個人の権利をめぐる問題について対応する必要がある．行政，医療提供者の側ばかりでなく，国民とともに新しい価値観と医療のあり方を模索していく必要がある．21世紀に入ってからの生命科学の急速な進歩により，薬剤師として学ばなければならないこと，知らなければならないことが，20世紀に比較して非常に多くなっている．その一方で，医療をめぐる社会的，経済的な状況は，高齢化社会，ハイテク診断技術・治療技術，新薬などの導入などで変化している．さらに，一般市民の医療に対する意識の高まり，患者の権利をめぐる問題など，医師だけでなく薬剤師についても，薬剤の説明に対する要求，求められる個人的，社会的責任は一層増加し，厳しくなっている．

　このような時勢の中で，われわれ薬剤師は教わってきた内容，研究している内容の質が保証される必要がある．以前，「New England Journal of Medicine」に掲載されていたが，日本に限らず医師，薬剤師のクオリティー・コントロールというものがなされていない．つまり，質の保証がないということになる．では，どうすればよいか，ということを考える必要がある．

「混ざる」

　自分の研究については，学会の場などで発表すること．さらに，学会でほかの施設，ほかの職種の人々が発表している内容をよく聞いて，質問していくことが必要である．つまり，学会は研究について，他流試合をしていることになる．この他流試合により，薬剤師としてのある程度の均一な質を保つことができる．それゆえ，学会に参加するということは，1つの他流試合を行うということである．それも地域レベルの試合だけでなく，全国レベルでの試合ということである．他者と試合を行うということは，自分が行った研究などから述べたことが，どれだけ客観性があるかということを知ることができる．そのためにも，自分が参考とした資料については，どの文献の何ページに述べられているかなどを必ず言えなければならない．例えば，「このことについては学会誌「〇〇〇」の何年何号の何ページに掲載されている」などと答えるには，自分の専門分野の論文などについて一生懸命に読んでおかなければならない．つまり，勝手な思い込みでモノをいうのではなく，このような根拠（エビデンス）があるということを述べられなければならない．学会で発表するということは，自分の考えを整理すること，決められた時間内で自分の研究内容をまとめて伝えること，PPT (Power Point) などによるスライド作成の仕方について知ることになる．そして，学会などに出席することは，このように自分の行っていること，考えていることの方向性を知るとともに，ほかの出席者の意見を伺う絶好の機会であるといえる．学会によっては，薬学教育者，あるいは薬学部学生の討論の場などが設けられている．他大学の仲間と積極的に「混ざる（他流試合を行う）」ことも望まれる．

薬剤師として「混ざる」

　自分が行っている研究の発表については，学会など他流試合の場が設定され，決まった発表形式や時間などの条件のもとで行われている．決められた時間の中で，自分の研究成果をまとめることも大事なことである．しかし，薬剤師としての知識，見識，技量などについては他流試合を行うことは非常に難しい．そのためには，医師のように大学を卒業した後に，いくつかの病院の研修を受ける（あるいは勤務する）ということも1つの方法である．このようなことが実際に可能かどうかは別の問題であるが，1つの考え方である．

　日本では地域，会社，大学などの組織があり，そこに個人が属している．いわば「ムラ社会」である．ムラ社会では，どんなに一生懸命に頑張っても，どのレベルかを他人に評価されることがほとんどない．現在では徐々に変わりつつあるが，基本的には閉ざされていることが多いのが日本のシステムである．

　薬剤師が医療の担い手となったのは，薬剤師としての技量が，医療という大きな市場の中で薬剤師にしかできないものを作ってきたからである．薬剤師の質については，医療の世界で通用する人材を作り，日本に限らず世界で通用する質の高い薬剤師を育成することが望まれる．薬剤師に限ったことではないが，グローバルな世の中では多様性，国際性が必要である．

　このようなことから学会など，いろいろなものを見ることはとても大事なことである．なぜならば，多くのものを見ると，比較ができるようになる．しかし，インターネットなどが発達し「検索する」ことにより，学会に行かなくてもその場で情報が入手できてしまうことから，ほかと比較することができなくなっている．また，一緒にディスカッションするものの，ほかの施設ではどうなのかといった比較をすることが少ない．われわれは従来から「知識伝達型」の教育を受けてきた．しかし，「問題解決能力」を目指した教育もとても大切である．学会などで「混ざる」ためには，学生のうちから常に問題意識をもっていなければならない．薬剤師は医師とディスカッションし，処方設計時の薬剤選択，用量などの情報を支援し，患者の薬物療法について問題を解決していく中に参画していく責任があると考える．これらの責任は，薬剤師としての職務である調剤を基盤とするものである．

　われわれは入学試験では混ざっているが，その後の病院などでは混じることがなくなっている．少し混ざった方がよいのではないかと考える．学会などへの参加機会があれば，積極的に出席することをおすすめする．学会などでは自分の強さ，よさもみえる．一方で，弱さもみえてくる．言い換えれば，グローバル化が進む中で，自分が国内での医薬品情報については強いが，国外の情報については弱いということを知ることで，夢中になってがんばることになるということである．情報化の中，世界ではデジタル時代の教育法 "massine open online corines"，ディープラーニング（深層教育）などが行われている．このような媒体を有効に活用し，自分の力と視野の幅を知ることも大切なことである．そして，その結果をいかに利活用するかは本人のもっている情報量に依存するため，常日頃からの研鑽が必要である．

表 各学会等のウェブサイトアドレス

学　会	URL
日本薬学会	http://www.pharm.or.jp/
日本医療薬学会	http://www.jsphcs.jp/
医療薬学フォーラム クリニカルファーマシーシンポジウム	http://www.pharm.or.jp/
日本医薬品情報学会	http://jasdi.jp/
日本薬剤疫学会	http://www.jspe.jp/
日本医療情報学会	http://plaza.umin.ac.jp/~jami/
日本病院管理学会	http://www.jsha.gr.jp/
DIA（Drug Information Association）	http://www.dia.orghome/
FIP（International Pharmaceutical Federation（FIP））	https://www.fip.org/
ASHP（American Society of Health-System Pharmacists）	https://www.ashp.org/

ここに掲載した学会は関連する学会すべてではないため注意が必要である．

「学会」

　医薬品情報がかかわる学会は，さまざまな分野で数多くみられる．各学会の内容についてはウェブサイトなどから詳細な情報を入手することができる（**表**）．好奇心のある人は国内に限らず国外も視野に入れ，ぜひ最新の医薬品にかかわる情報を積極的に入手することをおすすめする．

「外へ出る」

　世界は強烈に変化している．そのような中で現在の特徴としては，あらゆる情報が誰にでも同じように見られることである．インターネット，スマートフォンの発達により，医療従事者だけでなく，患者も同様に，しかも容易にさまざまな情報（例えば，医薬品にかかわる情報）にアクセスすることができる．

　グローバルな世界ではさまざまな多様性，異質性に気づくことがある．特に，このような性質を有する薬剤師との出会いは価値や可能性をもたらすといえる．現在の日本の社会は多様性に欠けるだけでなく，国際性も決して高いとは言えないのではないかと思われる．われわれにはこのような情報を認識することが重要である．そのためには学生の段階から海外へ行くことが大切であると考える．特に海外の学会などでは同じ薬学生，薬剤師との違いを感じ取るだけでなく，日本を外から見ることができる．

　世界が大きく変化しているときこそ，将来薬剤師となる学生，あるいはすでに薬剤師として活躍している方々から従来以上に医薬品の情報の大切さに気づかされ，そして海外の薬剤師と出会うことにより，将来の薬剤師としての重要な人脈を築き上げることができる．そのためにも海外での学会に参加（できれば発表）することをすすめる．

（折井孝男）

参考資料　RMPの医療機関での利活用の一例
―RMPに紐づく患者さん向け資材の活用―

RMPの医療機関の活用事例を紹介します（事例は架空のものです）*.

【患者さん】
腎移植を受ける予定の32歳女性
対象薬剤：ミコフェノール酸　モフェチル（セルセプト®　免疫抑制剤）

【場面設定】
その患者さんと薬物療法の服薬面談を控えた若手薬剤師，鷺池さん．

面談では，患者さんからどういった質問をされるでしょうか．それに対してどう説明すればいいのでしょうか．

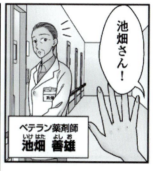
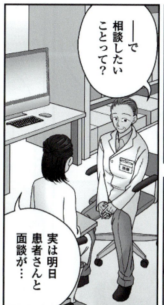
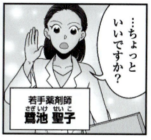

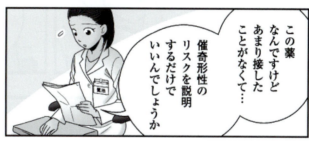

登場人物（架空の人物です）

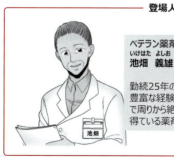

ベテラン薬剤師
いけはた　よしお
池畑　義雄
勤続25年の大ベテラン 豊富な経験と豊かな知識で周りから絶大な信頼を得ている薬剤師

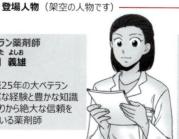

若手薬剤師
さぎいけ　せいこ
鷺池　聖子
大卒後4年目の若手．以前の上司である池畑さんに部署が変わった今でも指導を仰ぐ人懐っこく勉強熱心な薬剤師

＊：中外製薬株式会社：RMPで薬剤師力アップ．〈http://www.chugai-phama.jp/contents/zg/019/01〉（2019年8月11日アクセス）より一部転載．

妊娠適齢期の女性患者さんにとって重要な問題：催奇形性

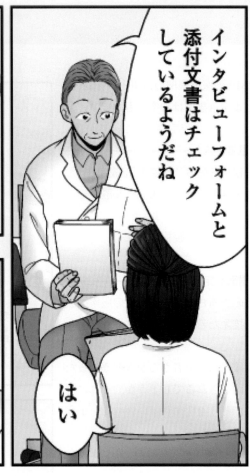
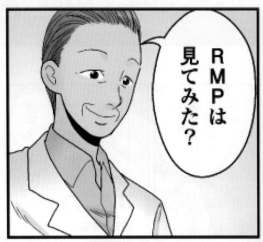
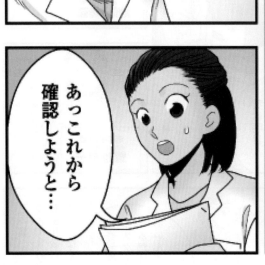
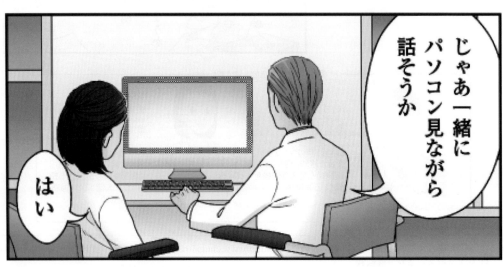

セルセプト®の添付文書をみてみましょう．

セルセプト®は，催奇形性のリスクがある薬なので，【警告】【禁忌】に避妊のことが記載されています．

このことは，勉強熱心な鷺池さんは当然理解していました．もちろん，セルセプト®に関しては催奇形性のリスクと避妊の重要性は説明する必要があります．

> ※すべての製品にRMPがあるわけではありません（新薬や一部の後発品などで存在）．また，RMPの安全性検討事項（リスク）は，製品特性に応じて記載されますので，催奇形性のリスクが必ず記載されているわけではありません（p.97参照）．

〔製品情報〕

2019年5月改訂（第1版）
貯　法：室温保存
有効期間：3年（カプセル）
　　　　　2年（懸濁用散）

免疫抑制剤
ミコフェノール酸　モフェチル製剤
劇薬、処方箋医薬品(注)

セルセプト®カプセル250
セルセプト®懸濁用散31.8%

CELLCEPT® Capsules
CELLCEPT® Powder for Oral Suspension

日本標準商品分類番号
87399

	カプセル	懸濁用散
承認番号	21100AMY00240	22700AMX00733
販売開始	1999年11月	2015年12月

(注)注意－医師等の処方箋により使用すること

1. 警告
〈効能共通〉
1.1 本剤はヒトにおいて催奇形性が報告されているので、妊娠する可能性のある女性に投与する際は、投与開始前に妊娠検査を行い、陰性であることを確認した上で投与を開始すること。また、本剤投与前から投与中止後6週間は、信頼できる確実な避妊法の実施を徹底させるとともに、問診、妊娠検査を行うなどにより、妊娠していないことを定期的に確認すること。[9.4、9.5参照]

〈臓器移植〉
1.2 本剤の投与は免疫抑制療法及び移植患者の管理に精通している医師又はその指導のもとで行うこと。

〈ループス腎炎〉
1.3 本剤の投与はループス腎炎の治療に十分精通している医師のもとで行うこと。

2. 禁忌（次の患者には投与しないこと）
2.1 本剤の成分に対し過敏症の既往歴のある患者
2.2 妊婦又は妊娠している可能性のある女性［9.5参照］
2.3 本剤投与中は生ワクチンを接種しないこと［10.1参照］

9. 特定の背景を有する患者に関する注意
9.4 生殖能を有する者
妊娠する可能性のある女性への使用に際しては、患者に次の注意事項についてよく説明し理解させた後、使用すること。本剤には催奇形性がある。[1.1、9.5、14.2.1参照]
9.4.1 本剤は催奇形性が報告されていること。
9.4.2 本剤の投与開始前に妊娠検査が陰性であるとの結果を確認すること。
9.4.3 本剤投与前、投与中及び投与中止後6週間は避妊すること。
9.4.4 本剤投与中は、追加の妊娠検査を行うなど、妊娠していないことを定期的に確認すること。妊娠が疑われる場合には、直ちに担当医に連絡すること。

9.5 妊婦
妊婦又は妊娠している可能性のある女性には投与しないこと。妊娠中に本剤を服用した患者において、耳（外耳道閉鎖、小耳症等）、眼（眼欠損症、小眼球症等）、顔面（両鼻隔離症、小顎症等）、手指（合指、多指、短指等）、心臓（心房中隔欠損症、心室中隔欠損症等）、食道（食道閉鎖等）、神経系（二分脊椎等）等の催奇形性が報告されている。本剤を服用した妊婦における流産は45〜49%との報告がある[1,2]。また、ラットで、脳露出、腹壁破裂（6mg/kg/日）等が、ウサギで、動脈管開存、胸部及び腹壁破裂（90mg/kg/日）等が報告されている。[1.1、2.2、9.4、14.2.1参照]

9.6 授乳婦
治療上の有益性及び母乳栄養の有益性を考慮し、授乳の継続又は中止を検討すること。動物実験（ラット）で乳汁中への移行（6mg/kg単回投与）が報告されている。ヒトでの乳汁移行に関するデータはない。[16.5.2参照]

（セルセプト®カプセル250・懸濁用散31.8%，2019年5月改訂より一部転載）

セルセプトのRMP

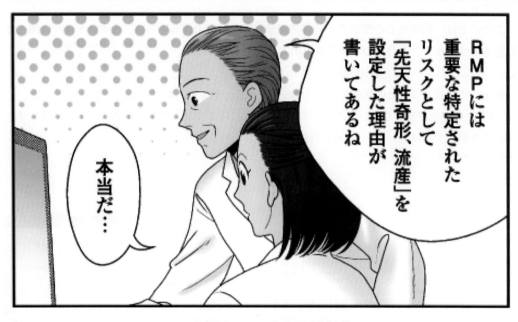

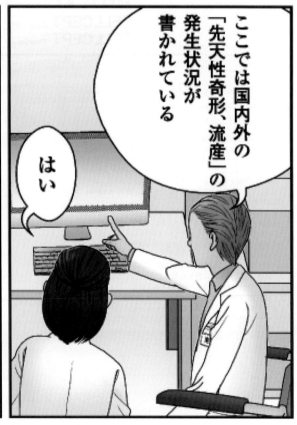

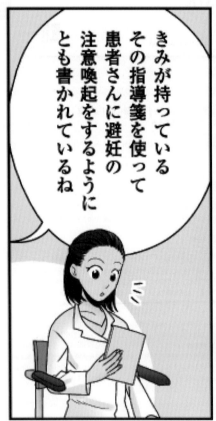

RMPを，薬剤師を中心とした医療関係者が共有し，活用することで，安全対策の一層の充実強化が図られ，服薬指導が充実したものになります．

　RMPは，医薬品ごとに3つの要素である安全性検討事項，医薬品安全性監視計画，リスク最小化計画についてまとめた文書ですが，追加のリスク最小化活動として，適正使用のための資材による情報提供があります．

　それでは，セルセプト®のRMPをみてみましょう．

　安全性検討事項の重要な特定されたリスクとして「先天性奇形，流産」が取り上げられており，その設定理由が詳細に記載されています．また，国内外の「先天性奇形，流産」発生状況が記載されています．

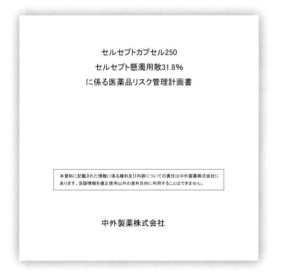

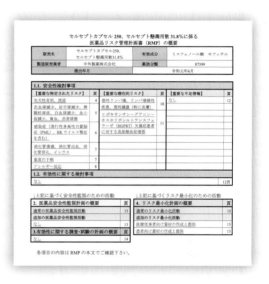

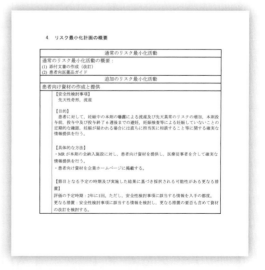

（セルセプトカプセル250・セルセプト懸濁用散31.8%に係る医薬品リスク管理計画書より一部転載）

RMPに紐づく資材の活用

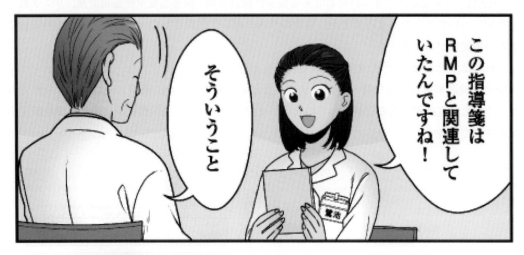

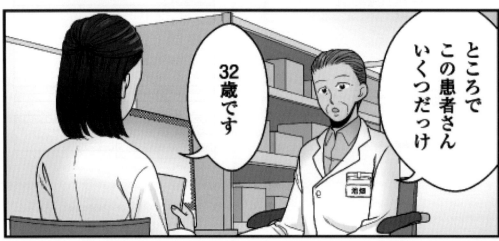

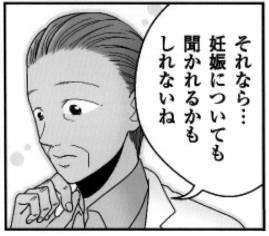

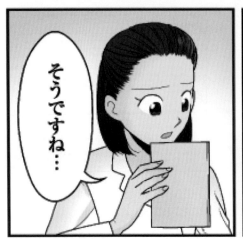

さらに、セルセプト®のRMPでは、妊娠中の本剤の曝露による「先天性奇形、流産」のリスク、妊娠する可能性がある患者さんへ投与する場合の留意事項を周知することを目的として、追加のリスク最小化活動を行っています。それが、鷺池さんが持っていた指導箋です。

セルセプト®を服用する、妊娠が可能な女性患者に対して、「先天性奇形、流産」の注意喚起はもちろん、本剤投与前・投与中および投与終了6週後までの避妊、妊娠検査などによる妊娠していないことの定期的な確認、妊娠が疑われる場合には担当医に相談することなど、具体的に記載されています。

この指導箋のような資料には、RMPの追加のリスク最小化活動の一環として製薬企業から提供される資料であることを明確にするために、RMPマークが付与されています。このように、医療現場でRMPの利活用が進んでいます。

※ RMPマークは、RMPに紐づく資材として、患者さん向け資材だけでなく医療者向け資材にも付記されます。

RMPマーク（一例）

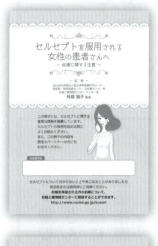
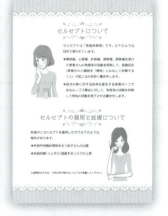
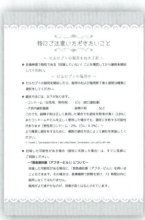
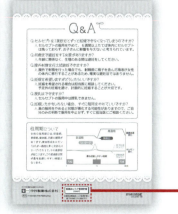

（セルセプトを服用される 女性の患者さんへ ～ 妊娠に関する注意 ～より一部転載）

催奇形性のある薬剤について

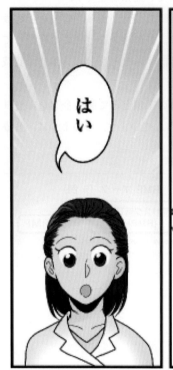
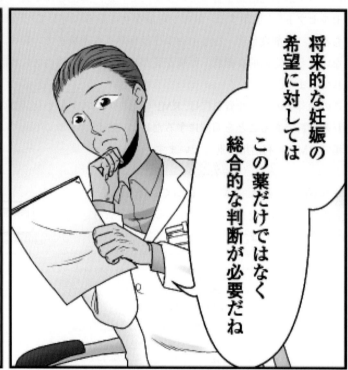
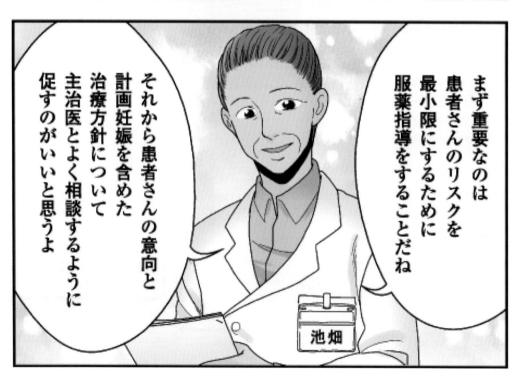

催奇形性のようなリスクのある薬は，患者さんの意向を優先した治療方針，というわけにはいきません．まずは患者さんのリスクを最小限に食い止めるための服薬指導をしなければなりません．

その上で，患者さんの意向を汲んだ対応策を一緒に考えるのがよいと思われます．

患者さんは，32歳です．近い将来，妊娠を希望するかもしれません．その場合には，計画的な妊娠を考え，主治医に相談するよう促すのがよいと思います．それからもう1つ，決して患者さんご自身の判断で服用を一時中断したりすることのないよう指導することも重要です．

このような情報源としてRMPがあり，RMPに紐づいた患者さん向け指導箋などを大いに活用して服薬指導をしていくことが求められています．

PMDA RMP ウェブサイト

　PMDA RMP　で検索

http://www.pmda.go.jp/safety/info-services/drugs/items-information/rmp/0002.html

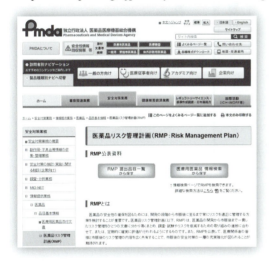

日本製薬工業協会（製薬協）ウェブサイト　RMPマークのご案内

　RMPマーク　で検索

http://www.jpma.or.jp/medicine/shinyaku/tiken/allotment/rmp5.html

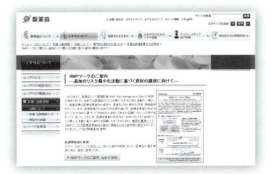

参考資料

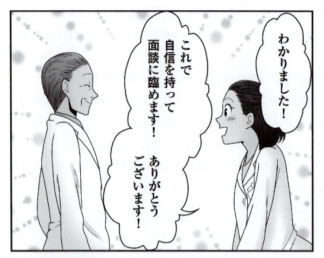

この内容は，あくまで，RMPの活用の一例です．詳細は第2章「7. G RMPの医療機関における利活用について」(p.106)を参照ください．

RMPおよび関連資材へのアクセス方法
（医薬品情報より）

PMDA 医薬品情報検索 WEB サイト

PMDA 医薬品情報　で検索

https://www.pmda.go.jp/PmdaSearch/iyakuSearch/

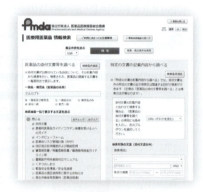

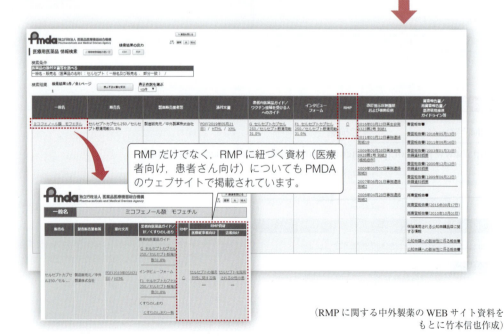

RMPだけでなく，RMPに紐づく資材（医療者向け，患者さん向け）についてもPMDAのウェブサイトで掲載されています．

（RMPに関する中外製薬のWEBサイト資料をもとに竹本信也作成）

索引

日本語索引

あ

アクティブプラセボ 160
アセスメント 268, 269
あやしいヤクブツ連絡ネット 293
αエラー 124
αレベル 123
安全性検討事項 98
安全性試験 88
安全性情報の評価 190
安全性速報 44, 172, 197
安全性定期報告 27
安全性に関する項目 93
安全性の評価 190, 207
安全性薬理試験 156
アンチ・ドーピング 303
安定性 161
安定性試験 158

い

イエローレター 38, 44, 172
育薬 14, 36
医師からの情報収集 265
依存性試験 158
一次資料 30
一次資料の評価 183
一次データ 141
医中誌Web 182
5つのToo 165
一般化可能性 137
一般使用成績調査 100, 170
一般処方箋 214
一般的名称 58
一般毒性試験 157
一般名処方 256
一般用医薬品
　　　　 23, 25, 72, 279, 288
一般用医薬品添付文書 72
遺伝毒性試験 157
違法ドラッグ 293
医薬情報担当者 46
医薬情報データベース基盤整備
　事業 6, 7
医薬品 2, 22
　——の開発 36, 152
　——の採用 202
　——の承認 26

　——の製造販売 26
　——の適正使用 112
　——の分類 23
　——のレギュラトリーサイエンス
　　　 175
医医薬品安全性監視 166
医薬品安全性監視活動 98
医薬品安全対策情報 48, 172
医薬品, 医薬部外品, 化粧品, 医療機器及び再生医療等製品の製造販売後安全管理の基準に関する省令 26, 166
医薬品, 医薬部外品, 化粧品及び再生医療等製品の品質管理の基準に関する省令 26
医薬品医療機器情報配信サービス 44
医薬品医療機器総合機構
　　　　 38, 42, 52, 102
医薬品・医療機器等安全性情報
　　　　 40, 172
医薬品・医療機器等安全性情報報告制度 168
医薬品, 医療機器等の品質, 有効性及び安全性の確保等に関する法律 22, 38
医薬品医療機器等法 22, 38
医薬品インタビューフォーム 81
　——記載要領 81
医薬品及び医薬部外品の製造管理及び品質管理の基準に関する省令 27
医薬品卸売販売業者 49
医薬品卸売販売担当者 50
医薬品管理 202, 252
医薬品コード 6, 94
医薬品採用ルール 209
医薬品集の作成・更新 206
医薬品情報学 2
医薬品情報管理室 252
医薬品情報の再構築 193
医薬品情報の流れ 36
医薬品情報の評価 180
医薬品適正使用サイクル 250
医薬品添加物記載名称の指針 79
医薬品の安全性に関する非臨床試験の実施の基準に関する省令
　　　　 26

医薬品の製造販売後の調査及び試験の実施の基準に関する省令
　　　　 27, 166
薬品の臨床試験の実施の基準
　　　　 159
医薬品の臨床試験の実施の基準に関する省令 26
医薬品販売業 28
医薬品備蓄センター 206
医薬品副作用データベース
　　　　 30, 45
医薬品副作用モニター制度 168
医薬品リスク管理計画
　　　　 19, 34, 44, 97, 190
医薬品リスク管理計画書 311
　——提出品目一覧 102
　——に紐づく資材 102, 311
　——の概要 85
　——の利活用 104, 311
医薬分業 12, 275
医療情報データベース 170
医療スタッフへの情報提供 252
医療チーム 267
医療統計学 123
医療ビッグデータ 20
医療保険 40
医療面接の4要素 265
医療用医薬品 23, 24
医療用医薬品情報検索ページ 44
医療用医薬品製造承認 154
医療用医薬品添付文書 52
医療用医薬品の販売情報提供活動に関するガイドライン 46
医療用医薬品品質情報集 162
医療用麻薬 223
院外採用医薬品 205
院外処方箋 215
飲酒 300
飲食物との相互作用 225
インターネット販売 288
　——での禁止事項 292
　——の流れ 291
インターネットファーマシー 288
インタビューフォーム
　　　　 34, 43, 81
インタビューフォームの記載項目
　　　　 83
院内採用医薬品集 196
院内処方箋 215

索引

院内製剤集 …………………………… 206
インパクトファクター ……………… 183
隠蔽 …………………………………… 137
インラインフィルター ……………… 232

う
うっかりドーピング ………… 280, 306

え
栄養機能食品 ………………… 283, 285
栄養サポートチーム ………………… 252
S 情報 ………………………………… 268
エビデンス …………………… 116, 119
　——の強さ ………………………… 115
エビデンスレベル …………… 138, 185
　——の分類 ………………………… 186
塩析 …………………………………… 235
エンドポイント ……………… 130, 188

お
おくすりe情報 ………………………… 42
お薬手帳 ……………… 244, 261, 266
O 情報 ………………………………… 268
オーソライズド・ジェネリック
　……………………………………… 161
オッズ比 …………… 133, 144, 145
オーディット ………………………… 268
オレンジブック ……………………… 162
卸売販売業 …………………………… 28
オンライン版院内医薬品集 ………… 206
オンラインファーマシー …………… 288

か
海外における臨床支援情報 ………… 94
外国での発売状況 …………………… 94
介護予防居宅療養管理指導 ………… 274
解析対象範囲 ………………………… 188
改訂年月 ………………………… 56, 74
外的妥当性 …………………………… 137
　——の評価 ………………………… 186
ガイドライン ………………………… 112
介入研究 ……………………………… 139
開発の経緯 …………………………… 83
開放型の質問 ………………………… 265
外用剤の調剤 ………………………… 216
概要に関する項目 …………………… 83
外来化学療法室 ……………………… 254
科学的根拠 …………………………… 119
化学的配合変化 ……………………… 235
かかりつけ薬剤師 …………………… 274
かかりつけ薬局 ………… 12, 261, 274
学術論文 ……………………………… 183
学術論文の批判的吟味 ……………… 184

苛酷試験 ……………………………… 158
加水分解 ……………………………… 235
画像検査記録 ………………………… 261
加速試験 ……………………………… 158
家族歴 ………………………………… 264
学会 …………………………………… 308
学会抄録 ……………………………… 183
学校保健のしくみ …………………… 296
学校薬剤師 …………………………… 295
合併症・既往歴等のある患者 ……… 62
カプラン－マイヤー曲線 …………… 133
仮採用 ………………………………… 205
過量投与 ……………………………… 66
カルテ ………………………………… 268
がん化学療法 ………………………… 229
肝機能障害患者 ……………………… 62
がん原性試験 ………………………… 157
看護記録 ……………………………… 260
看護師からの情報収集 ……………… 265
監査 …………………………………… 268
観察計画 ……………………… 264, 267
観察研究 ……………………………… 139
患者・病態別試験 …………………… 89
患者情報 ……………………… 258, 268
　——，医学的情報 ………………… 258
　——，基本情報 …………………… 258
　——，健康関連情報 ……………… 259
　——，社会的情報 ………………… 259
　——，薬学的情報 ………………… 258
患者向医薬品ガイド ………… 44, 48
患者向け資材 ………………… 94, 194
患者面談 ……………………………… 265
感染制御チーム ……………………… 252
管理学的事項に関する項目 ………… 94
管理薬剤師 …………………………… 51

き
既往歴 ………………………………… 264
疑義照会 ……………… 216, 223, 225
希釈 …………………………………… 231
記述的研究 …………………………… 139
基準名 ………………………………… 58
規制科学 ……………………………… 174
規制区分 ……………………………… 58
偽造医薬品 …………………………… 293
喫煙 …………………………………… 300
機能性表示食品 ……………… 283, 285
帰無仮説 ……………………………… 123
偽薬 …………………………………… 160
客観的情報 …………………………… 269
検査データ …………………………… 265
95％信頼区間 ………………… 132, 189
吸収 …………………………………… 67
吸着 …………………………………… 234

教育計画 ……………………… 264, 267
行政科学 ……………………………… 174
凝析 …………………………………… 235
寄与危険度 …………………………… 132
局所刺激性試験 ……………………… 158
居宅療養管理指導 …………………… 274
居宅療養管理指導報告書 …………… 274
記録 …………………………………… 267
禁忌 ………………………… 52, 60, 223
緊急安全性情報
　………………… 38, 44, 172, 197
緊急安全性情報等の提供に関する
　指針 ………………………………… 46

く
偶然誤差 ……………………………… 184
くすりのしおり® ……………………… 48
くすりの正しい使い方教育 ………… 297
クリニカル・ファーマシー ………… 4
クリニカルクエスチョン
　…………………………… 115, 118
クロスオーバー法 …………………… 162

け
ケア計画 …………… 264, 265, 267
経過記録 ……………………………… 267
計画 …………………………………… 269
経口剤の調剤 ………………………… 216
警告 …………………………… 59, 223
経済エビデンス ……………………… 209
ケース・コホート研究 ……………… 148
ケース・コントロール研究
　…………………………… 143, 185
血中濃度 ……………………………… 67
　——の推移 ………………………… 90
ゲートウェイドラッグ ……………… 300
原価計算方式 ………………………… 211
研究開発 ……………………………… 152
研究仮説 ……………………………… 123
研究対象集団 ………………………… 139
研究デザイン ………………………… 136
健康サポート機能 …………………… 276
健康サポート薬局 …………………… 12
健康食品 ……………………………… 283
　——の分類 ………………………… 283
健康被害救済 ………………………… 42
検査データ …………………………… 265
検証的試験 …………………… 88, 158
原則禁忌 ……………………………… 52
検体検査 ……………………………… 260
現病歴 ………………………………… 264

こ

コアバッテリー試験 ……………… 157
高カロリー輸液の無菌調製 ……… 248
抗がん薬の無菌調製 ……………… 248
抗がん薬のレジメン管理 ………… 229
後期第Ⅱ相試験 …………………… 160
向精神薬 …………………………… 223
厚生労働省 …………………………… 38
厚生労働省発表資料 ……………… 45
公知申請 ……………………… 40, 187
高度薬学管理機能 ………… 256, 276
効能又は効果 ………………… 60, 77
　——に関連する注意 …………… 60
後発医薬品 ……… 25, 161, 206, 210
　——の製造販売承認申請 …… 161
　——の選択 …………………… 256
交絡 ………………………………… 185
交絡因子 …………………………… 137
効力を裏付ける試験 ……………… 156
高齢者 ………………………………… 64
　——への投与 …………………… 54
　——への服薬指導 …………… 244
高齢者薬用量 ……………………… 220
国際共通化資料 …………………… 153
国民皆保険制度 …………………… 210
個人情報 …………………………… 199
個人情報保護法 …………… 199, 270
個人輸入 …………………………… 293
個別マッチング …………………… 145
コホート …………………………… 139
コホート研究
　……………… 139, 145, 147, 185, 190
コホート内症例対照研究 ………… 147
コモンテクニカルドキュメント
　……………………………………… 153
根拠に基づく医療 ………………… 118
コントロールのオッズ …………… 146

さ

最小化法 …………………………… 137
再審査期間 ………………………… 170
再審査制度 …………………… 27, 169
在宅医療 …………………… 257, 274
在宅患者訪問薬剤管理指導 …… 274
再評価 ……………………………… 27
再評価制度 ………………………… 171
最頻値 ……………………………… 126
採用医薬品の見直し ……………… 206
作成年月 …………………………… 56
サプリメント ……………… 283, 286
作用機序 ………………………… 70, 90
作用部位 ……………………………… 90
酸−塩基反応 ……………………… 235

酸化・還元反応 …………………… 235
三次資料 ……………………… 30, 34
　——の評価 …………………… 181
三重盲検 …………………………… 138
サンプルサイズ …………………… 125
残薬チェック ……………………… 266

し

ジェネリック医薬品 ………… 25, 161
嗜好品との相互作用 ……………… 225
持参薬 ……………………………… 266
システマティックレビュー ……… 185
シソーラス ………………………… 182
質的データ ………………………… 125
指定薬物 …………………………… 293
してはいけないこと ………………… 76
指導計画 …………………… 264, 267
市販後調査 ………………… 166, 171
市販直後調査制度 ………………… 166
四分位範囲 ………………… 126, 127
事務連絡 ……………………………… 40
社会歴 ……………………………… 265
遮光が必要な注射剤 ……………… 236
重症 ………………………………… 77
重大な副作用 ……………………… 65
収着 ………………………………… 234
重篤 ………………………………… 77
重篤な副作用 ……………………… 240
重篤副作用疾患別対応マニュアル
　……………………………………… 41
重要な基本的注意 ………………… 62
重要な潜在的リスク ……………… 98
重要な特定されたリスク ………… 98
重要な不足情報 …………………… 98
主観的情報 ………………………… 269
手術室の薬品管理 ………………… 254
受診勧奨 …………………………… 280
主訴 ………………………………… 264
授乳婦 ……………………………… 64
守秘義務 …………………… 199, 268
主要評価項目 ……………………… 129
小核試験 …………………………… 157
商業用データベース ……………… 142
試用採用 …………………………… 205
使用上の注意 ……………………… 76
使用成績調査 ……………… 89, 170
使用成績比較調査 … 100, 139, 170
焦点を当てた質問 ………………… 265
小児 ………………………………… 64
　——への服薬指導 …………… 242
小児薬用量 ………………………… 219
小児等への投与 …………………… 54
承認条件 …………………………… 70

承認条件及び流通・使用上の制限
　事項 ……………………………… 85
承認申請資料 ……………………… 152
情報革命 ……………………………… 17
情報技術 ……………………………… 17
情報通信技術 …………………… 5, 19
情報提供 …………………… 239, 244
情報の提供及び指導
　………………………… 14, 213, 238
情報バイアス ……………………… 185
症例集積報告 ……………… 185, 192
症例対照研究
　……………… 139, 143, 145, 185, 190
症例報告 …………………… 185, 192
使用割合 …………………………… 130
初回質問票 ………………………… 262
初回面談表 ………………………… 265
初期計画 …………………………… 267
処方 ………………………………… 212
処方監査 …………………………… 216
処方箋 ……………………… 212, 213
処方箋医薬品 ………………… 23, 24
処方せん中の疑義 ………… 213, 238
処方箋の記載事項 ………………… 216
　——, 医薬品名 ……………… 216
　——, 分量 …………………… 216
　——, 用法・用量 …………… 221
処方箋調剤 ………………… 213, 288
処方提案 …………………………… 251
新医薬品承認審査概要 …………… 207
審議結果報告書 …………………… 155
腎機能障害患者 …………………… 62
人工知能 ……………………………… 17
審査結果報告書 …………………… 44
審査報告書 ………………… 44, 155
申請資料概要 ……………… 44, 155
深層学習 ……………………………… 18
診断群分類別包括評価 …………… 209
慎重投与 …………………………… 54
人−年法 …………………………… 131
真のアウトカム …………………… 130
真のエンドポイント ……………… 188
新薬 ……………………… 25, 27, 152
新薬候補物質 ……………………… 152
新薬採用時の申請書類 …………… 106
新薬の採用 ………………… 202, 204
新薬の承認申請資料 ……………… 152
新薬の評価 ………………………… 207
診療ガイドライン ………… 112, 116
診療録 ……………… 259, 263, 268

す

推奨の強さ ………………………… 115

索引

す
スイッチOTC ……………………… 23
スイッチ直後品目 …………… 25, 289
スポーツファーマシスト ……… 305
スマートドラッグ ………………… 293

せ
生活指導 …………………………… 280
製剤 ……………………………… 2, 247
製剤学的特性 ……………………… 83
製剤に関する項目 ………………… 86
製剤の各種条件下における安定性
　…………………………………… 86
性状 ………………………………… 60
生殖能を有する者 ………………… 62
生殖発生毒性試験 ……………… 158
製造業の許可 ……………………… 27
製造販売後調査 …………………… 68
製造販売業の許可 ………………… 26
製造販売後データベース調査
　……… 89, 100, 139, 170, 170
製造販売後臨床試験
　…………………… 89, 158, 170
製造販売承認 …………………… 154
製造販売承認審査 ……………… 155
生存確率関数 …………………… 133
生存時間解析 …………………… 133
静的割り付け …………………… 137
製品回収情報 ……………………… 44
製品の特徴 ………………………… 75
生物学的同等性 ………………… 161
生物学的同等性試験 …………… 161
生物統計 ………………………… 123
生物由来製品 ……………………… 58
成分及び分量 ……………………… 78
製薬企業 …………………………… 46
生理機能検査 …………………… 260
世界アンチ・ドーピング規程 303
世界アンチ・ドーピング規程禁止
　表国際基準 …………………… 303
世界ドーピング防止機構 ……… 303
セカンダリアウトカム ………… 129
絶対リスク減少 ………………… 132
セルフメディケーション
　…………… 276, 278, 297, 299
0次資料 …………………………… 31
前期第Ⅱ相試験 ………………… 160
先行バイオ医薬品 ……………… 162
染色体異常試験 ………………… 157
選択バイアス ………………… 128, 185
先発医薬品 ……………………… 25, 161
専門家の意見 …………………… 185
専門薬剤師 ………………………… 15

そ
相互作用 …………………………… 64
相対危険度 ……………………… 131
相対リスク減少 ………………… 132
相談すること ……………………… 76
層別割り付け …………………… 137
創薬 ………………………………… 14
ソース集団 ……………………… 143
組成 ………………………………… 60
その他の副作用 …………………… 66
SOAP記録 ……………………… 268

た
第Ⅰ相試験 ……………………… 160
第Ⅱ相試験 ……………………… 160
第Ⅲ相試験 ……………………… 160
第一類医薬品 …………… 23, 25, 278
第一種医薬品製造販売業許可 … 27
第一種の過誤 …………………… 124
退院時カンファレンス … 253, 257
ダイエット食品 ………………… 283
大規模データベース …………… 141
第三類医薬品 …………… 23, 25, 278
代謝 ………………………………… 67, 90
対象集団 ………………… 128, 137
第二種医薬品製造販売業許可 … 27
第二種の過誤 …………………… 124
第二類医薬品 …………… 23, 25, 278
代用のアウトカム ……………… 130
対立仮説 ………………………… 123
ダイレクトOTC ………………… 23
多剤併用処方 …………………… 256
単回投与毒性試験 ……………… 157
探索的試験 ……………………… 158
単純ランダム割り付け ………… 137
単盲検 …………………………… 138

ち
地域医療 …………………………… 12
地域完結型医療 ………………… 273
地域包括ケア …………………… 272
地域包括ケアシステム
　…………………… 12, 272, 276
置換ブロック割り付け ………… 137
治験 ……………………………… 14, 158
治験コーディネーター ………… 14
知的財産権 ……………………… 198
チーム医療 …………… 12, 252, 276
チーム・ティーチング ………… 296
中央業務 ………………………… 247
中央値 …………………………… 126
注射剤 …………………………… 227
　——の混合 …………………… 234

──の調剤 …………………… 228
──の投与経路 ……… 231, 232
──の投与方法 ……… 231, 237
──の配合変化 ……………… 233
注射処方箋 ……………………… 227
注射処方箋の監査 ……………… 229
　——，分量 …………………… 229
　——，薬名 …………………… 229
　——，溶解・希釈 ………… 231
　——，用法・用量 ………… 231
長期保存試験 …………………… 158
調剤 …………… 212, 216, 247, 256
調剤学上当然の措置 …………… 226
調剤権 …………………………… 212
調剤の求めに応ずる義務 ……… 213
著作権 …………………………… 198
貯法 ………………………………… 58
治療学的特性 ……………………… 83
治療上有効な血中濃度 …………… 90
治療の使用 …………………… 89, 158
治療に関する項目 ………………… 87
治療必要数 ……………… 189, 132
治療薬物モニタリング ………… 251

つ
追加の活動 ………………………… 98
追加のリスク最小化活動 ……… 104
追跡率 …………………………… 188
通常の活動 ………………………… 98
通知 ………………………………… 40

て
適応外使用 ……………………… 187
適宜減量 ………………………… 219
適宜増量 ………………………… 219
適正使用に関して周知すべき特性
　…………………………………… 85
出来高払い ……………………… 209
適用上の注意 ……………………… 67
データベース …………………… 141
電子カルテ ……………………… 268
電子版お薬手帳 ………… 261, 275
添付文書 ………… 34, 43, 52, 72
　——の改訂 …………………… 172
　——の記載要領 ……………… 52
　——の必読及び保管に関する
　　事項 ………………………… 74
店舗販売業 ………………………… 28

と
統計解析 ………………………… 125
統計学的有意差 ………………… 189
統計的機械学習 …………………… 18

日本語索引

同種・同効薬 ⋯⋯⋯⋯⋯⋯⋯⋯ 206
透析による除去率 ⋯⋯⋯⋯⋯⋯ 93
動的割り付け ⋯⋯⋯⋯⋯⋯⋯ 137
同等性/同質性 ⋯⋯⋯⋯⋯⋯⋯ 162
同等性試験 ⋯⋯⋯⋯⋯⋯⋯⋯ 189
同等性マージン ⋯⋯⋯⋯⋯⋯ 189
投与日数に制限のある医薬品 224
特殊毒性試験 ⋯⋯⋯⋯⋯⋯⋯ 157
毒性試験 ⋯⋯⋯⋯⋯⋯⋯ 94, 157
特定使用成績調査 ⋯⋯⋯⋯⋯ 170
特定生物由来製品 ⋯⋯⋯⋯⋯ 58
特定の背景を有する患者 ⋯⋯⋯ 67
　　──に関する注意 ⋯⋯ 55, 62
特定販売 ⋯⋯⋯⋯⋯⋯⋯ 25, 289
特定保健用食品 ⋯⋯⋯⋯ 283, 284
特に安全管理が必要な医薬品 256
トクホ ⋯⋯⋯⋯⋯⋯⋯⋯⋯ 283
匿名加工情報 ⋯⋯⋯⋯⋯⋯⋯ 199
ドーピング ⋯⋯⋯⋯⋯⋯⋯ 303
ドラッグラグ ⋯⋯⋯⋯⋯⋯⋯ 43
トランスポーター ⋯⋯⋯⋯⋯ 93
取扱い上の注意 ⋯⋯⋯⋯⋯⋯ 70
トレーシングレポート ⋯ 262, 257

な

内的妥当性 ⋯⋯⋯⋯⋯⋯⋯ 137
　　──の評価 ⋯⋯⋯⋯⋯ 185

に

二次資料 ⋯⋯⋯⋯⋯⋯⋯ 30, 34
　　──の評価 ⋯⋯⋯⋯⋯ 182
二重盲検 ⋯⋯⋯⋯⋯⋯⋯⋯ 138
二重盲検法 ⋯⋯⋯⋯⋯⋯⋯ 160
日本アンチ・ドーピング機構 303
日本標準商品分類 ⋯⋯⋯⋯⋯ 57
日本標準商品分類番号 ⋯⋯⋯ 57
日本薬局方 ⋯⋯⋯⋯⋯⋯ 23, 41
ニューラルネットワーク ⋯⋯ 18
認定薬剤師 ⋯⋯⋯⋯⋯⋯⋯ 15
妊婦 ⋯⋯⋯⋯⋯⋯⋯⋯⋯⋯ 64
妊婦, 産婦, 授乳婦等への投与
　⋯⋯⋯⋯⋯⋯⋯⋯⋯⋯⋯ 54
妊婦・授乳婦への服薬指導 ⋯ 244

ね

ネステッド・ケースコントロール
　研究 ⋯⋯⋯⋯⋯⋯⋯⋯⋯ 147

は

バイアス ⋯⋯⋯⋯⋯⋯ 120, 184
バイオ後続品 ⋯⋯⋯⋯ 162, 210
バイオシミラー ⋯⋯⋯⋯ 162, 210
バイオテクノロジー応用医薬品
　⋯⋯⋯⋯⋯⋯⋯⋯⋯⋯⋯ 162
配合変化 ⋯⋯⋯⋯⋯⋯ 86, 233
排泄 ⋯⋯⋯⋯⋯⋯⋯⋯⋯⋯ 67
配置販売業 ⋯⋯⋯⋯⋯⋯⋯ 28
曝露オッズ ⋯⋯⋯⋯⋯⋯⋯ 144
ハザード ⋯⋯⋯⋯⋯⋯⋯⋯ 133
ハザード比 ⋯⋯⋯⋯⋯⋯⋯ 134
発生率 ⋯⋯⋯⋯⋯⋯⋯⋯⋯ 130
発生割合 ⋯⋯⋯⋯⋯⋯⋯⋯ 130
範囲 ⋯⋯⋯⋯⋯⋯⋯⋯⋯⋯ 126
販売後モニタリング ⋯⋯⋯⋯ 281
販売名 ⋯⋯⋯⋯⋯⋯⋯ 58, 74
反復投与毒性試験 ⋯⋯⋯⋯⋯ 157

ひ

ヒアリング ⋯⋯⋯⋯⋯⋯⋯ 203
ピアレビュー ⋯⋯⋯⋯⋯⋯ 183
被引用率 ⋯⋯⋯⋯⋯⋯⋯⋯ 183
光分解 ⋯⋯⋯⋯⋯⋯⋯⋯⋯ 235
非言語的コミュニケーション 265
被験者の除外基準 ⋯⋯⋯⋯⋯ 188
被験者の選択基準 ⋯⋯⋯⋯⋯ 188
被験者の割り付け ⋯⋯⋯⋯⋯ 188
ヒストグラム ⋯⋯⋯⋯⋯⋯ 126
備蓄医薬品 ⋯⋯⋯⋯⋯⋯⋯ 51
ビッグデータ ⋯⋯⋯⋯⋯⋯ 20
批判的吟味 ⋯⋯⋯⋯⋯⋯⋯ 120
病院医薬品集 ⋯⋯⋯⋯⋯⋯ 206
評価 ⋯⋯⋯⋯⋯⋯⋯⋯⋯⋯ 269
評価科学 ⋯⋯⋯⋯⋯⋯⋯⋯ 174
評価指標 ⋯⋯⋯⋯⋯⋯⋯⋯ 188
標準治療 ⋯⋯⋯⋯⋯⋯⋯⋯ 214
標準偏差 ⋯⋯⋯⋯⋯⋯⋯⋯ 126
標準薬 ⋯⋯⋯⋯⋯⋯⋯⋯⋯ 160
病棟業務 ⋯⋯⋯⋯⋯⋯⋯⋯ 248
非臨床試験 ⋯⋯⋯⋯⋯⋯⋯ 156
　　──に関する項目 ⋯⋯⋯ 94
　　──に基づく情報 ⋯⋯⋯ 67
　　──の分類 ⋯⋯⋯⋯⋯ 156
非劣性試験 ⋯⋯⋯⋯⋯ 160, 189
非劣性マージン ⋯⋯⋯⋯⋯ 189
品質再評価 ⋯⋯⋯⋯⋯ 162, 171
品質再評価制度 ⋯⋯⋯⋯⋯ 162
頻度マッチング ⋯⋯⋯⋯⋯ 145

ふ

ファーマコビジランス ⋯⋯⋯ 166
フィルター機能 ⋯⋯⋯⋯⋯ 182
フォーカスチャーティング ⋯ 268
フォーミュラリー ⋯⋯⋯⋯ 34
副作用 ⋯⋯⋯⋯ 43, 65, 97, 281
副作用・感染症報告制度 ⋯⋯ 27
副作用判定アルゴリズム ⋯⋯ 190
副作用報告制度 ⋯⋯⋯⋯⋯ 167
副作用モニタリング ⋯ 106, 251
副作用歴 ⋯⋯⋯⋯⋯⋯⋯⋯ 264
副次的評価項目 ⋯⋯⋯⋯⋯ 129
副次的薬理試験 ⋯⋯⋯⋯⋯ 156
服薬支援 ⋯⋯⋯⋯⋯⋯⋯⋯ 251
服薬指導 ⋯⋯⋯⋯ 238, 245, 256
復帰突然変異試験 ⋯⋯⋯⋯⋯ 157
物理化学的変化 ⋯⋯⋯⋯⋯ 86
物理的配合変化 ⋯⋯⋯⋯⋯ 234
不法医薬品 ⋯⋯⋯⋯⋯⋯⋯ 293
プライマリアウトカム ⋯⋯⋯ 129
プライマリデータ ⋯⋯⋯⋯⋯ 141
プラセボ ⋯⋯⋯⋯⋯⋯⋯⋯ 160
プラン ⋯⋯⋯⋯⋯⋯ 268, 269
ブルーレター ⋯⋯ 44, 172, 197
プロトコル ⋯⋯⋯⋯⋯⋯⋯ 249
　　──に基づく薬物治療管理 250
プロブレムリスト ⋯⋯⋯⋯ 266
文献 ⋯⋯⋯⋯⋯⋯⋯⋯⋯⋯ 94
粉砕 ⋯⋯⋯⋯⋯⋯⋯⋯⋯⋯ 86
分析的研究 ⋯⋯⋯⋯⋯⋯⋯ 139
分布 ⋯⋯⋯⋯⋯⋯⋯⋯ 67, 90

へ

平均値 ⋯⋯⋯⋯⋯⋯⋯⋯⋯ 126
閉鎖型の質問 ⋯⋯⋯⋯⋯⋯ 265
併用禁忌 ⋯⋯⋯⋯⋯⋯⋯⋯ 64
併用しないこと ⋯⋯⋯⋯⋯ 64
併用注意 ⋯⋯⋯⋯⋯⋯⋯⋯ 65
併用に注意すること ⋯⋯⋯⋯ 65
β エラー ⋯⋯⋯⋯⋯⋯⋯⋯ 124
ヘルシンキ宣言 ⋯⋯⋯⋯⋯ 159

ほ

包装 ⋯⋯⋯⋯⋯⋯⋯⋯⋯⋯ 70
訪問指導報告書 ⋯⋯⋯⋯⋯ 274
法令 ⋯⋯⋯⋯⋯⋯⋯⋯⋯⋯ 40
保管及び取扱い上の注意 ⋯ 77, 79
保健学習 ⋯⋯⋯⋯⋯⋯⋯⋯ 297
保健機能食品 ⋯⋯⋯⋯⋯⋯ 284
保険給付上の注意 ⋯⋯⋯⋯⋯ 71
保健指導 ⋯⋯⋯⋯⋯⋯⋯⋯ 297
保険処方箋 ⋯⋯⋯⋯⋯⋯⋯ 214
保険薬局への情報提供 ⋯⋯⋯ 253

ま

マスク化 ⋯⋯⋯⋯⋯⋯⋯⋯ 138
マッピング機能 ⋯⋯⋯⋯⋯ 182
麻薬処方箋 ⋯⋯⋯⋯⋯⋯⋯ 215

索引

み
未承認医薬品 ……………………… 293

む
無許可医薬品 ……………………… 293
無菌調製 …………………………… 248
無作為化 …………………………… 160
無作為化並行用量反応試験 ……… 88
無承認無許可医薬品 ……………… 293
無毒性量 …………………………… 157

め
名称に関する項目 ………………… 85
メタアナリシス …………… 137, 185

も
盲検化 ……………………… 138, 188
物語に基づく医療 ………………… 121
問題志向型医療記録 ……………… 262
問題志向型システム ……………… 262
問題リスト ………………………… 266

や
薬害再発防止 ……………………… 6
薬学管理 …………………… 247, 256
薬学教育モデル・コアカリキュラム
　……………………………………… 8, 9
薬学的管理指導計画 ……………… 274
薬学的ケア計画 …………………… 267
薬剤疫学研究 ……………………… 139
薬剤管理指導記録 ………… 246, 268
薬剤経済学的評価 ………………… 209
薬剤師の資質 ………………… 8, 10
薬剤師の職能 ……………………… 11
薬剤師のためのアンチ・ドーピン
　グガイドブック ………………… 304
薬剤師の任務 ………………… 8, 212
薬剤師法 …………………………… 212
　——第1条 …………………… 8, 212
　——第19条 ………………………… 212
　——第21条 ………………………… 213
　——第23条 ………………………… 213
　——第24条 ………………… 213, 238
　——第25条の2 … 14, 213, 238
薬剤情報提供文書 194, 244, 266
薬事委員会 ………………… 202, 203
薬事審議委員会 …………………… 204
薬事審議会 ………………………… 203
約束処方集 ………………………… 206
薬袋 ………………………………… 244
薬品管理 …………………………… 248

薬物相互作用 ……………… 68, 223
薬物速度論的パラメータ ………… 90
薬物治療支援 ……………………… 255
薬物治療プロトコル ……………… 249
薬物動態 …………………………… 67
薬物動態学的相互作用 …………… 223
薬物動態試験 ……………………… 157
薬物動態に関する項目 …………… 90
薬物乱用 …………………………… 300
薬物乱用防止教育 ………………… 300
　——学習指導要領 ……………… 301
薬理学的に関連ある化合物又は化
　合物群 …………………………… 90
薬力学的相互作用 ………………… 223
薬理作用 …………………………… 90
薬理試験 …………………… 94, 156
薬歴 ………………………… 257, 262
薬歴簿への記録事項 ……………… 246
薬価基準 …………………………… 211
薬価基準制度 ……………………… 210
薬価差 ……………………………… 209
薬機法 ………………………… 22, 38
薬局 ………………………………… 28
薬局医薬品 ………………………… 23
薬局製造販売医薬品 ……………… 23
薬効再評価 ………………………… 171
薬効分類名 ………………………… 58
薬効名 ……………………………… 74
薬効モニタリング ………………… 251
薬効薬理 …………………………… 70
薬効薬理試験 ……………………… 156
薬効薬理に関する項目 …………… 90
薬効を裏付ける試験成績 ………… 90

ゆ
優越性試験 ………………………… 160
有効期間 …………………………… 58
有効性及び安全性に関する試験
　……………………………………… 68
有効性検証試験 …………………… 88
有効性の評価 ……………… 186, 207
有効成分に関する項目 …………… 86
有効成分に関する理化学的知見
　……………………………………… 70
有病割合 …………………………… 130

よ
溶解 ………………………………… 231
溶解性 ……………………………… 234
要指導医薬品
　………………… 23, 25, 72, 278, 289

溶出 ………………………………… 234
溶出試験 …………………………… 162
要配慮個人情報 …………………… 199
用法・用量設定試験 ……………… 88
用法及び用量 ………………… 60, 77
　——に関連する注意 …………… 62
用量反応探索試験 ………………… 88

ら
ランダム化 ………………… 160, 188
ランダム化比較試験 ……………… 136
ランダム抽出 ……………………… 137
ランダム割り付け ………………… 137

り
リスク区分 ………………………… 74
リスク差 …………………………… 132
リスク最小化活動 ………… 100, 106
リスク最小化資材 ………………… 104
リスク集団 ………………………… 140
リスク比 …………………… 131, 145
リード化合物 ……………………… 152
量的データ ………………………… 126
臨時採用医薬品 …………………… 205
臨床エビデンス …………………… 209
臨床研究 …………… 14, 123, 136, 138
臨床研究手法 ……………………… 119
臨床検査記録 ……………………… 260
臨床検査結果に及ぼす影響 ……… 66
臨床試験 …………………… 14, 136, 158
臨床使用に基づく情報 …………… 67
臨床成績 …………………………… 68
臨床データパッケージ …………… 87
臨床薬理試験 ……………… 87, 158

る
類似薬効比較方式 ………………… 211

れ
レギュラトリーサイエンス
　……………………………………… 38, 173
レジメン …………………………… 229
レセプト情報・特定健診等情報
　データベース ……………… 30, 141

ろ
ログランク検定 …………………… 134

数字・外国語索引

95% CI 132, 189
AG 161
AI 5, 17
allocation 137
ARR（Absolute risk reduction） 132
Augsberger Ⅱ式 220
blinding 138
case-cohort study 148
CCU 253
CiNii 182
concealment 137
Cox 比例ハザードモデル 134
CP 264, 267
CQ 115
CRC 14
CTD 153
deep learning 18
DI 業務 19
DI ニュース 195
double blind 138
double blind test 160
DPC 209
DSU 48
DSU 172
EBM 118
eCTD 153
e-IF 82
EP 264, 267
external validity 137
frequency matching 145
GCP 26, 159
generalizability 137
Global DRO 303
GLP 26
GMP 27
GPSP 27, 166
GQP 26
GVP 26, 166
hazard 133
HR（hazard ratio） 134
I.V.push 法 237
ICT（information and communication technology） 5, 19
ICT（infection control team） 252
ICU 253
IF 81
incidence density sampling 145
incidence proportion risk 130
incidence rate 130
individual matching 145
internal validity 137
IoT 5
IQR 126
IT 17
ITT 解析 188
JADA 303
JADER 30, 43, 45
JSCC 57
log-rank test 134
LQQTSFA 266, 280
masking 138
mean 126
median 126
MHLW 38
MID-NET® 6, 7, 141, 170
Minds 112
Minds ガイドラインライブラリ 113
mode 126
MR 46
MS 50
Naranjo スコア 190
NBM 121
NDB 30, 141
NN（neural network） 18
NNT（number needed to treat） 132, 189
NOAEL 157
NST 252
OP 264, 267
OR（odds ratio） 133, 144, 145
OTC 医薬品 23, 25, 72, 279, 288
O 情報 268
PBPM 250
PDCA サイクル 121
PECO 118
Per-Protocol 解析 188
Phase Ⅰ 160
Phase Ⅱ 160
Phase Ⅲ 160
pH 変動 235
PICO 118
Piggyback 法 237
PMDA 38, 42, 52, 102
PMDA 医療安全情報 197
PMDA メディナビ 44, 102
PMS 166
POMR 262
population at risk 140
POS 262
primary outcome 129
PubMed 182
pys（person-years） 131
p 値 123
range 126
rate 130
rate ratio 132
RCT 185, 187
risk 130
risk ratio 131
risk set sampling 145
RMP 19, 34, 44, 97, 190, 311
── 提出品目一覧 102
── に紐づく資材 102, 311
── の概要 85
── の利活用 104, 311
RMP マーク 104
RR（relative risk） 131
RRR（relative risk reduction） 132
sampling 137
SBA 207
SD 126
secondary outocome 129
single blind 138
SOAP 記録 268
statistical analysis 125
statistical machine learning 18
S 情報 268
Tandem 法 237
TDM 251
triple blind 138
WADA 303
WADA Code 303

みてわかる薬学
図解 医薬品情報学

2005年10月 5 日　1 版 1 刷　　　　　　©2019
2014年 1 月20日　3 版 1 刷（改題）
2019年10月18日　4 版 1 刷

編　者
おりいたかお
折井孝男

発行者
株式会社 南山堂　代表者 鈴木幹太
〒113-0034 東京都文京区湯島 4-1-11
TEL 代表 03-5689-7850　www.nanzando.com

ISBN 978-4-525-78164-4　　定価（本体 4,200 円＋税）

JCOPY ＜出版者著作権管理機構 委託出版物＞
複製を行う場合はそのつど事前に（一社）出版者著作権管理機構（電話03-5244-5088，FAX 03-5244-5089, e-mail: info@jcopy.or.jp）の許諾を得るようお願いいたします．

本書の内容を無断で複製することは，著作権法上での例外を除き禁じられています．また，代行業者等の第三者に依頼してスキャニング，デジタルデータ化を行うことは認められておりません．